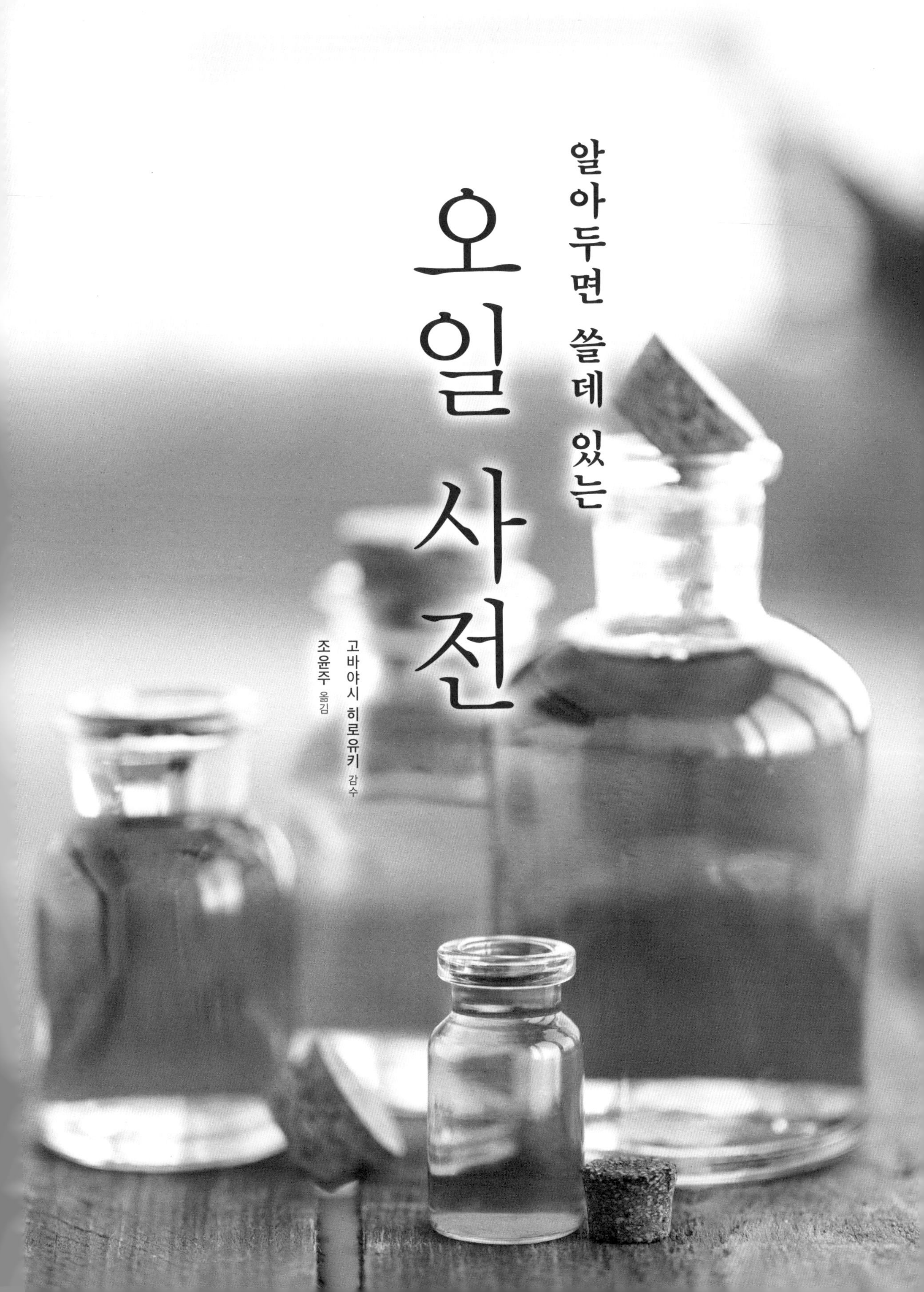

알아두면 쓸데 있는 오일 사전

고바야시 히로유키 감수
조윤주 옮김

CONTENTS

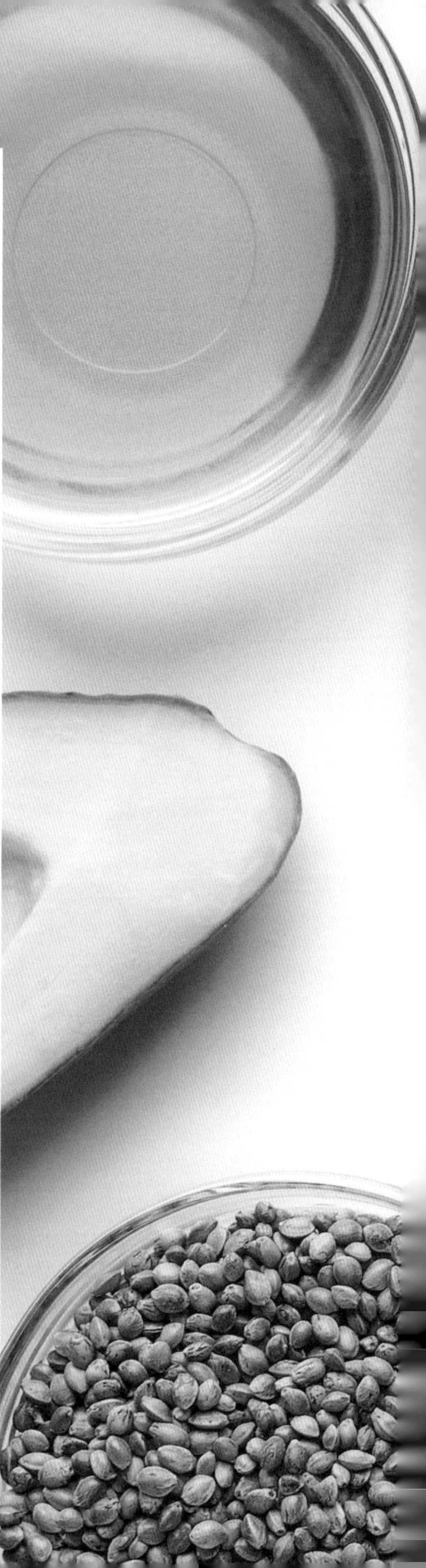

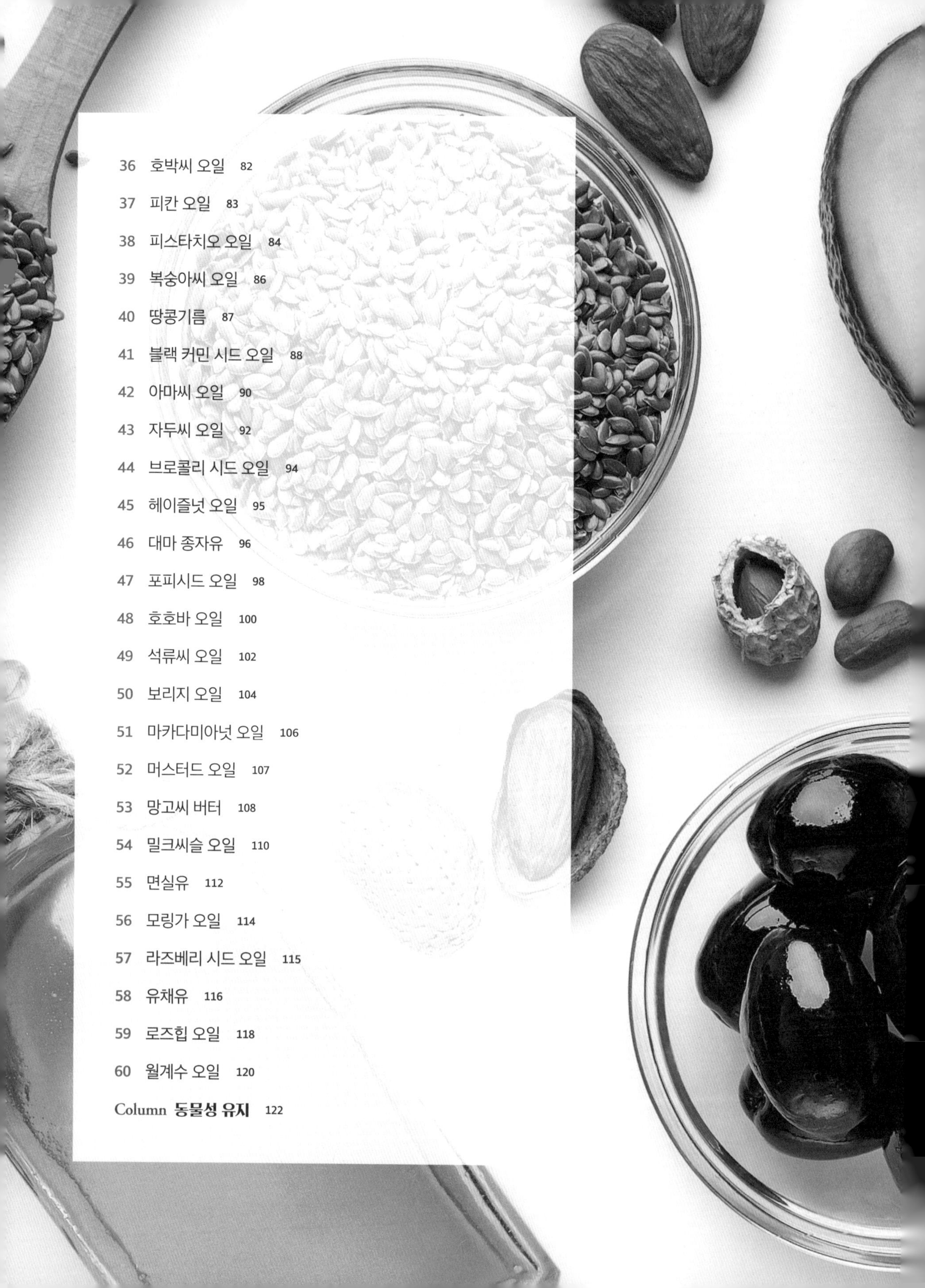

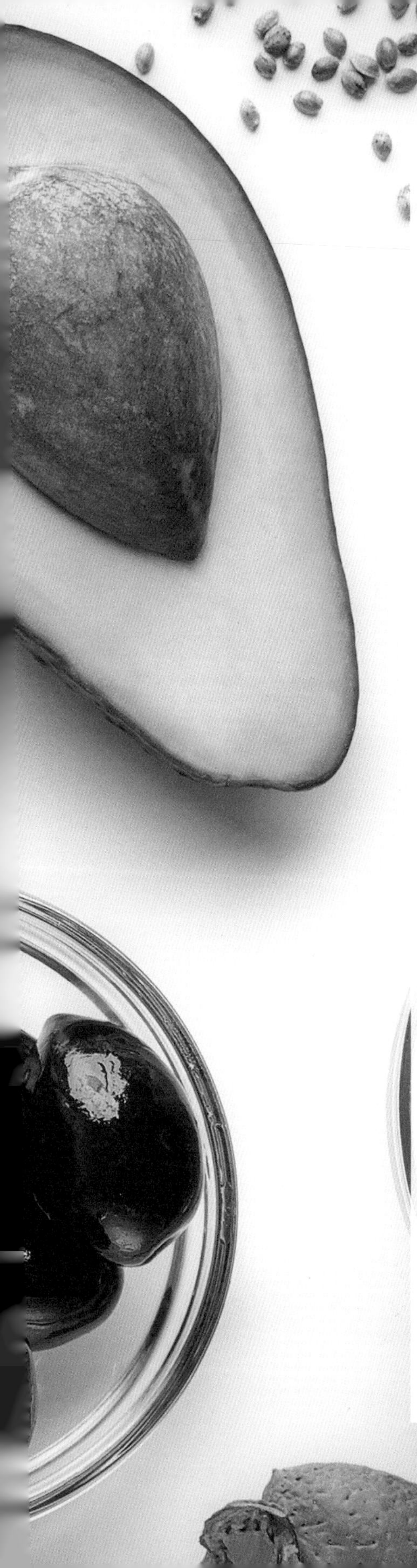

오일과 음식

오일과 미용

들어가며

• 식용유를 사용하기 전에 •

고바야시 히로유키

식물성 식용유의 역사

인류가 언제부터 유지를 사용했는지는 확실치 않습니다. 다만 구석기 시대에는 등불을 켤 때 동물성 유지를 사용한 것으로 추측할 따름입니다. 참고로, 상온에서 액체 상태인 것에는 '유(油)', 고체 상태인 것에는 '지(脂)'라는 한자를 사용합니다.

동물성 기름은 고기에 열만 가하면 얻을 수 있지만, 식물성 기름은 추출하기에 압착 등 여러 기술적 어려움이 있었습니다. 이것이 동물성 유지의 역사가 식물성 유지보다 긴 까닭입니다.

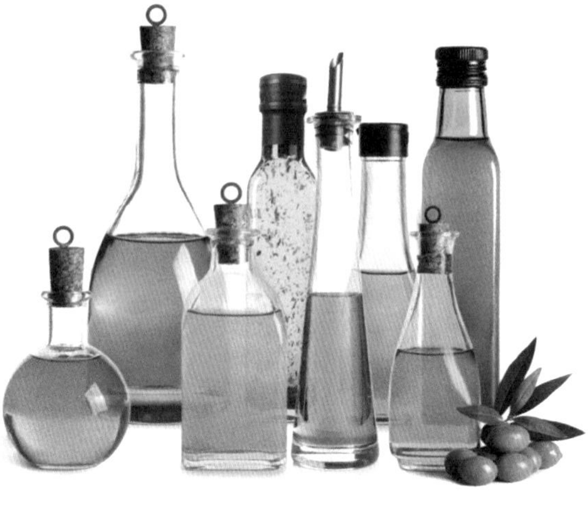

▲ 올리브 오일은 식물유 중에서도 특히 역사가 길다.

그러나 5,000년에서 6,000년 전에는 지중해에서 올리브 재배가 시작되었고, 로마 제국이 확장되면서 올리브 오일도 전파된 것으로 보입니다. 코코넛 오일의 역사 역시 수천 년 전으로 거슬러 올라갑니다.

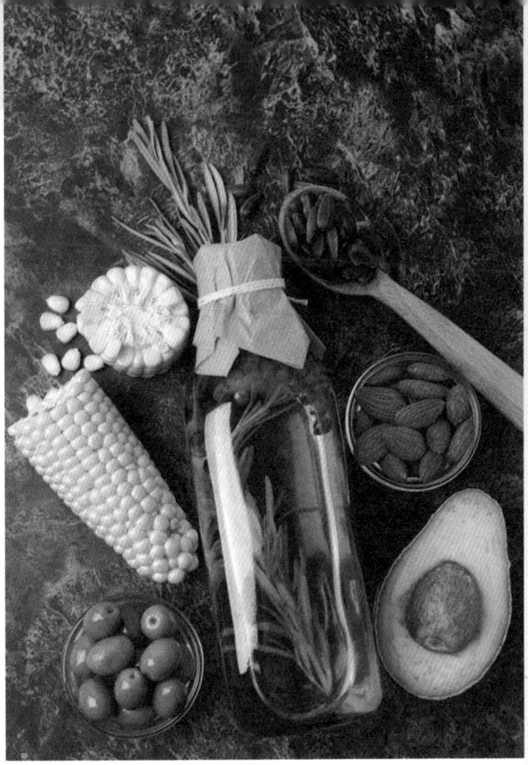

▲ 다양한 원료로 만들어지는 식물성 식용유.

일본에서도 조몬시대(기원전 약 13000년~300년)에는 생선이나 동물에서 얻은 동물성 유지를 사용한 것으로 보입니다. 식용은 하지 않았으나 등불의 연료 등으로 이용했음을 짐작할 수 있습니다.

조몬시대 말기(약 3200~2400년 전)에는 참깨가 일본에 전해졌습니다. 참깨는 참깻과 참깨속의 한해살이풀로, 원산지는 30여 종의 야생종이 자라고 있는 아프리카입니다. 재배종의 기원은 5,500년 전의 인도라는 설이 유력합니다. 고대 이집트에서도 5,000년 전쯤 참깨 재배가 시작되었으며, 참깨의 효능을 알고 있던 것으로 보입니다.

참깨가 일본으로 전해진 시기에, 참깨에서 기름을 추출했는지는 알려진 기록이 없습니다. 참깨에서 기름을 추출한 것을 확인할 수 있는 시기는 나라시대(710~794년) 이후이며, 착유 기술은 불교와 함께 전해졌습니다. 처음에는 등불의 연료로 사용하다가 헤이안시대(794~1185년)부터 식용에 쓰인 것으로 추정됩니다.

건강에 필요한 식용유

식물성 식용유의 역사는 기원전부터 시작되어 우리 식생활에 깊게 뿌리내렸습니다. 긴 역사를 살펴보면 인체에 유용한 음식임은 틀림없어 보입니다. 우선 단백질이나 탄수화물 열량이 1g당 4kcal인 반면, 지질은 9kcal나 될 만큼 인간에게 중요한 에너지원입니다.

또 항산화 효과도 중요합니다. 베타카로틴, 비타민C, 비타민E, 플라보노이드, 폴리페놀은 항산화 작용을 하는 대표 물질입니다. 항산화 작용은 우리 몸이 산화하는 것을 방지하는데, 식물성 식용유에는 이러한 물질을 다량 함유한 것들이 많습니다. 한 예로 올리브

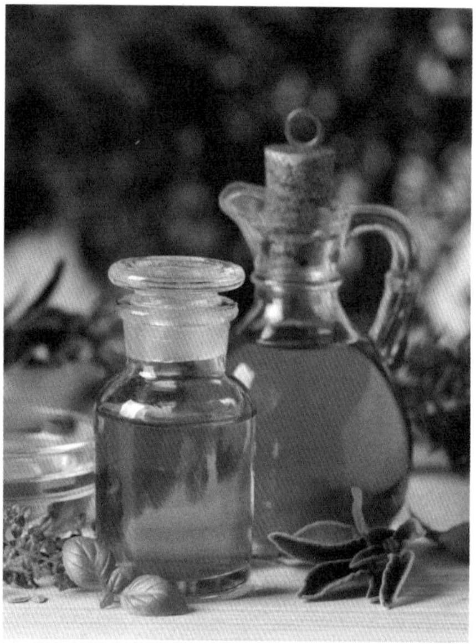
▲ 우리 식생활에서 빼놓을 수 없는 식용유.

오일에는 베타카로틴과 비타민E 등 여러 종류의 항산화 물질이 들어 있습니다.

항염증 효과도 있습니다. 비타민C와 E에는 항염증 효과가 있다고 알려져 있으며, 식물성 식용유에는 이러한 물질을 다량 함유한 것들이 많습니다. 항염증 작용은 항산화 작용과 함께 면역력 향상을 돕습니다. 특히 엑스트라 버진 올리브 오일에는 폴리페놀과 비타민E가 다량 함유되어 있습니다.

그리고 비타민A·D·E·K와 같은 지용성 비타민은 물에 잘 녹지 않고 유지나 알코올에 녹는데, 지질은 이러한 지용성 비타민의 흡수를 돕습니다.

이렇듯 기원전부터 존재한 식물성 식용유는 우리 건강에 필요한 것이었기에 지금까지 이어져 내려왔음을 알 수 있습니다.

이러한 지방산은 균형적으로 섭취하는 것이 중요합니다. 지방산 중 오메가3는 고등어나 정어리 등 등푸른생선에 다량 함유된 EPA와 DHA가 유명하지만, 알파리놀렌산(필수지방산)으로부터도 얻을 수 있습니다. 알파리놀렌산은 아마씨 오일과 들기름에 많이 들어 있습니다. 오메가6인 리놀렌산(필수지방산)은 옥수수유나 참기름에, 오메가9인 올레산은 올리브 오일, 홍화씨 오일, 미강유, 해바라기씨유, 카놀라유에 다량 함유되어 있습니다. 참고로 올레산은 체내에서 합성되기도 하는 지방산입니다.

과다 섭취에 주의하세요

식용유는 열량이 높아서 과다 섭취하면 비만의 원인이 되므로 적정량을 먹어야 합니다. 참기름의 경우 1g당 9.209kcal의 열량이 있습니다. 종류에 따라 조금씩 차이는 있지만 식물성 식용유의 열량은 기본적으로 1g당 9kcal 정도입니다. 따라서 1작은술(약 12g)을 먹으면 108kcal를 섭취하게 됩니다. 단백질이나 탄수화물보다도 열량이 높다는 점을 기억하는 것이 좋습니다.

대량 섭취는 금물!

몸에 좋다고 너무 많은 양을 먹는 것은 오히려 건강에 해가 됩니다. 볶음이나 튀김 요리를 할 때 사용하는 등, 간접적인 방법으로 섭취하는 것이 좋습니다. 건강에 좋다는 이유로 많은 양을 한꺼번에 마시거나 하는 것은 절대로 좋지 않습니다.

이상을 느낀다면 즉시 사용을 중지하세요

우리 몸은 절묘하게 균형을 이루고 있습니다. 예를 들어 커피를 아무리 좋아해도 지나치게 마시면 컨디션에 따라 속이 울렁거리거나, 같은 식품이더라도 특정 브랜드나 산지의 상품이 몸에 맞지 않는 일이 생기기도 합니다.

식용유도 마찬가지입니다. 속이 울렁거리거나 가렵거나 발진이 보이는 등의 증상이 발생하면 즉시 사용을 중지하고 의료기관의 진료를 받아야 합니다. 알레르기 반응일 가능성도 있습니다.

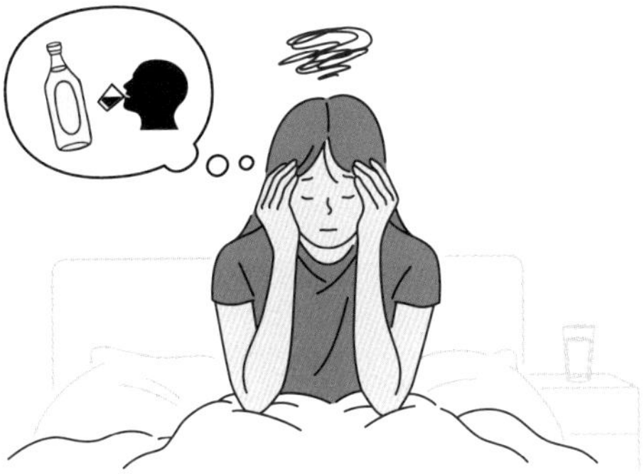

지병이 있는 경우

고지혈증이나 당뇨병, 그 외 다른 질환을 앓고 있는 분은 섭취 전에 다니던 병원에 문의하기를 권합니다. 몸에 좋다는 그 어떤 식품도 만병통치약이 될 수는 없기 때문입니다. 질환에 영향을 미칠 수 있으므로 식용유 섭취도 신중히 하는 것이 좋습니다.

오일은 건강 유지에 도움이 되는 식품입니다. 적정량을 지켜 올바른 방법으로 섭취하면 건강 증진에 도움이 될 것입니다.

Basic Knowledge of Oil

오일에 관한 기초 지식

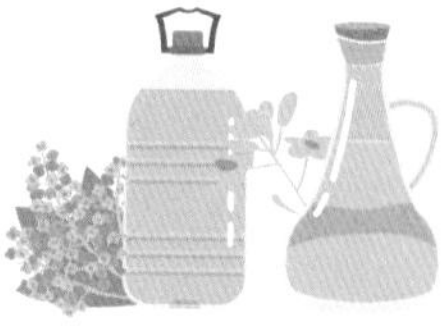

우리 생활에 꼭 필요한 오일. 오일은 쓰임새에 따라 식용과 공업용, 연료용 등으로 나뉘고 그 성질도 무척 다양하다. 오일에 관한 기본 지식과 특징을 파악하면 실생활에서 좀 더 유용하게 사용할 수 있다.

유지

유지란 상온일 때 고체인 지방과 액체인 기름을 모두 일컬으며 지방산과 글리세린의 화합물을 말한다. 식물유와 동물유, 광물유로 크게 나뉘고 모두 물에 녹지 않는 성질을 갖고 있다. 식물유는 식물에 함유된 지질을 뽑아 거른 기름인데, 그 예로는 생활에서 흔히 쓰이는 식용유와 화장품의 기초 원료가 되는 캐리어 오일을 들 수 있다. 동물유는 동물에서 얻는 기름으로 라드와 소기름 등이 있다. 광물유는 석유, 천연가스, 석탄 등에서 얻는 기름이며 기계의 윤활유로 사용되거나 플라스틱 혹은 고무를 제조할 때 공업 용도로 쓰인다. 이 책에서는 주로 식물유에 관해 이야기하고자 한다.

분류		특징	예시
식물유	기름	식물에서 채취한 기름으로 상온에서 액체. 식용이나 미용, 연료 등 다양한 용도로 쓰임.	올리브 오일, 캐스터 오일, 참기름
	지방	상온에서 고체인 지방. 포화지방산을 다량 포함.	시어 버터, 망고씨 버터
동물유	수산동물 기름	굳힌 뒤 마가린이나 쇼트닝의 원료로 쓰임. 어류에 풍부하게 함유된 고도 불포화지방산은 건강식품과 영양제에 사용됨.	어유(魚油), 고래기름
	육상동물 기름	포화지방산이 많아 녹는점이 높아서 보통 고체인 것이 많음. 주로 식용이나 화장품의 원료로 쓰임.	소기름, 라드, 마유
광물유		석유에서 얻는 기름으로 무거운 탄화수소로 이루어짐. '미네랄' 오일로 불리기도 하지만, 영양소의 '무기질'이 아닌 그저 '광물'이란 뜻. 저자극에 윤활성과 보습력이 우수함. 비교적 저렴한 가격에 대량 제조 가능.	엔진오일, 바셀린, 베이비 오일

에센셜 오일과 식물유의 차이

에센셜 오일이란 식물의 꽃, 가지, 줄기, 밑동, 뿌리, 그리고 열매껍질 등에서 수증기 증류법이나 물 증류법으로 얻는 휘발성 오일을 뜻하며, 유지와는 다르다. 특유의 향이 있어 주로 화장품의 향료 등으로 쓰인다. 아로마 테라피에서는 에센셜 오일을 희석할 때 사용하는 식물유를 캐리어 오일 또는 베이스 오일이라고 부른다. 캐리어 오일은 이름에서 알 수 있듯 에센셜 오일의 유효성분을 운반하는 역할을 하며, 에센셜 오일과 달리 피부에 직접 바를 수 있다.

분류	특징	예시
에센셜 오일	방향식물에서 향 성분을 추출하여 얻을 수 있는 휘발성 오일로 대량의 식물에서 극히 소량을 얻음. 원료의 단독 사용은 자극이 강하므로 캐리어 오일로 희석하는 것이 기본임.	오렌지 오일, 페퍼민트 오일, 티트리 오일, 로즈마리 오일
식물유	아로마 테라피에서는 에센셜 오일을 희석할 때 사용됨. 마사지와 피부 관리를 할 때는 그대로 사용할 수 있음. 베이스 오일 또는 캐리어 오일이라고도 불림.	호호바 오일, 아르간 오일, 포도씨유, 코코넛 오일

오일의 역사

인류가 최초로 사용하기 시작한 기름은 동물성 유지로, 구석기 시대 후기에 등불의 연료로 사용했다. 한편 가장 오래된 식물유는 올리브 오일 혹은 참기름인 것으로 추측된다. 올리브 오일은 북아프리카와 서아시아 지역을 중심으로 기원전 4000년경에는 이미 제조되었으며 고대 이집트에서는 의약품과 비누, 등불의 연료로 쓰였다. 이후 그리스 등 지중해 지역까지 전해져 식용유로 사용되기 시작했고 얼마 지나지 않아 유럽까지 전파되었다. 참깨의 원산지는 아프리카의 사바나 지역이지만 참기름을 만들기 시작한 곳은 고대 이집트로 알려져 있는데 식용은 물론이고 클레오파트라는 향료나 화장품으로도 사용했다. 이후 참깨는 실크로드를 통해 단기간에 인도와 중국까지 퍼졌고, 인도의 전통 의학인 아유르베다에서 참기름은 빼놓지 않고 사용하는 오일이 되었다.

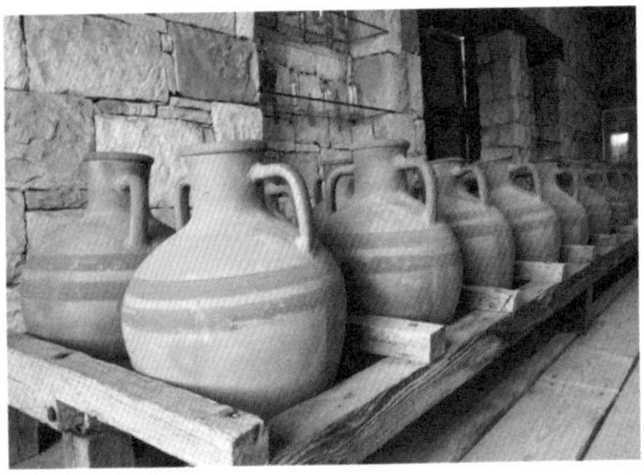

▲ 튀르키예 서부 도시인 우를라에서 발견된 올리브 오일 저장용 토기(Cagkan Sayin/Shutterstock.com).

착유 방법

식물유는 보통 원료가 되는 식물을 눌러 짜서 추출하는데, 수작업으로 씨앗이나 열매를 으깨거나 빻는 것은 비효율적이므로 고대부터 맷돌 등의 압착 기구를 이용했다. 이 방법은 저온 압착법과 원리가 같다. 현재 식물유의 추출 방법은 적은 비용으로 많은 기름을 추출할 수 있는 용매 추출법이 일반적이지만, 영양소나 냄새 등 품질을 고려한다면 저온 압착법으로 제조된 것을 고르는 것이 좋다.

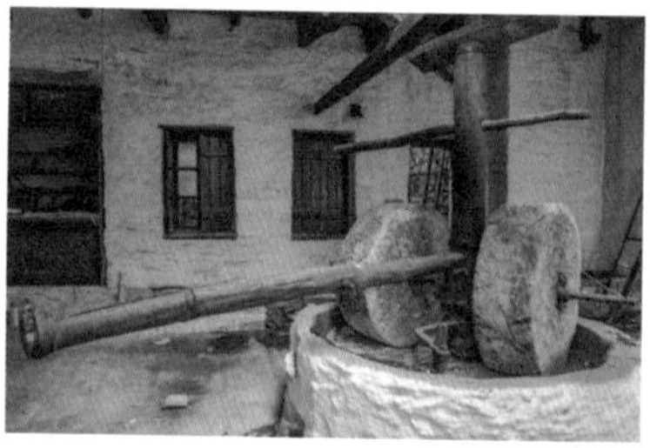

▲ 고대 그리스에서 사용된 올리브 오일 압착 기구.

착유 방법	특징
압착법	온도관리는 따로 하지 않고 압착하여 오일을 추출함. 유분이 많은 원료인 경우, 이 방법을 사용함.
저온 압착법 (콜드 프레스)	저온(30℃ 이하)에서 압착하여 추출함. 시간은 걸리지만, 영양소와 비타민 파괴 없이 오일을 추출할 수 있음. 콜드 프레스법이라고도 부름.
용매 추출법	원료에 용매(헥산)를 넣어 오일을 추출함. 헥산은 오일의 정제 과정에서 증류되어 완전히 제거됨. 유분이 적은 원료는 주로 이 방법을 사용함. 대량 추출이 가능하여 저렴한 가격에 판매할 수 있음.
압추법	압착법으로 추출하고 난 원료에 남은 지방분이 10~20% 있을 때, 나머지 오일을 얻기 위해 용매 추출법을 병용하는 방법. 유채유 등 유분이 많은 원료는 이 방법으로 착유함.
원심분리법	원료의 과육을 잘게 잘라 고속회전기에 넣고 유분만 날리는 방법.

정제

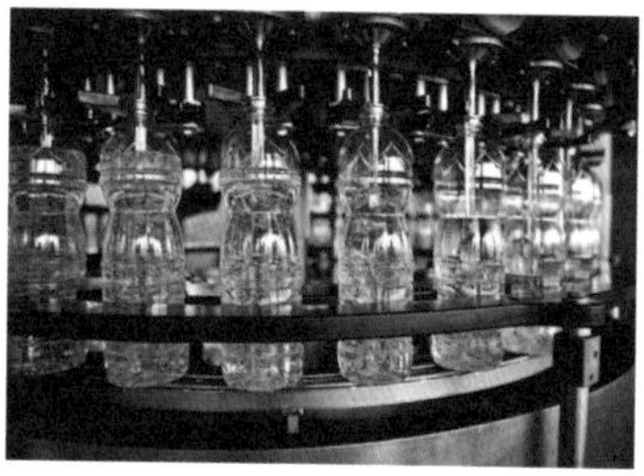

착유한 오일에는 고무질, 유리지방산, 색소나 냄새 물질 등의 불순물이 포함되어 있으므로 정제를 한다. 정제 과정을 거치며 오일의 색깔과 질감, 냄새와 풍미 등이 결정된다. 비정제 오일은 영양소나 유효성분 등의 손실은 발생하지 않으나 장기 보관이 어려운 것이 많다.

◀ 정제된 오일을 용기에 채워 제품으로 생산한다.

지방산

신체 세포를 만드는 데 필요한 지방산은 지질을 구성하는 주요성분이다. 지방산은 복수의 탄소가 사슬 모양으로 결합한 형태를 하고 있으며, 탄소 사슬의 길이와 탄소들의 결합 방식에 따라 여러 종류로 나뉜다. 탄소와 탄소가 두 손을 맞잡듯 결합한 이중결합이 있는 것을 불포화지방산, 없는 것을 포화지방산이라고 한다.

포화지방산

- 상온에서 고체
- 동물성 기름에 많음
- 탄소의 이중결합이 없음

불포화지방산

- 상온에서 액체
- 식물성 기름에 많음
- 탄소의 이중결합이 있음

포화지방산

소기름이나 라드, 버터 등에 많이 들어 있으며 효율이 높은 에너지원이다. 포화지방산이 부족하면 뇌출혈 발생의 위험이 커지나, 과다 섭취하면 혈중 콜레스테롤이 증가하여 심근경색의 발병률이 높아진다. 주요 지방산으로는 팔미트산과 스테아르산 등이 있다.

불포화지방산

식물유나 어유에 많이 함유되어 있으며, 이중결합을 두 개 이상 가진 다가 불포화지방산과 이중결합이 하나인 단일 불포화지방산으로 나뉜다. 단일 불포화지방산은 체내에서 합성되지만, 다가 불포화지방산은 체내에서 합성이 되지 않아 식품으로 섭취할 필요가 있으므로 필수지방산이라고 부른다. 지방산의 이상적인 섭취 비율은 포화지방산:단일 불포화지방산:다가 불포화지방산이 3:4:3이라고 알려져 있다.

분류		특징
다가 불포화지방산 (필수지방산)	오메가3	혈액 속 중성지방을 줄이고 알레르기를 예방하는 효과가 있는 것으로 알려짐. 열에 약하고 산화하기 쉬움. 알파리놀렌산, 에이코사펜타엔산(EPA), 도코사헥사엔산(DHA) 등이 있음.
	오메가6	혈중 콜레스테롤 수치와 혈압을 낮추는 효과가 있으나 과다 섭취하면 알레르기를 유발할 가능성이 있음. 리놀산, 감마리놀렌산, 아라키돈산 등이 있음.
단일 불포화지방산	오메가9	LDL콜레스테롤 수치를 억제하는 효과가 있다고 알려짐. 올리브 오일에 다량 함유된 올레산이 대표적임. 이중결합이 한 개여서, 쉽게 산화되지 않음.

트랜스지방산이란?

불포화지방산은 시스형과 트랜스형으로 두 종류가 있는데, 트랜스지방산은 이중결합에 붙는 수소 원자의 방향이 서로 다른 지방산을 말한다. 이러한 트랜스지방산은 마가린이나 쇼트닝 등, 액체 상태의 기름을 경화하기 위해 수소를 첨가한 식품에 들어 있다. 그리고 식물유를 정제할 때 탈취 공정에서 생성되기도 한다. 트랜스지방산은 LDL콜레스테롤을 증가시키는 원인이지만, 현재 한국과 일본에서는 따로 규제하고 있지 않다. 생활습관병 예방을 위해서라도 트랜스지방의 섭취를 제한할 필요가 있다.

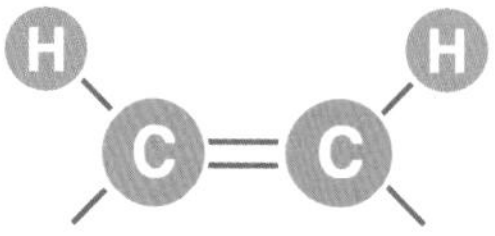

시스형

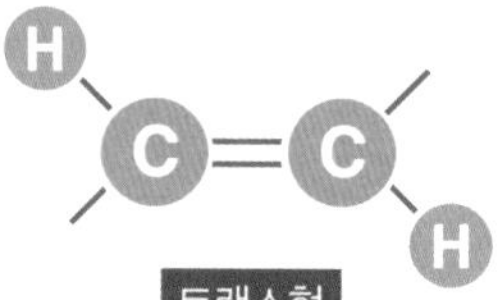

트랜스형

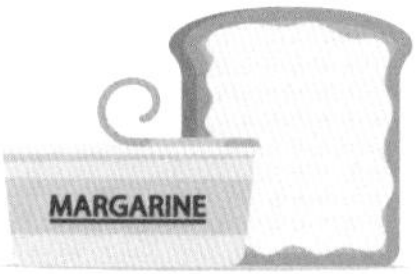

산화

오일의 산화란 공기 속 산소와 오일이 결합하는 현상을 말한다. 빛과 열, 공기에 의해 촉진되며, 산화한 오일은 불쾌한 냄새가 나고 색깔이 진하다. 산화가 더 진행되어 산패된 오일에는 유해 물질인 과산화지질이 생성되기도 한다. 이러한 오일을 다량 섭취하면 속쓰림, 메스꺼움, 설사, 구토 등을 일으킬 우려가 있으므로 될 수 있는 한 먹지 않는 것이 좋다.

산화 체크리스트

- □ 색깔이 진해지고 탁해졌다
- □ 불쾌한 냄새가 난다
- □ 질감이 무거워지고 걸쭉해졌다
- □ 거품이 사라지지 않는다

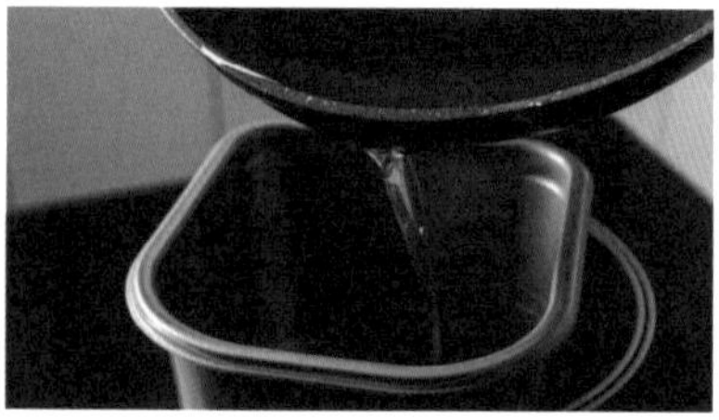

▲ 기름 재활용은 2~3회까지만 한다.

보관 방법

오일은 보관 방법에 따라 산화를 늦출 수 있다. 빛과 열은 오일의 산화를 촉진하는 원인이므로, 주방 화구 주변에 두지 말고 어둡고 서늘한 장소에 보관하자. 그리고 공기도 산화를 일으키는 원인 중 하나다. 먼지나 벌레가 들어가는 것을 막기 위해서라도 뚜껑은 꼭 닫아야 한다. 제대로 보관해서 산화를 늦추고, 개봉한 후에는 되도록 빨리 소비하는 것이 좋다.

책 보는 방법

오일의 사진과 함께 식물유 60가지의 특징과 기초 지식, 이용 방법을 쉽게 설명했다.

특징
각 오일의 특징을 소개.

오일의 기초 지식
원료가 되는 식물의 특징과 역사, 오일의 추출 방법과 이용 방법 등 오일의 기초 정보를 담았다.

주성분
오일에 함유된 지방산의 종류 등, 주성분을 소개했다.

번호

오일 이름

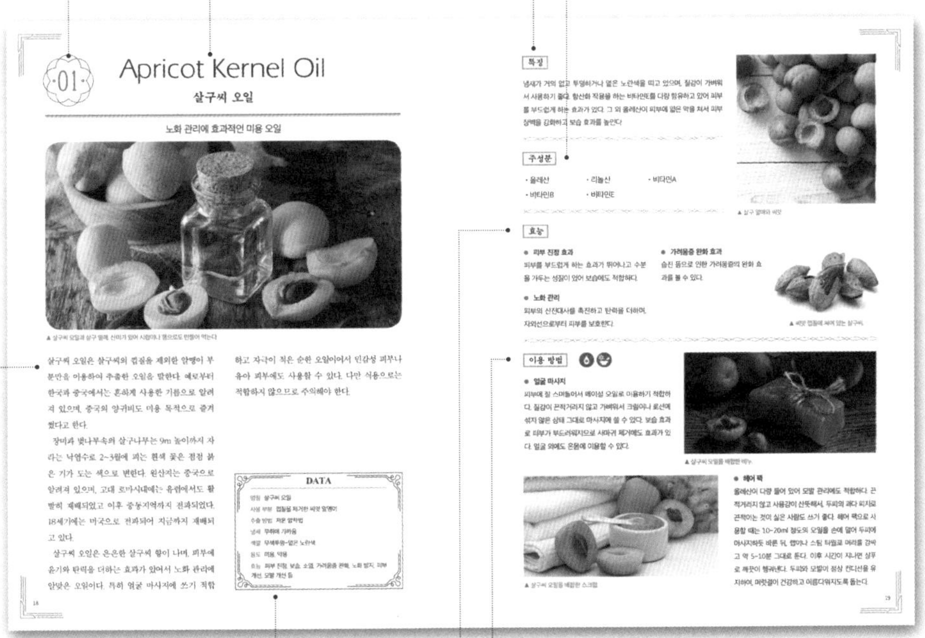

데이터
각 오일의 명칭, 사용 부분, 추출 방법, 냄새, 색깔, 용도, 효능.

이용 방법
각 오일을 어떻게 이용할 수 있는지 아이콘으로 표시. 아이콘 보는 법은 아래와 같다.

약용 미용 식용

※ 식용으로 쓸 경우, 오일 제품 겉면의 라벨 표기도 식용인지 확인하고 사용하는 것이 좋다.

효능
각 오일의 효능을 소개.
※ 오일은 의약품이 아니므로 건강 효과를 보장하지 않는다. 치료 목적의 사용은 자제해야 한다.

Vegetable Oil

오일 사전

다양한 식물에서 얻는 식물성 오일.
각각의 특징과 역사를 이해하고, 알맞게 사용하자.

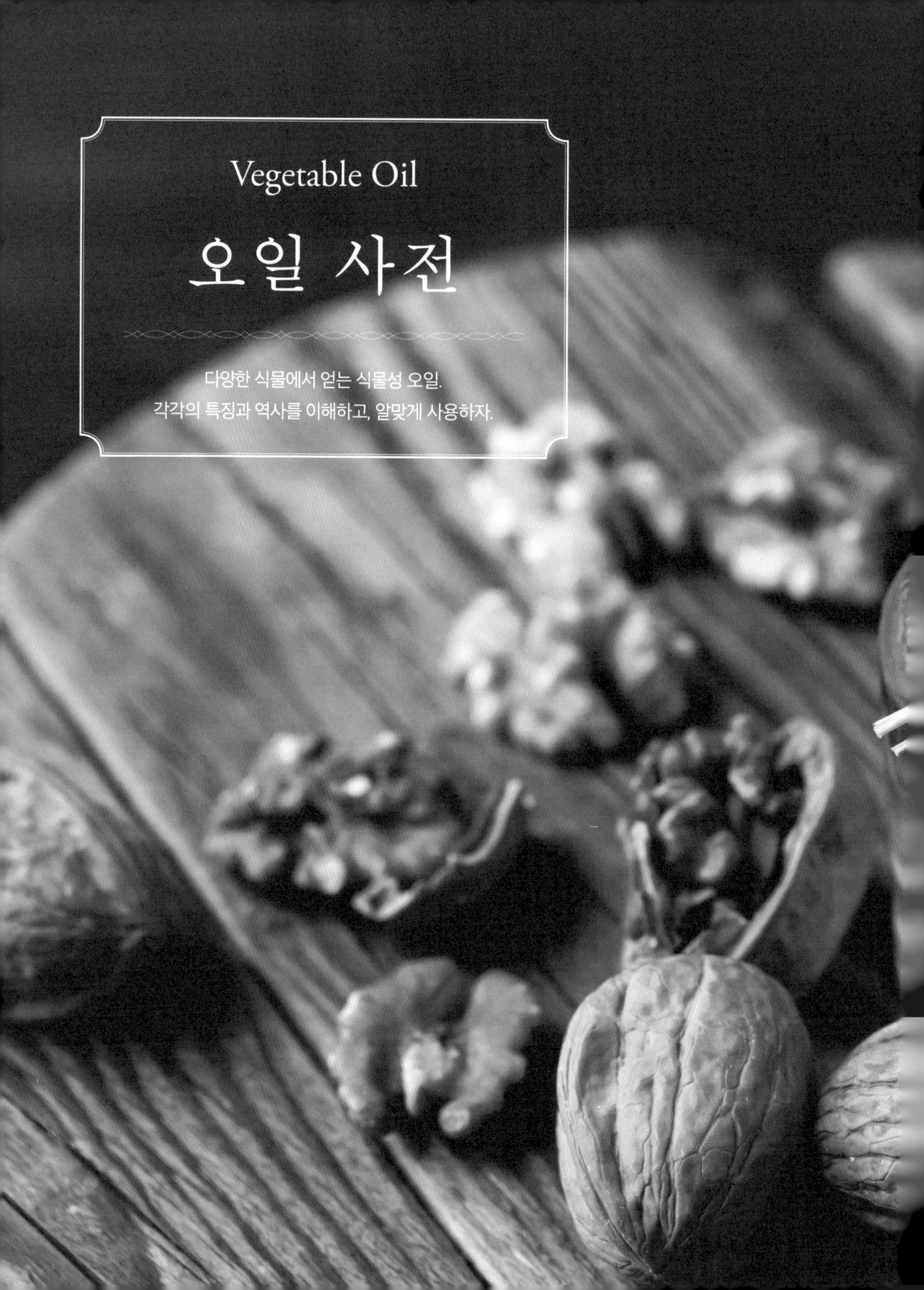

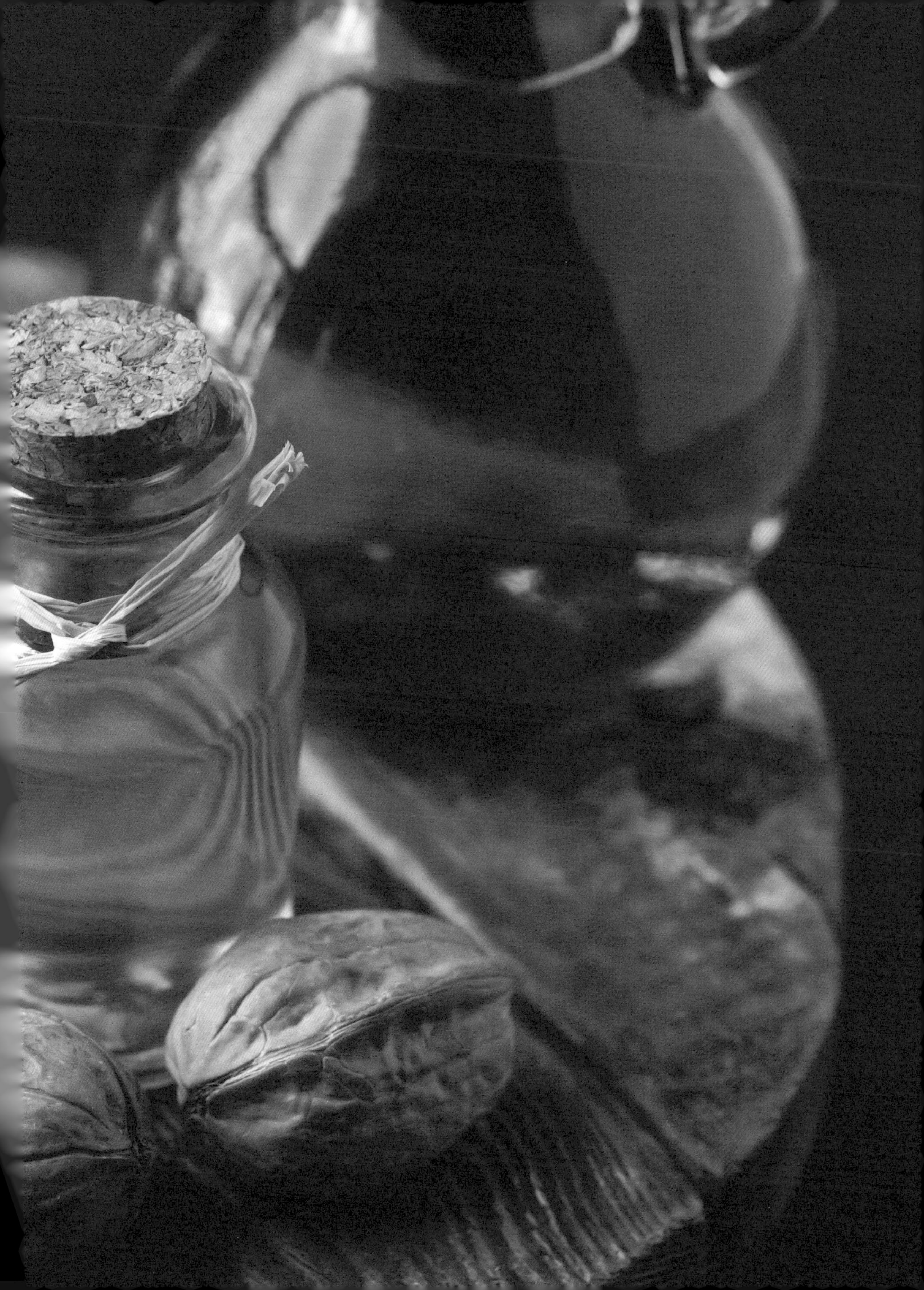

01 Apricot Kernel Oil

살구씨 오일

노화 관리에 효과적인 미용 오일

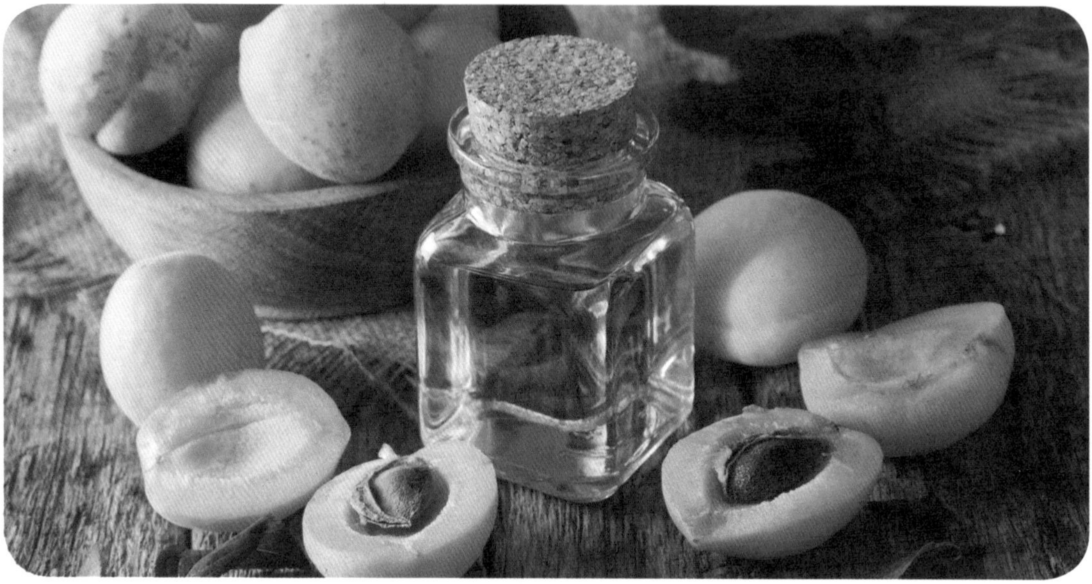

▲ 살구씨 오일과 살구 열매. 산미가 있어 시럽이나 잼으로도 만들어 먹는다.

살구씨 오일은 살구씨의 껍질을 제외한 알맹이 부분만을 이용하여 추출한 오일을 말한다. 예로부터 한국과 중국에서는 흔하게 사용한 기름으로 알려져 있으며, 중국의 양귀비도 미용 목적으로 즐겨 썼다고 한다.

장미과 벚나무속의 살구나무는 9m 높이까지 자라는 낙엽수로 2~3월에 피는 흰색 꽃은 점점 붉은 기가 도는 색으로 변한다. 원산지는 중국으로 알려져 있으며, 고대 로마시대에는 유럽에서도 활발히 재배되었고 이후 중동지역까지 전파되었다. 18세기에는 미국으로 전파되어 지금까지 재배되고 있다.

살구씨 오일은 은은한 살구씨 향이 나며, 피부에 윤기와 탄력을 더하는 효과가 있어서 노화 관리에 알맞은 오일이다. 특히 얼굴 마사지에 쓰기 적합하고 자극이 적은 순한 오일이어서 민감성 피부나 유아 피부에도 사용할 수 있다. 다만 식용으로는 적합하지 않으므로 주의해야 한다.

DATA

명칭 살구씨 오일
사용 부분 껍질을 제거한 씨앗 알맹이
추출 방법 저온 압착법
냄새 무취에 가까움
색깔 무색투명~옅은 노란색
용도 미용, 약용
효능 피부 진정, 보습, 소염, 가려움증 완화, 노화 방지, 피부 개선, 모발 개선 등

특징

냄새가 거의 없고 투명하거나 옅은 노란색을 띠고 있으며, 질감이 가벼워서 사용하기 좋다. 항산화 작용을 하는 비타민E를 다량 함유하고 있어 피부를 부드럽게 하는 효과가 있다. 그 외 올레산이 피부에 얇은 막을 쳐서 피부 장벽을 강화하고 보습 효과를 높인다.

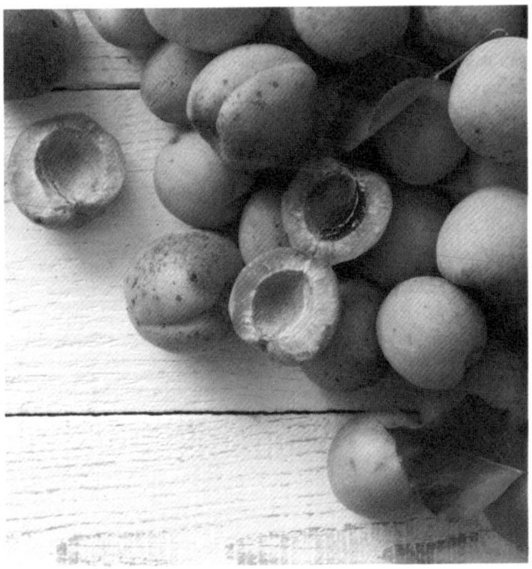

▲ 살구 열매와 씨앗.

주성분

- 올레산
- 리놀산
- 비타민A
- 비타민B
- 비타민E

효능

● **피부 진정 효과**

피부를 부드럽게 하는 효과가 뛰어나고 수분을 가두는 성질이 있어 보습에도 적합하다.

● **노화 관리**

피부의 신진대사를 촉진하고 탄력을 더하며, 자외선으로부터 피부를 보호한다.

● **가려움증 완화 효과**

습진 등으로 인한 가려움증의 완화 효과를 볼 수 있다.

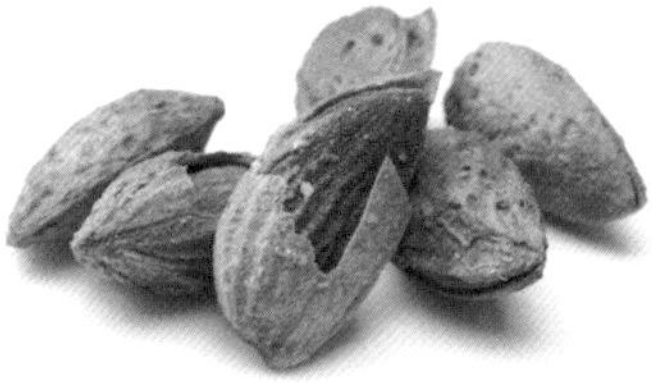

▲ 씨앗 껍질에 싸여 있는 살구씨.

이용 방법

● **얼굴 마사지**

피부에 잘 스며들어서 페이셜 오일로 이용하기 적합하다. 질감이 끈적거리지 않고 가벼워서 크림이나 로션에 섞지 않은 상태 그대로 마사지에 쓸 수 있다. 보습 효과로 피부가 부드러워지므로 사마귀 제거에도 효과가 있다. 얼굴 외에도 온몸에 이용할 수 있다.

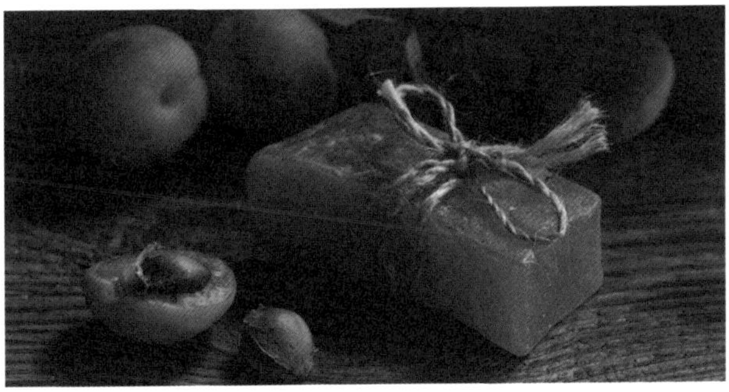

▲ 살구씨 오일을 배합한 비누.

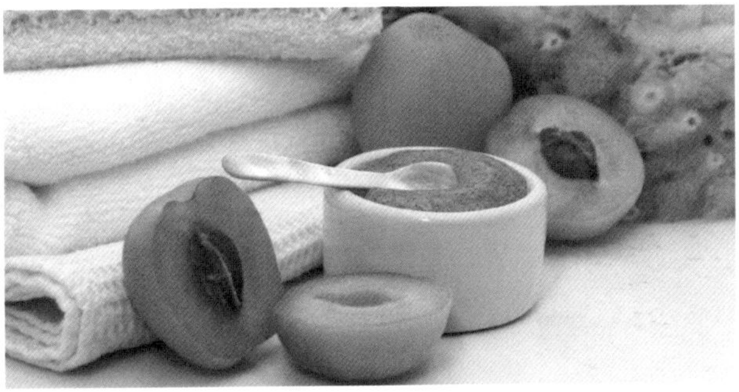

▲ 살구씨 오일을 배합한 스크럽.

● **헤어 팩**

올레산이 다량 들어 있어 모발 관리에도 적합하다. 끈적거리지 않고 사용감이 산뜻해서, 두피의 과다 피지로 끈적이는 것이 싫은 사람도 쓰기 좋다. 헤어 팩으로 사용할 때는 10~20ml 정도의 오일을 손에 덜어 두피에 마사지하듯 바른 뒤, 랩이나 스팀 타월로 머리를 감싸고 약 5~10분 그대로 둔다. 이후 시간이 지나면 샴푸로 깨끗이 헹궈낸다. 두피와 모발이 정상 컨디션을 유지하여, 머릿결이 건강하고 아름다워지도록 돕는다.

02 Avocado Oil

아보카도 오일

식용과 미용 모두 효과가 있다고 알려진 우수한 오일

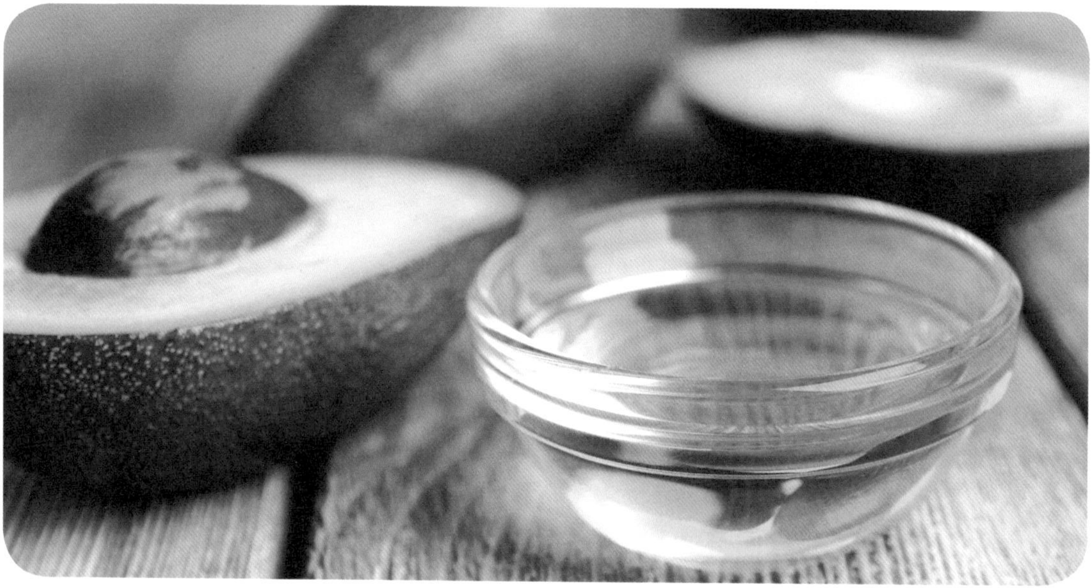

▲ 아보카도와 아보카도 오일. 과육의 약 20%가 지방분이어서 '숲의 버터'라고도 불린다.

아보카도 나무는 중앙아메리카가 원산지인 녹나뭇과 페르세아속의 상록수다. 아메리카 원주민들 사이에서 아보카도 열매는 식용과 화장용, 그리고 두피 및 전신 관리용으로 쓰였다고 한다. 15세기경 유럽으로 전해져 지금은 남아메리카와 스페인, 북아프리카와 서아시아 등 여러 지역에서 재배되고 있다.

아보카도 오일은 열매의 껍질과 씨앗 사이에 있는 과육을 잘라서 탈수 및 건조 과정을 거쳐 분말로 만든 것을 저온 압착법으로 추출하여 얻는다. 아보카도 오일은 주로 화장품 제조업에서 쓰이기 때문에 대부분 정제된 것이지만, 아로마 테라피나 미용 용도로 사용할 때는 비정제 오일이 좋다고 한다.

정제 오일은 옅은 노란색에 냄새도 거의 없지만, 비정제 오일은 녹색에 냄새도 조금 강한 편이다. 표백되어 옅은 녹색을 띠는 아보카도 오일이 매우 드물게 있으므로 주의해서 골라야 한다.

그리고 아보카도 오일은 낮은 온도에서 유효성분이 가라앉아 탁해지기 쉬운데 이는 정제되지 않았다는 증거이며, 굳었더라도 상온에 두면 원래대로 돌아온다.

DATA

명칭 아보카도 오일
사용 부분 열매
추출 방법 저온 압착법
냄새 아보카도 특유의 냄새
색깔 옅은 노란색~짙은 녹색
용도 식용, 미용
효능 피부 진정, 보습, 항산화, 항염증, 피부 개선, 노화 방지, 생활습관병 예방, 모발 개선, 자외선 방지 등

특징

옅은 노란색에서 짙은 녹색까지 정제된 정도에 따라 다양한 색을 띠며, 색이 진할수록 아보카도 특유의 냄새와 점도가 강해진다. 기본적으로 농도가 진하며 피부 보습 및 침투력이 높다. 항산화 효과가 있는 비타민E를 다량 함유하고 있으며 비타민A · B와 레시틴, 무기질, 펙틴 등의 영양소도 풍부하다.

주성분

- 올레산
- 리놀산
- 팔미트산
- 비타민E

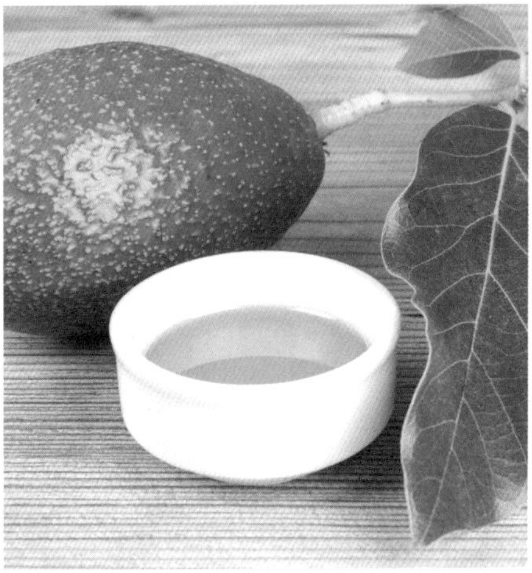

▲ 녹색이 진할수록 냄새가 강하고 점도도 높다.

효능

● **보습 효과**

보습 효과가 높고 피부에 잘 스며들며 자극도 적어서 온몸에 사용할 수 있다.

● **노화 관리**

비타민E가 신체 및 피부의 산화를 방지하여, 노화 관리에 적합하다.

● **생활습관병 예방**

올레산이 콜레스테롤 수치를 조정하고 비타민E가 항산화를 촉진하여, 생활습관병 예방을 기대할 수 있다.

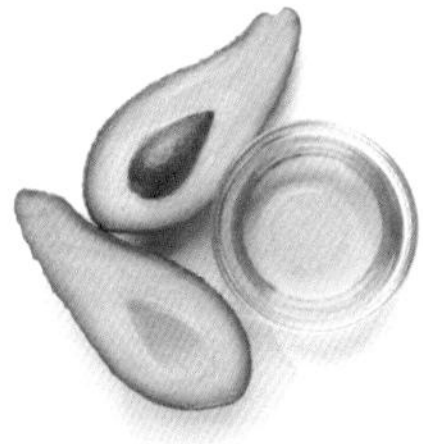

▲ 아보카도 과육을 압착하여 추출한다.

이용 방법

● **식용유**

올리브 오일보다도 맛과 냄새가 순하여 직접 마실 때도 부담이 없으며 드레싱(129쪽 참조) 오일로 사용하기도 좋다. 음식 재료와 잘 어울리고 영양가도 풍부해서, 식용유로 다양한 요리에 폭넓게 쓸 수 있는 것도 특징이다.

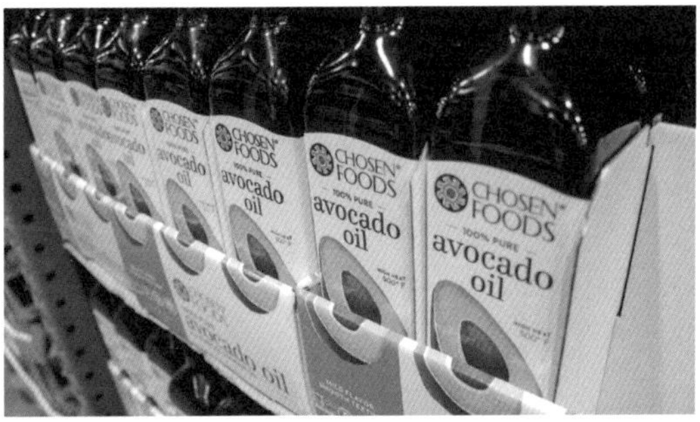

▲ 마트 등에서 손쉽게 구할 수 있다(David Tonelson/Shutterstock.com).

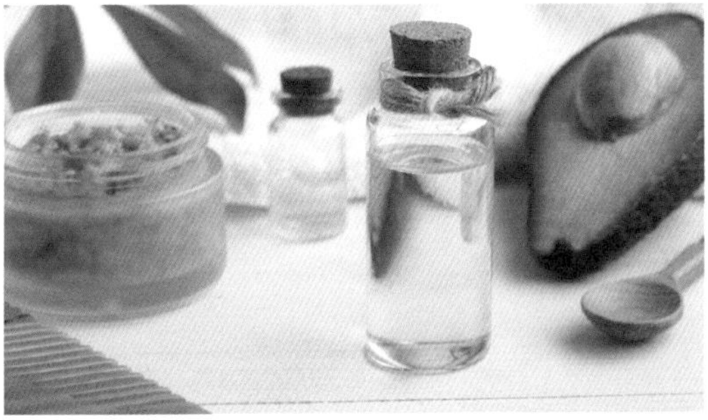

▲ 아보카도 과육을 페이스트로 만들어 오일과 섞으면 수제 헤어 팩 완성.

● **헤어 팩**

영양이 풍부한 아보카도 오일은 모발을 강화하고 모발 성장을 촉진하는 효과가 있으므로, 헤어 팩으로 사용하는 것을 추천한다. 적당량의 오일을 손에 덜어 두피에 문지르듯 마사지하면서 모발에도 충분히 바르고 수건으로 감싼 뒤 10~20분 그대로 둔다. 시간이 지나면 샴푸 후 깨끗이 헹궈낸다. 자외선을 받아 생기는 손상으로부터 두피와 모발을 지킬 수 있다. 윤기 나는 머리카락을 원할 때는 모발 표면과 끝에 소량의 오일을 바르면 된다.

03

Amla Oil

암라 오일

풍부하게 함유된 폴리페놀로 젊음을 되찾아주는 오일

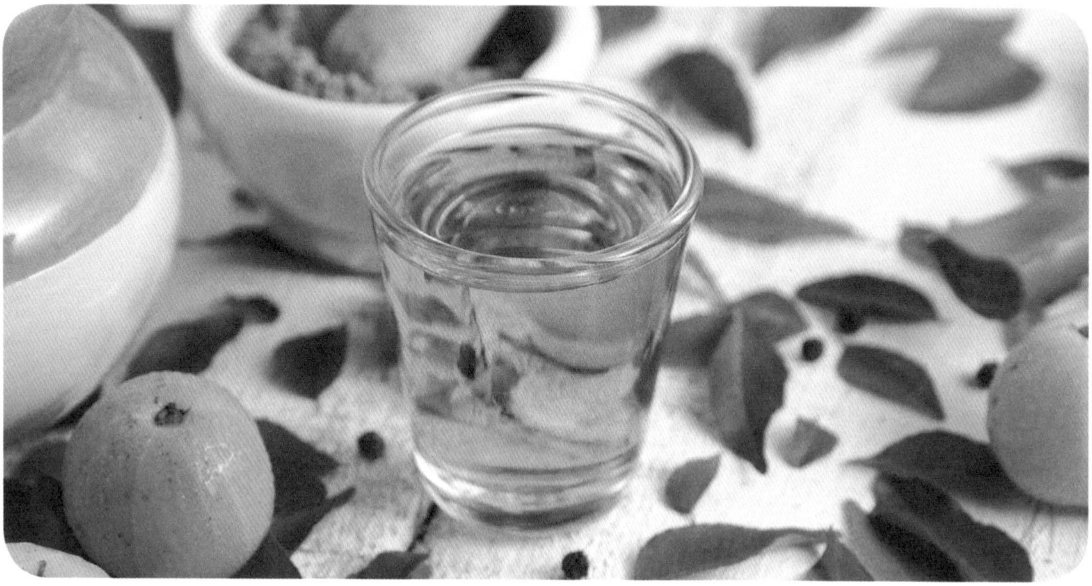

▲ 암라 오일과 열매. 인디언 구스베리라고도 부르는데, 시장에서는 찾아보기 힘들다.

인도가 원산지인 암라는 해발 1,500m 이상의 산 경사면에서 자라는 낙엽수로 매실과 비슷한 탁구공 크기의 열매를 맺는다.

비타민C와 폴리페놀을 풍부하게 함유하고 있어 인도 전통 의학인 아유르베다에서는 여러 질병이나 노화의 예방 효과가 있다고 해서 귀하게 여겨왔다. 산스크리트어로 간호사를 뜻하는 '아말라키'라는 별명이 있으며 열매는 물론 씨와 잎, 나무 밑동과 뿌리까지 모두 약으로 사용한다. 몇 년 전부터 슈퍼 푸드로 알려졌는데, 열매를 그대로 먹으면 신맛과 떫은맛이 강해 피클로 만들거나 설탕에 절이거나 잼을 만들어 먹는 경우가 많다. 한방에서는 아마륵이라고 부르며 열매를 약재로 사용한다.

말린 씨앗에서 추출되는 희소한 암라 오일은 열매와 똑같이 풍부한 영양소를 함유하고 있어 쓰임새가 다양하다. 특히 높은 항산화 작용은 두피의 혈류를 개선하고, 건강한 머리카락을 자라게 하는 모모세포의 분열을 촉진한다. 흰머리나 탈모의 억제 효과도 기대할 수 있으며, 자극이 거의 없어서 민감성 두피와 모발에도 사용하기 좋다.

DATA

명칭 암라 오일, 인디언 구스베리 오일
사용 부분 씨앗
추출 방법 저온 압착법
냄새 상쾌한 냄새
색깔 옅은 노란색
용도 미용, 약용
효능 항산화, 항염증, 노화 방지, 생활습관병 예방, 피부 개선, 보습, 모발 개선, 흰머리 예방, 탈모 예방 등

특징

암라 열매에는 '회춘의 열매'라고 불릴 정도로 비타민C와 폴리페놀이 다량 함유되어 있다. 비타민C는 레몬의 10배, 폴리페놀은 레드 와인의 30배 정도가 들어 있다고 한다. 폴리페놀에 포함된 엘라기타닌은 체내에서 분해되면 엘라그산으로 변하여 항산화, 항바이러스, 피부 개선 등 다양한 작용을 하므로 화장품과 건강 보조제 등에 많이 쓰인다.

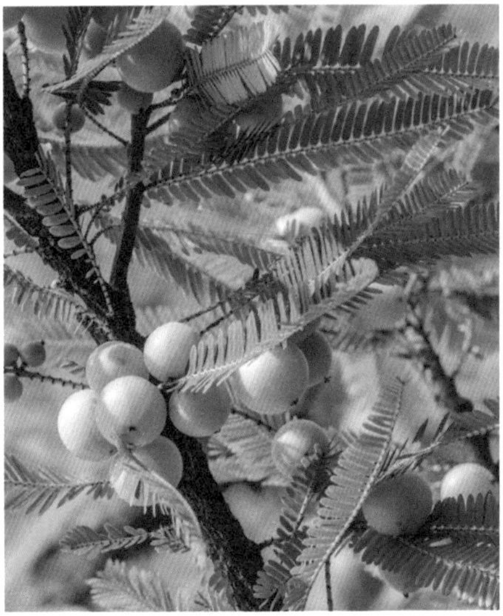

▲ 약 8m 높이의 나무에 암라 열매가 주렁주렁 열린다. 가을부터 겨울에 걸쳐 수확할 수 있다.

주성분

- 올레산
- 리놀렌산
- 리놀산
- 비타민C
- 폴리페놀(타닌, 쿼세틴)

효능

● 노화 관리

항산화와 콜라겐 보호 효과가 있어 노화 방지와 피부 개선에 효과적이다.

● 수족냉증 예방

폴리페놀에는 혈행을 개선하는 효과가 있어, 수족냉증이 예방된다.

● 변비 해소

정장 작용을 하는 펙틴(식물성 섬유질)을 풍부하게 함유하고 있어서 설사와 변비 개선, 그리고 독소 배출을 돕는다.

▼ 신선한 열매는 속이 비쳐 보이는 듯하다.

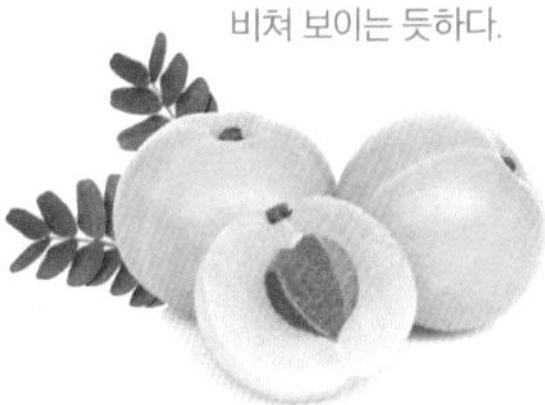

이용 방법

● 건강 보조제

암라 추출물이 배합된 건강 보조제. 비타민C와 폴리페놀의 강력한 항산화 작용으로, 미용 효과는 물론 동맥경화와 당뇨병, 고혈압 등 생활습관병의 예방 효과를 기대할 수 있다. 또한 장내 환경을 개선하여 변비 해소와 다이어트에도 효과가 있다.

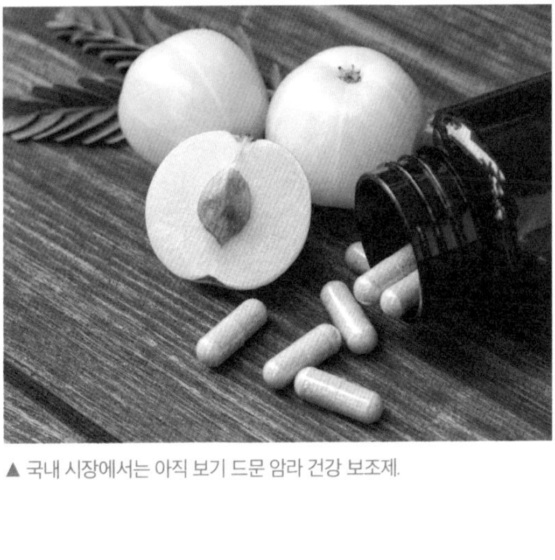

▲ 국내 시장에서는 아직 보기 드문 암라 건강 보조제.

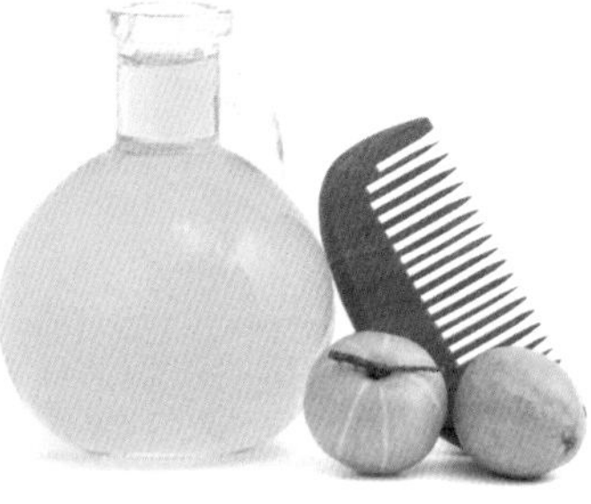

▲ 두피 건조로 인한 가려움과 비듬 고민에도 효과적이다.

● 헤어 오일

두피용 마사지 오일이나 헤어 컨디셔너, 헹구지 않는 트리트먼트 등 취향에 맞는 것으로 골라 사용하면 된다. 매일 관리하면 머리카락 엉킴과 건조를 방지하고 탄력을 더할 수 있다.

04 Almond Oil

아몬드 오일

항산화 효과가 있는 대표적인 캐리어 오일

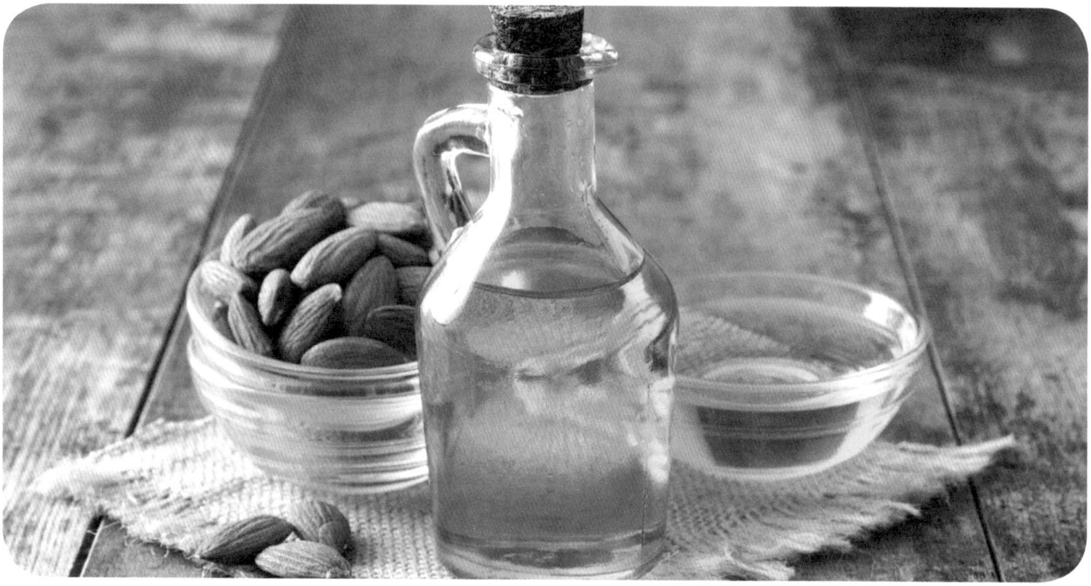

▲ 아몬드와 아몬드 오일. 아몬드 오일은 식용과 미용의 두 종류가 있다.

아몬드 나무는 원산지가 서남아시아인 장미과 벚나무속의 낙엽수이며, 씨앗의 껍질을 제거한 알맹이는 세계적으로 즐겨 먹는 견과류다. 아몬드는 스위트 아몬드와 비터 아몬드로 두 종류가 있는데, 일반적으로 식용에 쓰이는 것은 스위트 종이며 이것에서 채취한 오일을 가리켜 '스위트 아몬드 오일'이라고 부른다. 한편 비터 종은 자극이 강해서 대량 섭취 시 인체에 해를 끼치므로 식용으로 쓰이지는 않는다.

아몬드의 씨앗 알맹이는 약 50%의 유분을 함유하고 있는데, 이것을 추출한 것이 아몬드 오일이다. 단 아몬드 오일은 용도에 따라 식용과 미용의 두 종류로 분류되어 있으므로 각 용도에 맞는 것을 선택해야 한다.

특히 미용 용도의 아몬드 오일은 민감성 피부나 유아 피부에 쓸 수 있을 만큼 자극이 적어, 온몸에 바를 수 있다는 장점이 있어서 즐겨 사용되는 캐리어 오일 중 하나다.

식용 오일의 경우 아몬드 고유의 달콤한 향이 나서 제과제빵이나 드레싱 등에 이용된다.

DATA

명칭 아몬드 오일, 스위트 아몬드 오일
사용 부분 껍질을 제거한 씨앗 알맹이
추출 방법 저온 압착법, 용매 추출법 등
냄새 은은하게 달콤한 아몬드 향
색깔 옅은 노란색 용도 식용, 미용, 약용
효능 항산화, 노화 방지, 피부 개선, 보습, 소염, 빈혈 예방, 변비 예방, 독소 배출, 호르몬 균형 조정, 가려움증 완화, 콜레스테롤 강하 등

특징

달콤한 아몬드 향이 은은하게 나는 것이 특징이다. 다량 함유된 비타민E와 올레산의 뛰어난 항산화 효과가 노화 방지를 돕는다. 마그네슘, 칼륨, 아연, 철 등 무기질은 물론, 유아의 성장 발달에 중요한 엽산도 풍부하여 임신 중인 여성에게도 권장한다.

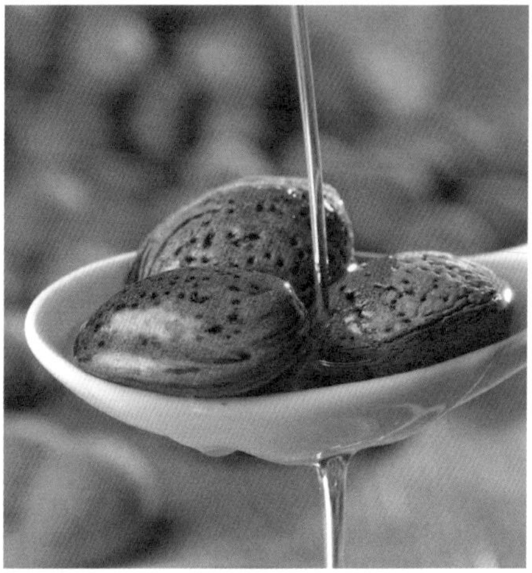

▲ 많은 이들이 좋아하는 아몬드 특유의 달콤한 향.

주성분

- 올레산
- 리놀산
- 팔미트산
- 비타민E
- 비타민K

효능

● **피부 개선 효과**

멜라닌 생성과 멜라닌을 검게 하는 효소의 작용을 억제한다.

● **변비 해소 및 독소 배출 효과**

풍부한 불용성 섬유질로 숙변 및 독소의 배출 효과를 볼 수 있다.

● **여성의 고민 해소**

비타민E가 혈행을 개선하여 수족냉증을 완화하고 여성 호르몬의 균형을 조정하며, 철분은 빈혈 증상 개선을 돕는다.

▼ 아몬드 열매와 말린 아몬드 씨앗.

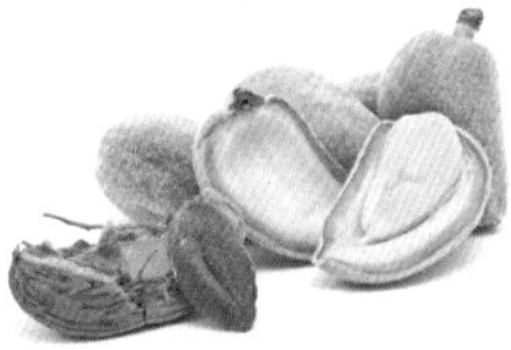

이용 방법

● **클렌징 오일**

저자극에 보습력도 우수한 아몬드 오일은 노폐물 제거에 탁월하여 클렌징 오일로 사용하기 좋다(단 눈가나 입가의 진한 화장은 전용 리무버로 먼저 지우는 것을 추천한다). 매일 사용하면 막힌 모공이 깨끗해지고 피부 개선 효과도 볼 수 있다.

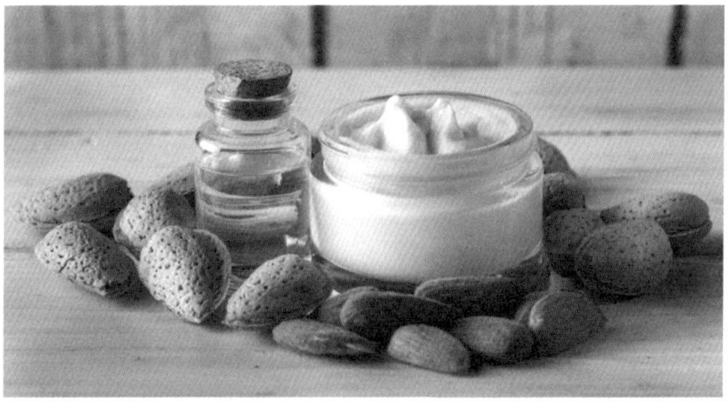

▲ 갖고 있는 크림을 아몬드 오일과 섞어 써도 좋다.

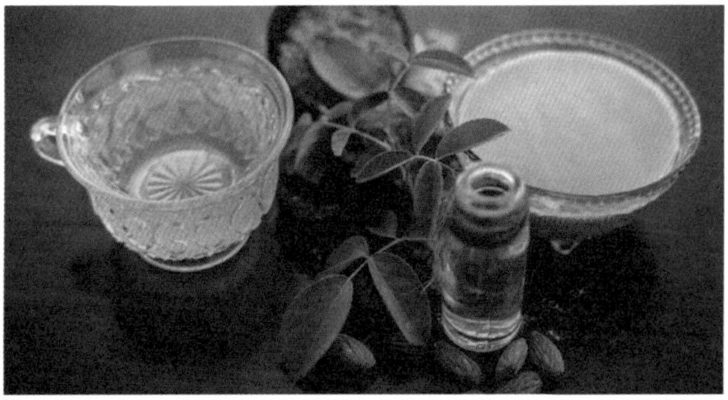

▲ 아몬드 오일에 녹차와 향료를 섞어 만든 수제 헤어 컨디셔너.

● **보디 오일**

적당량의 오일을 단독으로 사용하거나 로션에 섞어서 손에 바른 뒤 온몸을 마사지한다. 피부를 부드럽게 만들고 수분 및 영양분을 피부 속에 가두는 진정 효과로 촉촉하고 탄력 있는 피부를 만들 수 있다.

● **컨디셔너**

샴푸 후 젖은 모발 전체에 몇 방울의 오일을 바르면 모발이 강화되어 머리카락 끊김을 예방할 수 있다.

05

Argan Oil

아르간 오일

모로코의 황금이라고 불리는 만능 미용 오일

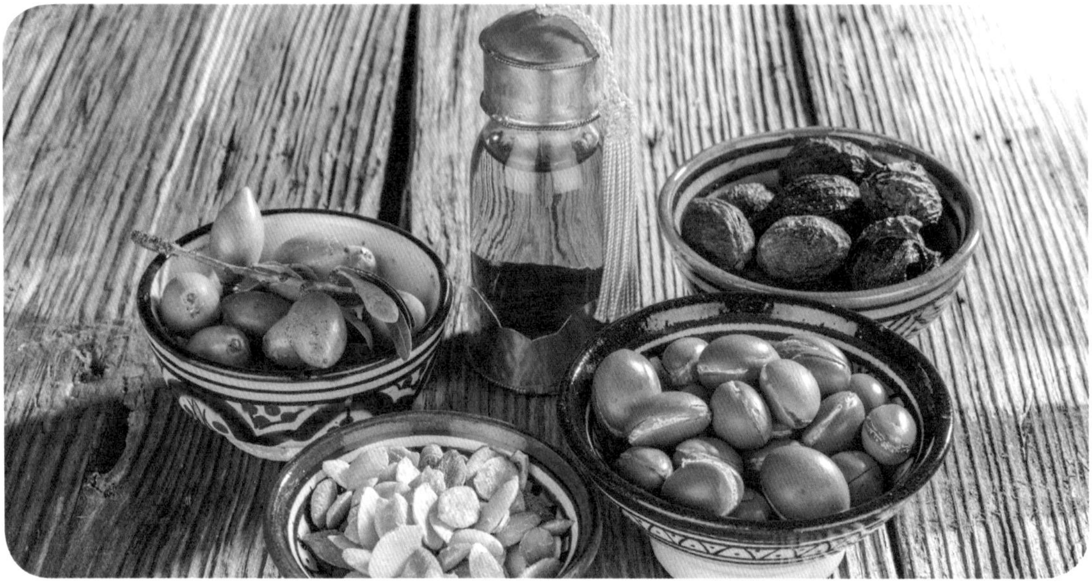

▲ 가운데부터 시계 방향으로 아르간 오일, 말린 아르간 열매, 씨앗, 씨앗 알맹이, 익은 열매.

아르간 나무는 8,000만 년 이전부터 모로코 서남부에서만 자라는 사포테과의 속씨식물이다. 껍질을 제거한 씨앗 알맹이에서 얻는 아르간 오일은 현지 여성들의 수작업을 통해 채취하는 데다, 얻을 수 있는 기름이 겨우 씨앗의 3%밖에 안 될 만큼 양이 적어서 희소가치가 높은 고급 오일로 알려져 있다.

아르간 나무는 기온이 높고 비가 거의 내리지 않는 메마른 땅에서 자란다. 그래서 나무는 땅 밑 30m 정도까지 뿌리를 깊게 내리고 물을 빨아들여 영양분을 저장하기 때문에, 아르간 오일에도 영양분이 무척 풍부하게 함유되어 있다.

현지에서는 피부약으로도 쓰였지만, 현재는 전 세계에서 주로 미용 목적으로 이용되고 있으며 특히 모발 관리 분야에서 인기가 높다.

이외에는 씨앗을 볶아 기름을 짠 로스트 타입의 오일이 있는데, 이는 식용으로 쓰인다. 식용 아르간 오일은 견과류 향이 나며 맛은 가벼운 참기름처럼 고소해서, 모로코에서는 샐러드나 쿠스쿠스 요리 등에 사용한다.

DATA

명칭 아르간 오일

사용 부분 껍질을 제거한 씨앗 알맹이

추출 방법 저온 압착법

냄새 무취에 가까움~견과류 같은 고소한 냄새

색깔 옅은 노란색

용도 식용, 미용, 약용

효능 항산화, 피부 진정, 보습, 모발 개선, 피부 개선, 노화 방지 등

특징

미용 용도의 오일은 무취에 가깝지만, 볶은 오일은 고소한 풍미가 있다. 비타민E를 올리브 오일의 몇 배나 될 정도로 풍부하게 함유한 것이 가장 큰 특징이다. '천연 방부제'라고도 불릴 만큼 뛰어난 항산화 효과와 혈행 및 피부 재생의 촉진 효과를 볼 수 있는데, 오일 자체도 산화에 강해서 산패의 위험이 적다.

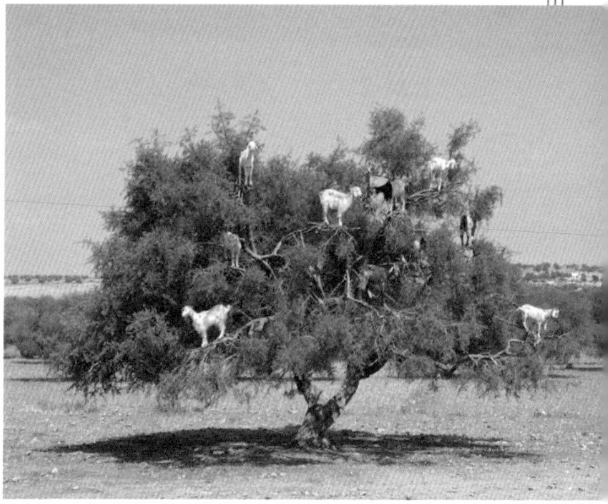

▲ 아르간 나무에 올라가 열매를 먹는 염소.

주성분

- 올레산
- 리놀산
- 팔미트산
- 비타민E

효능

● **보습 효과**

뛰어난 침투력으로 피부의 유수분 밸런스를 맞춘다.

● **노화 방지**

비타민E와 폴리페놀 등의 항산화 물질이 활성산소를 제거하여 세포의 노화를 방지한다.

● **피부 진정 효과**

피부를 부드럽게 하고 수분 유지를 도와 영양분이 잘 흡수되도록 한다.

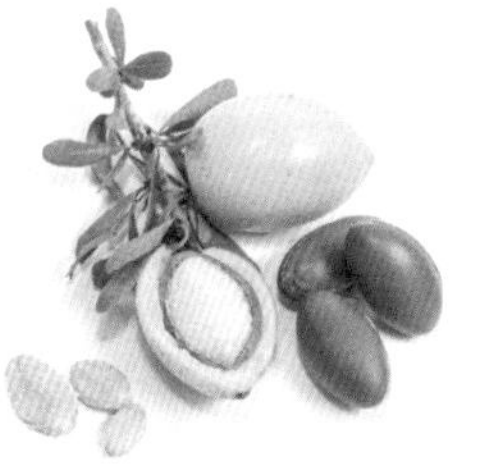

▲ 익은 아르간 열매. 껍질을 제거한 씨앗 알맹이에서 오일을 얻는다.

이용 방법

● **모발 관리**

아르간 오일은 두피와 모발에 효과가 뛰어난 것으로 유명하다. 샴푸 후 머리카락에 소량의 오일을 바르고 나서 말리면, 적당한 유분과 영양이 전달되어 찰랑찰랑한 머릿결이 된다. 샴푸 전 두피에 오일을 몇 방울 뿌리고 마사지한 뒤 헹궈내면 모공의 노폐물을 쉽게 제거할 수 있다.

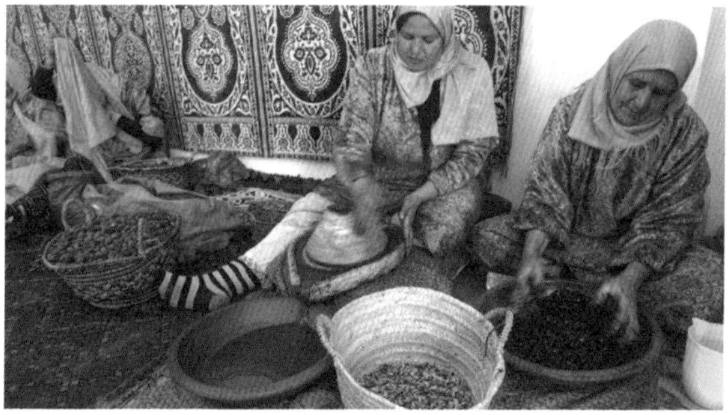

▲ 수작업으로 기름을 짜는 모로코 여성(danm12/Shutterstock.com).

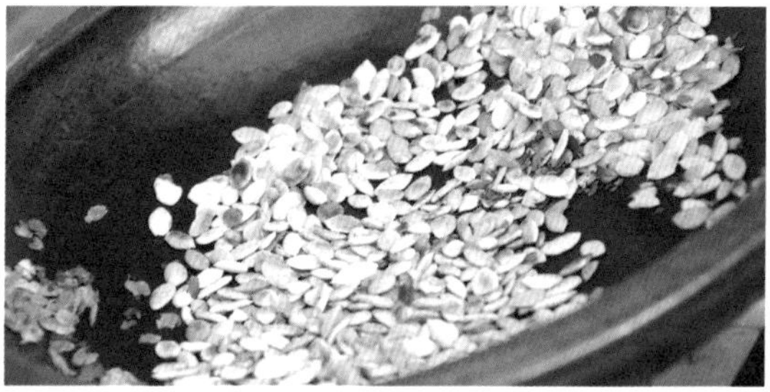

▲ 볶은 아르간 씨앗 알맹이.

● **식용**

볶은 씨앗 알맹이에서 기름을 짠 로스트 타입의 식용 아르간 오일은 가열하면 헤이즐넛 같은 고소한 냄새를 풍겨 입맛을 돋운다. 냄새가 강하지 않아서 식재료를 가리지 않고 쓸 수 있는데 특히 토마토와 달걀, 두부 등과의 궁합이 좋으며, 섭취 시 노화 방지 효과를 볼 수 있다. 아르간 오일과 꿀, 아몬드 페이스트를 섞은 것에 빵을 찍어 먹는 모로코식 방법도 추천한다.

06

Aloe vera Oil

알로에베라 오일

상비약으로도 쓰는 다양한 효능의 오일

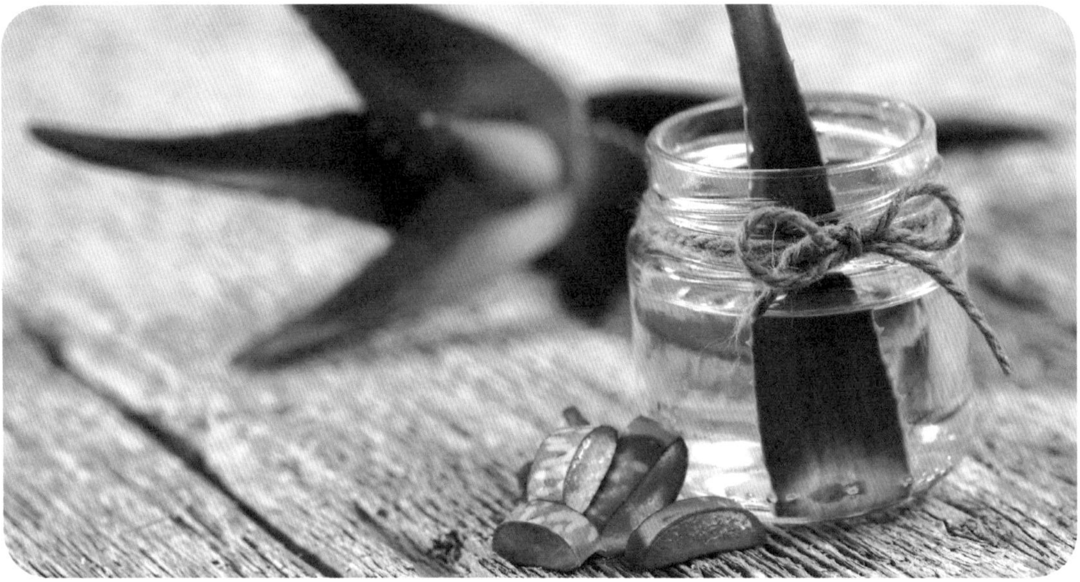

▲ 알로에베라 잎과 알로에베라 오일. 올리브 오일에 담가서 만들 수 있다.

알로에베라는 고온 건조한 환경에서 자라는 알로에속 다육식물로 북아프리카, 카나리아제도, 지중해 연안, 호주, 아메리카 일부 지역에 분포되어 있다.

고대 이집트에서는 '불멸의 식물'이라고 불렸을 정도로 약효가 뛰어나서 감염증이나 발진 및 화상 치료에 이용되는 등 예로부터 약초로 쓰였다. 스페인의 선교사들은 병자를 치료하기 위해 항상 알로에베라를 갖고 다녔다고 한다.

알로에베라 오일은 올리브 오일 등 지방산이 다량 함유된 오일에 알로에베라를 담그는 침출법으로 만들어진다. 높은 온도로 가열한 오일에 알로에 잎을 담그면 세포막이 파괴되어 영양소와 유효성분이 녹아 나오는데 이를 오일이 흡수한다. 이렇게 혼합된 오일을 걸러낸 것이 알로에베라 오일이며, 알로에만으로 만들어진 알로에 젤보다 오래 보관할 수 있다.

쓰임새가 다양하여 아로마 테라피와 마사지, 모발 관리, 햇볕에 타거나 벌레에 물린 피부 관리, 구강 관리 등에 이용된다.

DATA

명칭 알로에베라 오일, 알로에 오일
사용 부분 잎, 줄기
추출 방법 침출법
냄새 은은한 약초 냄새
색깔 옅은 노란색~옅은 녹색
용도 미용, 약용
효능 항염증, 보습, 피부 개선, 항산화, 항균, 모공 수렴, 상처 치유 등

특징

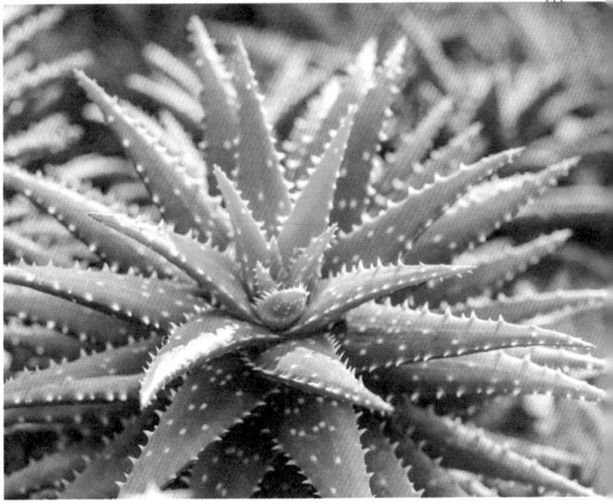

▲ 60~100cm 높이로 자라는 알로에베라.

알로에 유래의 은은한 약초 냄새가 난다. 비타민, 무기질, 아미노산, 효소 등 영양소가 풍부하게 함유되어 있으며 특히 보습력이 뛰어나고 자극이 적은 것이 특징이다. 피부 재생을 돕는 성분이 있어서 햇볕에 탄 피부에 바르는 로션이나 마사지용 보디 오일, 페이셜 크림 등에 이용된다.

주성분

※ 지방산은 베이스 오일에 따라 다름.

- 베타카로틴
- 비타민C · A · E · B1 · B2 · B6
- 무기질
- 아미노산

효능

- **항염증 및 항균 효과**

피부의 염증, 가려움, 벌레 물림 등 증상의 개선을 돕는다.

- **피부 재생 효과**

가볍게 베인 상처나 햇볕에 탄 피부의 회복을 돕는다.

- **피부 개선 및 보습 효과**

베타카로틴, 비타민C · E 등은 건성 피부를 비롯한 다양한 피부 트러블 개선에 효과적이다.

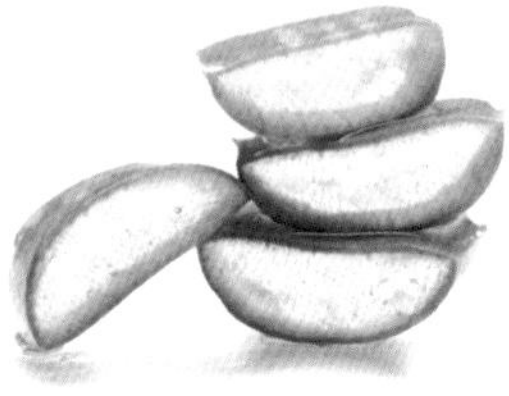

▲ 두꺼운 잎 속에는 투명한 젤 상태의 잎살이 있다.

이용 방법

- **수제 상비약**

깨끗한 보관 용기에 올리브 오일 등 식물성 오일(식용이 아닌 것)을 넣고 말린 알로에 잎을 넣어 한 달 정도 둔 뒤 깨끗한 천으로 거르면 수제 알로에베라 오일이 완성된다. 상온 보관도 가능하지만, 산화될 우려가 있으니 되도록 2개월 이내에 소비하는 것이 좋다.

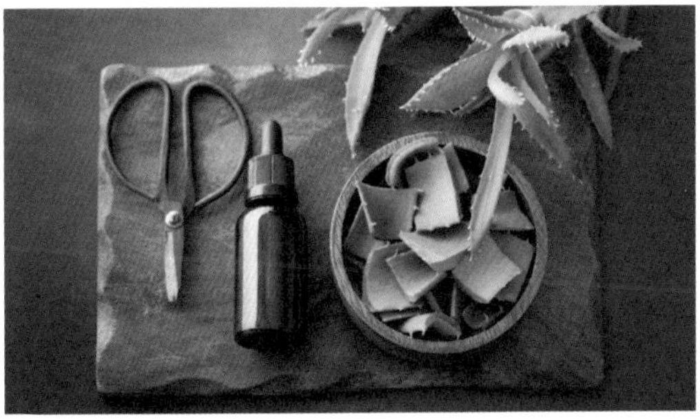

▲ 차광성 보관 용기를 사용하면 산화를 예방할 수 있다.

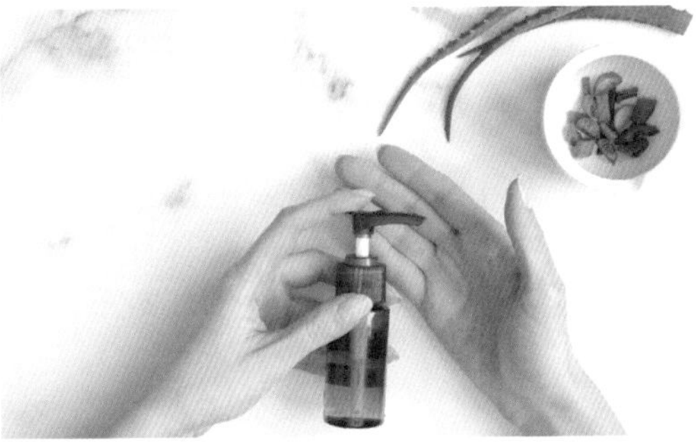

▲ 상비해두면 다양한 증상에 이용할 수 있다.

- **구강 관리**

세균 번식을 억제하는 효과가 있어 치주 및 치아 마사지 오일로 사용하면 충치와 치석, 치은염을 비롯한 구강 문제를 예방할 수 있다.

- **두피 문제**

샴푸 후 적당량의 알로에베라 오일을 손에 덜어 두피에 문지르듯 마사지하면 두피의 건조 증상과 비듬을 줄일 수 있고 모발 성장을 촉진하는 효과도 볼 수 있다.

07 Evening Primrose Oil

달맞이꽃 종자유

필수지방산을 다량 함유한 뛰어난 약효의 오일

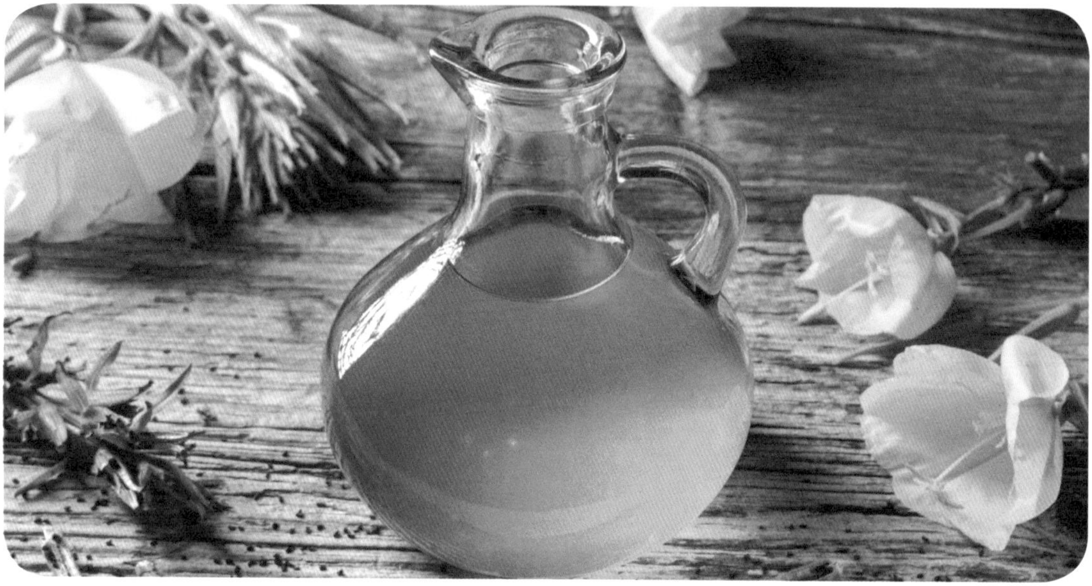

▲ 달맞이꽃과 씨앗, 달맞이꽃 종자유.

달맞이꽃 종자유는 북아메리카가 원산지로 바늘꽃과 식물인 달맞이꽃 씨앗에서 채취한 오일이다. 달맞이꽃은 저녁부터 밤에 걸쳐 노란 꽃이 피었다가 다음 날 아침에는 시드는 데서 붙은 이름으로, 강가나 바닷가, 사막 등 척박한 환경에서도 잘 번식할 정도로 생명력이 강하다. 17세기 유럽에 전해진 이후 지중해 연안을 중심으로 널리 분포되어 자라고 있다.

달맞이꽃은 비타민과 무기질, 필수지방산 등의 영양소를 풍부하게 함유하고 있어서, 아메리카 원주민들은 예로부터 상처 치료제나 식용으로 이용했다고 한다.

특히 달맞이꽃 종자유에 함유된 오메가6 지방산인 감마리놀렌산은 식사를 통해 충분한 양을 섭취해야 하는 필수지방산 중 하나이며, 선강한 피부를 유지하는 데 필요한 영양소다. 이러한 사실을 바탕으로 건성 피부와 가벼운 아토피성 피부염 치료에 관한 연구가 진행되고 있으며, 여성 호르몬 균형 개선과 다이어트 등에도 효과를 기대할 수 있다.

DATA

명칭 달맞이꽃 종자유
사용 부분 씨앗
추출 방법 저온 압착법
냄새 독특하고 조금 강한 냄새
색깔 투명에 가까운 옅은 노란색
용도 미용, 약용
효능 상처 치유, 보습, 항염증, 피부 개선, 호르몬 균형 조정, 생활습관병 예방, 콜레스테롤 강하, 피부 진정, 노화 방지 등

특징

가장 큰 특징은 모유에 들어 있는 필수지방산인 감마리놀렌산을 다량 함유한 점이다. 냄새가 조금 강하고 질감이 무거우며 비교적 고가의 오일이어서, 마사지 등에 쓸 때는 다른 캐리어 오일에 섞어 사용한다. 쉽게 산화하는 특징도 있어, 산화방지제 역할의 비타민E를 다량 함유한 밀 배아유(32쪽)를 섞으면 보관 기간을 늘릴 수 있다.

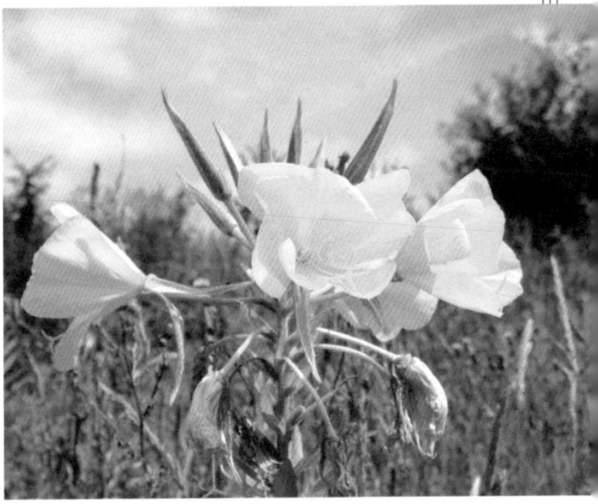

▲ 식용, 약용, 관상용으로 다양한 쓰임새가 있다.

주성분

- 리놀산
- 감마리놀렌산
- 팔미트산

효능

● **피부 질환 개선**

감마리놀렌산이 피부를 회복시키고, 아토피나 알레르기 피부염 등의 개선을 돕는다.

● **호르몬 균형 조정**

여성 호르몬의 균형을 조정하고, 생리통과 생리전증후군(PMS), 갱년기 장애 증상을 완화하는 역할을 한다.

● **생활습관병 예방**

혈중 중성지방을 줄이고, HDL콜레스테롤을 늘리는 한편, 혈압을 떨어뜨리고 식후 혈당치 상승을 억제하는 등 생활습관병을 예방하는 효과가 있다.

● **보습 및 피부 개선 효과**

피부 수분을 유지하고 영양소를 피부 속에 가두는 진정 효과가 있어, 피부 개선과 노화 방지를 돕는다.

이용 방법

● **부스터 오일**

달맞이꽃 종자유를 이용하면 피부 진정 효과도 볼 수 있다. 건조증이 걱정되는 부분에 바르거나, 부스터 오일로 세안 후 적당량의 오일을 얼굴에 바른 뒤 토너를 바르면 토너의 성분이 피부에 잘 흡수될 수 있다.

▶ 달맞이꽃 씨앗.

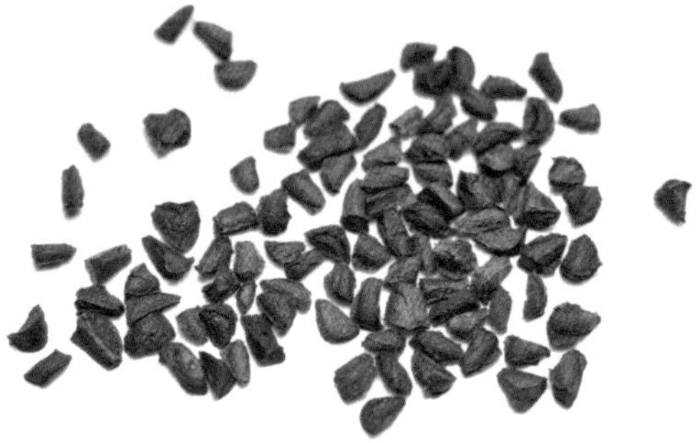

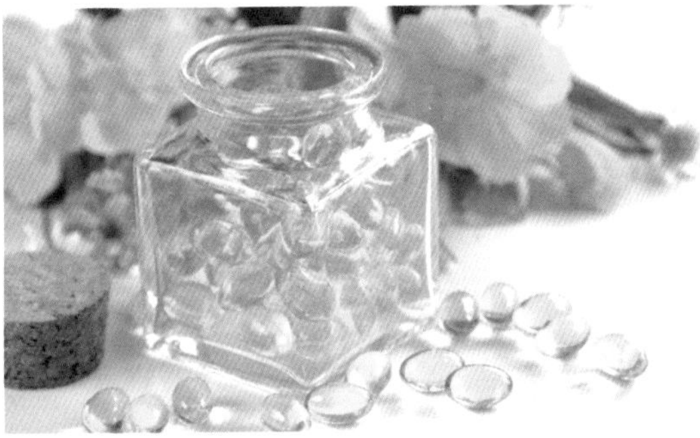

▲ 달맞이꽃 종자유 건강 보조제.

● **건강 보조제**

감마리놀렌산은 여성 호르몬의 균형을 조정하는 작용을 한다. 이를 다량 함유한 달맞이꽃 종자유에는 생리불순과 생리전증후군, 생리통, 갱년기 장애 등 여성 질환을 개선하는 효과가 있다. 그 외 습진 및 아토피성 피부염 등의 개선도 돕는다. 달맞이꽃 종자유를 배합한 여러 종류의 건강 보조제가 있으므로 자신의 증상과 맞는 제품을 골라 사용해볼 수 있다.

08 Wheat Germ Oil

밀 배아유

항산화 작용이 뛰어난 비타민E의 보고

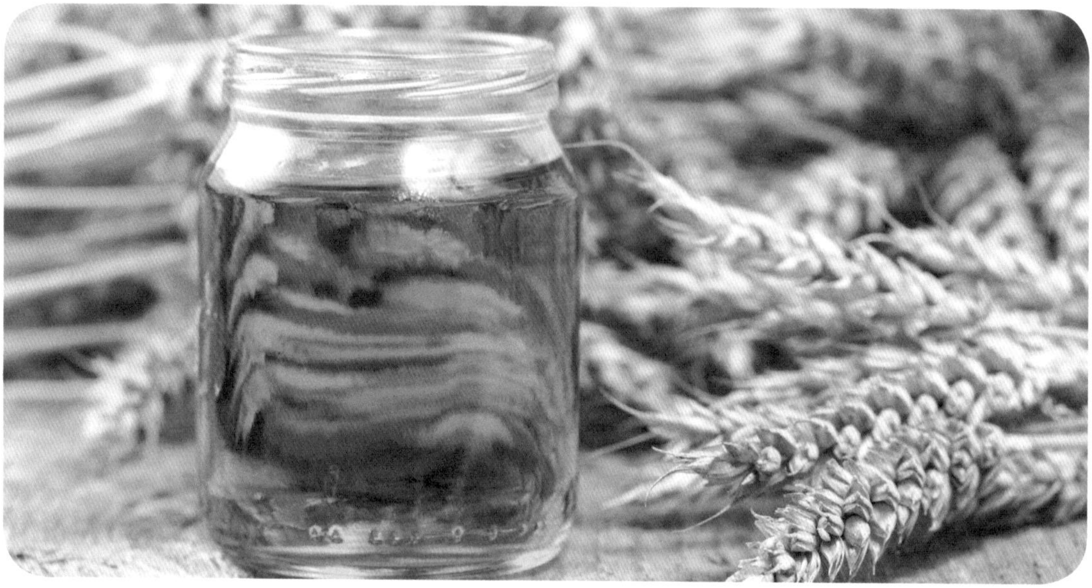

▲ 밀과 밀 배아유. 밀은 배유(약 83%), 표피(약 15%), 배아(약 2%)로 이루어져 있다.

밀의 원산지는 서아시아와 중앙아시아로, 현재 전 세계에서 주요 곡물로 재배되고 있는 볏과 식물이다. 밀의 약 2%밖에 되지 않는 배아는 지질 및 단백질, 무기질, 비타민 등 다양한 영양소가 풍부하게 함유되어 있으며, 영양소가 가장 많이 들어 있는 부분이다.

밀 배아유란 이러한 배아에서 추출한 오일을 말한다. 추출 방법은 저온 압착법 외에, 밀 배아를 먼저 올리브나 아몬드, 해바라기를 저온 압착한 오일에 담가 배아에 오일을 흡수시킨 후, 이를 다시 저온 압착하는 방법도 있다. 기름 함유량이 13%로 적어서 추출하는 데 너무 많은 원료가 필요하고 식용유로서의 수요가 거의 없어 대량생산되지 않기 때문에 비교적 가격이 높은 오일이다.

식용도 가능하며 가열해도 영양소 손실이 적은 편이어서 볶음 등 단시간의 가열 조리나 열을 가하지 않는 드레싱 등에 사용하면 영양을 효율적으로 섭취할 수 있다.

DATA

명칭 밀 배아유

사용 부분 배아

추출 방법 저온 압착법, 용매 추출법, 침출법, 고온 압착법

냄새 밀의 구수한 냄새

색깔 옅은 노란색

용도 미용, 약용, 식용, 공업용

효능 항산화, 피부 진정, 피부 개선, 소염, 보습, 피로 해소, 노화 방지, 혈행 개선 등

특징

밀 특유의 구수한 냄새가 난다. 가장 큰 특징은 다른 오일보다 10~14배의 비타민E를 함유한 점이다. 게다가 네 종류(알파, 베타, 감마, 델타)의 비타민E를 모두 갖고 있어 산화에 강하고 체내에서 잘 흡수되는 성질이 있으며, 불포화지방산도 풍부하다는 특징이 있다.

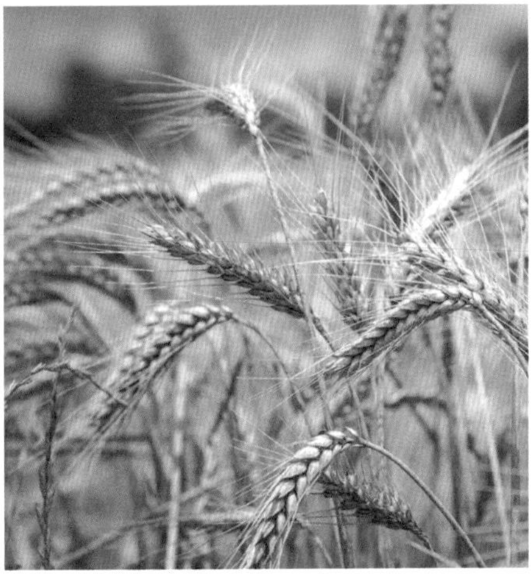

▲ 수확 시기가 다가온 밀.

주성분

- 리놀산
- 올레산
- 팔미트산
- 리놀렌산
- 비타민E

효능

- **노화 관리**

비타민E의 항산화 작용으로 피부 세포의 신진대사를 촉진하는 효과가 있다.

- **혈행 개선**

간 기능과 면역력을 높이고, 혈중 지질을 녹여 혈행 개선을 돕는다.

- **보습 및 피부 개선 효과**

비타민E가 건조로 인한 피부 문제나 염증 등을 억제하며, 자외선으로부터 피부를 지켜 기미와 주근깨를 예방한다.

▼ 밀 배아. 기름 함유량은 약 8%이며 그대로 먹을 수 있다.

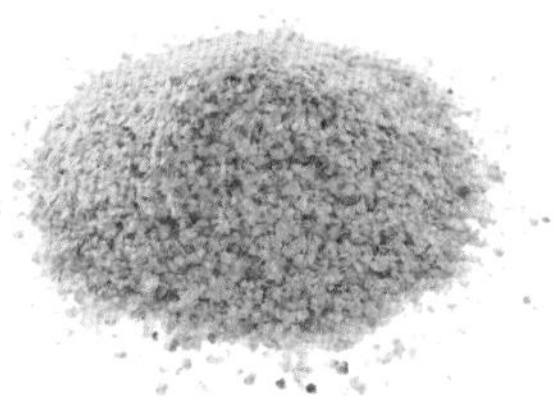

이용 방법

- **마사지 오일**

목욕 후 소량의 밀 배아유를 손에 덜어 가볍게 마사지하면서 건조증이 염려되는 부분까지 펴 바르면, 비타민E의 항산화 작용이 손상된 피부를 보호하고 수분을 더한다. 육체 피로 해소에도 좋아서 운동 후 마사지에 이용하는 것도 좋다.

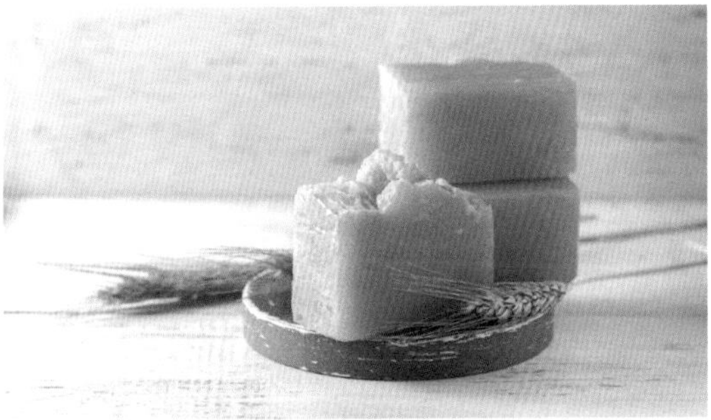

▲ 밀 배아유를 이용해서 만든 수제 비누.

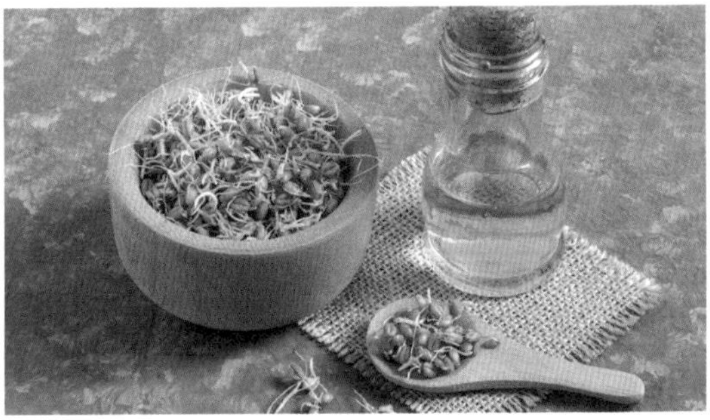

▲ 밀 새싹에 밀 배아유를 뿌리면 건강 샐러드가 완성된다.

- **오일의 산화방지제**

밀 배아유는 산화를 방지하는 비타민E를 풍부하게 함유하고 있다. 이 성질을 이용하여 로즈힙 오일(118쪽)과 달맞이꽃 종자유(30쪽) 등 산화되기 쉬운 캐리어 오일에 산화방지제로 섞으면, 각 오일의 품질을 오래도록 유지할 수 있다. 섞는 양은 캐리어 오일의 5~20%가 적당하다. 오일을 이용해서 만든 수제 화장품의 산화방지제 역할도 한다.

※ 밀 알레르기가 있는 사람은 사용에 주의해야 한다.

09 Walnut Oil

호두 오일

요리와 미용에 모두 쓸 수 있는 만능 오일

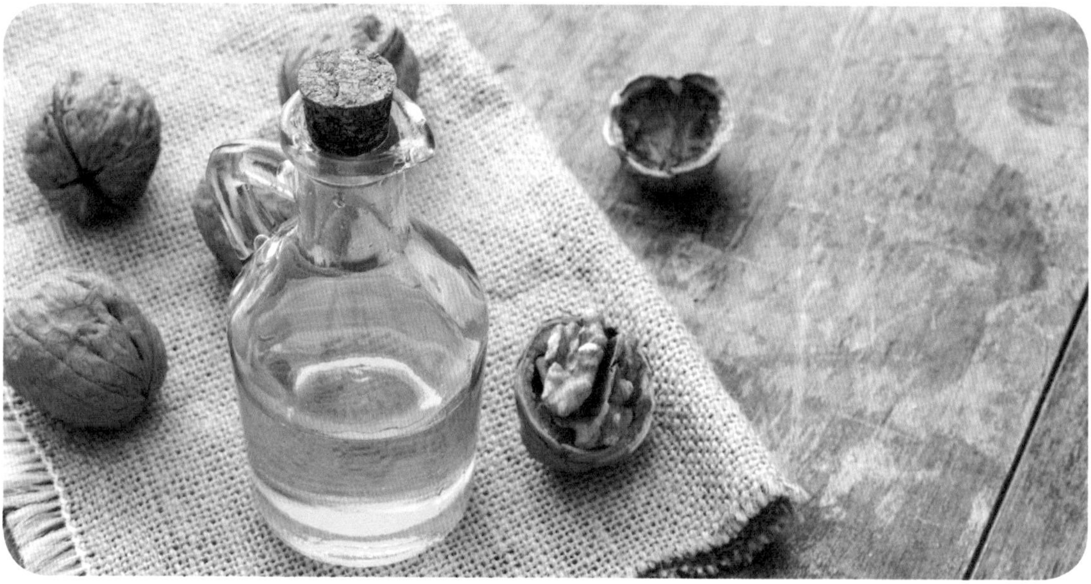

▲ 호두와 호두 오일. 호두 껍데기는 호두 까기 기계가 따로 있을 정도로 무척 단단하다.

호두나무는 유럽 서남부부터 서아시아까지가 원산지인 낙엽수다. 빙하기 이전부터 지구에 존재한 긴 역사를 가진 나무로, 목재로 사용된 것은 물론 고대부터 호두 씨앗은 견과류로 식용되었다.

호두 오일은 이 씨앗을 압착하여 추출한 오일로 건조 및 탈취, 산소 제거 등의 과정을 거쳐 정제된다. 호두의 지방 함량은 65~70%로 높아 100kg의 호두에서 약 25~30kg의 오일을 추출할 수 있다. 이런 뜻에서 호두는 '기름 저장고'라고도 불린다.

호두 오일은 고소한 풍미가 있으면서 맛이 부드러워 주로 식용으로 쓰인다. 리놀산, 알파리놀렌산, 올레산 같은 필수지방산이 주성분이며 비타민과 무기질도 균형적으로 들어 있어 최근에는 건강에 좋은 오일로 주목받고 있다.

또한 목공 제품의 마감 및 유화용 물감의 성분으로 쓰이기도 하고 피부 개선과 보습 효과가 있어 미용 오일로 사용되기도 하는, 그야말로 만능 오일이라고 할 수 있다.

DATA

명칭 호두 오일
사용 부분 껍질을 제거한 씨앗 알맹이
추출 방법 저온 압착법
냄새 호두 특유의 냄새
색깔 옅은 노란색
용도 미용, 식용, 약용, 공업용
효능 항염증, 혈압 강하, 보습, 혈행 개선, 부종 개선, 열량 보충, 건망증 예방

특징

호두 특유의 은은한 향과 깔끔한 맛이 특징으로 요리에 사용하면 음식 재료의 맛을 살리며 입맛을 돋운다. 단 고온에 취약해 160℃ 이상에서는 필수지방산 대부분이 손실된다. 또 산화되기 쉬우므로 개봉 후 되도록 빨리 소비하는 것이 좋다.

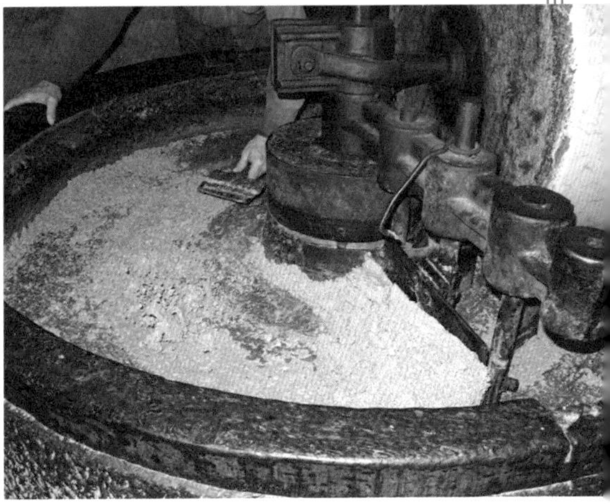
▲ 전통 맷돌을 이용하여 기름을 짜는 모습.

주성분

- 리놀산
- 올레산
- 알파리놀렌산
- 팔미트산
- 비타민K
- 비타민E

효능

● 열량 보충

흰쌀의 3~4배가 되는 열량이 있어 소량으로도 효과적으로 열량을 보충할 수 있다.

● 건망증 예방

알파리놀렌산 등이 신경 및 뇌세포를 보호하여 건망증 예방의 효과를 볼 수 있다.

● 부종 개선

비타민E와 알파리놀렌산이 혈행을 개선하며, 무기질이 체내의 노폐물을 배출하고 수분 균형을 맞추어서 부종을 개선하는 효과가 있다.

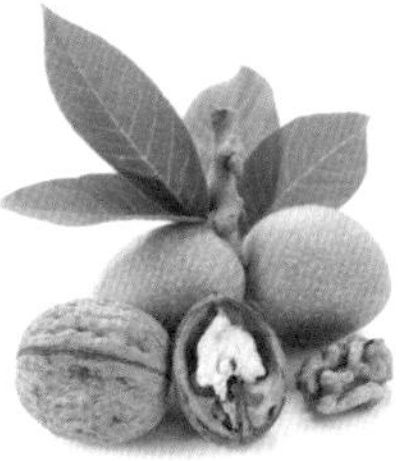
▲ 호두 열매, 그 속의 호두 껍데기와 씨앗 알맹이.

이용 방법

● 드레싱

호두 오일은 가열에 적합하지 않으므로 생채소나 데친 채소의 드레싱으로 사용하는 것을 추천한다. 그대로 사용하면 호두의 고소한 향을 즐길 수 있다. 그리고 육류나 생선류의 밑간을 할 때 조미료와 함께 재워뒀다가 열을 가하면 한층 더 고소한 풍미를 느낄 수 있다.

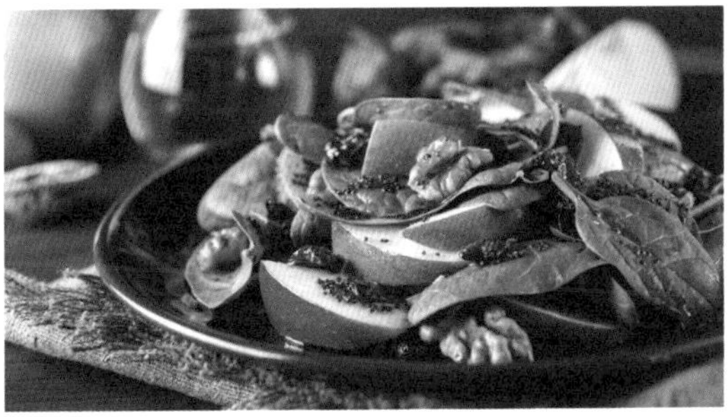
▲ 사과, 크랜베리, 호두, 시금치, 포피시드를 넣은 샐러드에 호두 오일을 뿌린 것.

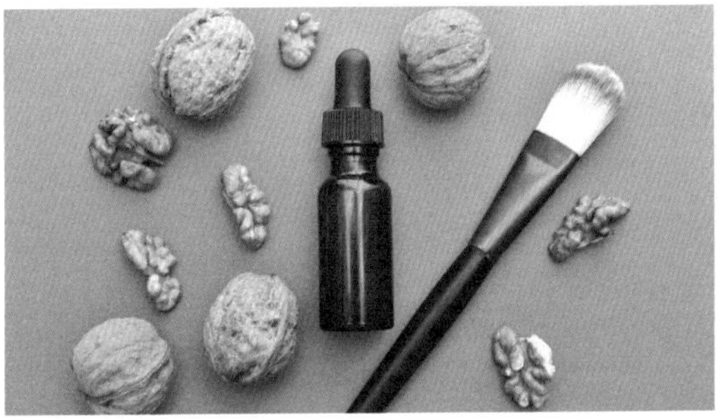
▲ 쉽게 산화하므로 차광 용기에 넣어 보관하는 것이 좋다.

● 보디 마사지

호두 오일은 부드럽고 끈적이지 않아 마사지 오일로도 매우 적합하다. 목욕 후 오일 두세 방울을 손에 떨어뜨려 허벅지와 종아리 등 부종이 우려되는 부분에 마사지하듯 바르면 부기가 빠진다. 오일을 피부에 흡수시키면 보습 효과도 얻을 수 있다. 단 마사지에 사용할 때는 마사지 전용으로 나온 오일이나 저온 압착 타입의 오일을 사용해야 한다.

10

Perilla Oil

들기름

알파리놀렌산을 풍부하게 함유한 건강 오일

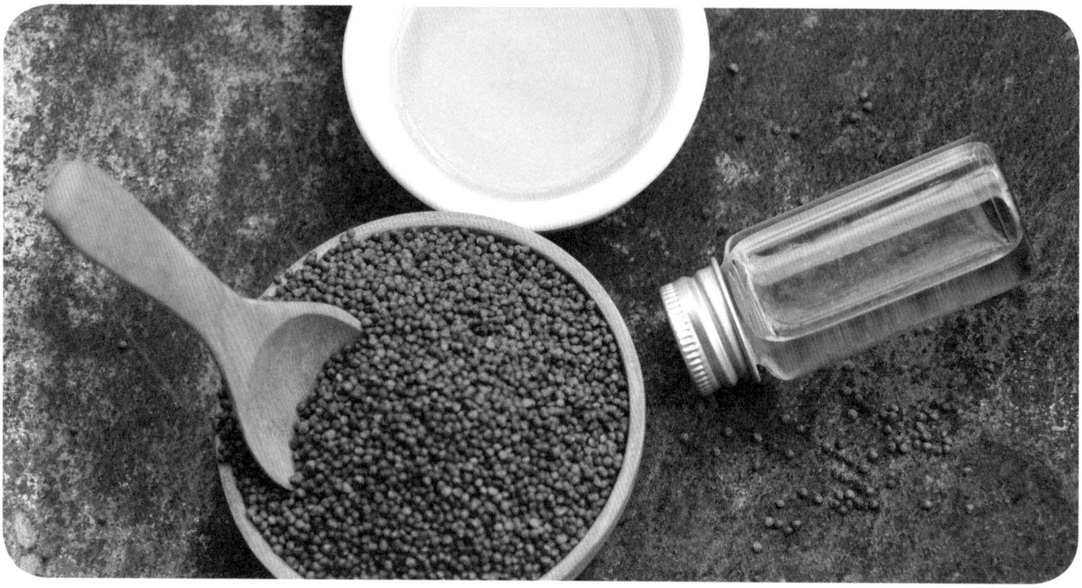

▲ 들기름과 들깨 씨앗. 볶은 들깨를 갈아서 요리에 이용하기도 한다.

들깨는 동아시아가 원산지인 꿀풀과 식물이다. 한국에서는 깻잎을 향채로 즐겨 먹고, 일본 도호쿠 지방에서는 "들깨를 먹으면 10년 더 오래 산다"라는 말이 이어져 내려와 들깨를 '주넨('10년'을 일본어로 발음한 것-옮긴이)'이라고도 부른다. 이 씨앗에서 얻을 수 있는 것이 들기름으로, 생긴 모양이 차조기와 비슷해서 일본에서는 차조기유라고도 부른다.

일본에서는 조몬시대부터 들깨를 먹었으며, 헤이안시대에는 기름을 짜기 시작했다고 한다. 들깨의 기름 함유량은 35~40% 정도로 풍부하여 당시에는 식용 외에도 등잔에 불을 붙이는 용도로 사용했다. 그리고 공기 가운데 두면 서서히 산화해서 굳는 건성유의 성질이 있어 종이나 우비 등에 방수용 도료로 쓰였다. 현재 이러한 수요는 적지만, 한반도에서는 지금도 들기름을 널리 이용하고 있다. 또한 공업용으로는 도료용 수지의 원료, 리놀륨, 인쇄 잉크, 포마드, 비누 등의 원료로도 사용된다.

현대인에게 부족하기 쉬운 오메가3인 알파리놀렌산의 함유량이 다른 오일과 비교했을 때 압도적으로 많아서, 건강에 좋은 오일로 최근 특히 다시 주목받고 있다.

DATA

명칭 들기름
사용 부분 씨앗
추출 방법 저온 압착법, 압착법
냄새 무취
색깔 노란색
용도 식용, 미용, 약용, 공업용 등
효능 혈행 개선, 항염증, 항산화, 항알레르기, 지방 연소, 진정, 학습기능 향상, 생활습관병 예방 등

특징

신선한 기름은 무미 무취인데, 산패하면 비린내 같은 냄새가 난다. 가장 큰 특징은 오메가3 지방산인 알파리놀렌산을 풍부하게 함유한 점으로, 생활 습관병 예방과 알레르기 예방 효과가 있다. 한편 산화되기 무척 쉽다는 특징도 있는데, 산패된 오일이 체내에 흡수되면 동맥경화나 건망증의 원인이 될 수 있으므로 주의해야 한다.

▼ 차조기와 비슷하게 생긴 깻잎과 들깨.

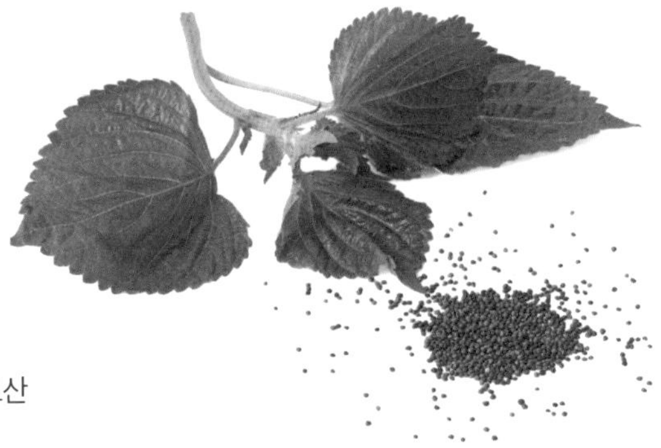

주성분

- 알파리놀렌산
- 올레산
- 리놀산
- 팔미트산

효능

● 다이어트 효과

대사가 활발해지고 지방이 연소되기 쉬워지며, 중성지방이 쌓이기 어려워진다.

● 알레르기 증상 개선

알파리놀렌산이 체내에서 EPA와 DHA로 변화하여 알레르기 증상 개선에 도움이 된다.

● 혈관 강화 효과

알파리놀렌산이 체내에서 EPA와 DHA로 변화해 혈액 순환을 촉진하므로 동맥경화 등의 예방 효과를 볼 수 있다.

● 기억 및 학습기능의 향상

뇌 기능을 개선하고 DHA가 뇌 속 신경조직을 보호하여 기억 및 학습기능을 높이는 것으로 알려져 있다.

이용 방법

● 보디 오일

들기름은 피부에 좋은 성분이 풍부해서 보디 오일로 사용하기에도 좋다. 다만 단독으로 사용하기보다는 다른 오일을 섞는 것을 추천한다. 피부를 부드럽게 하고 수분을 더하며, 부족한 영양소까지 보충하여 탄력 있고 윤기 나는 피부로 만들어준다.

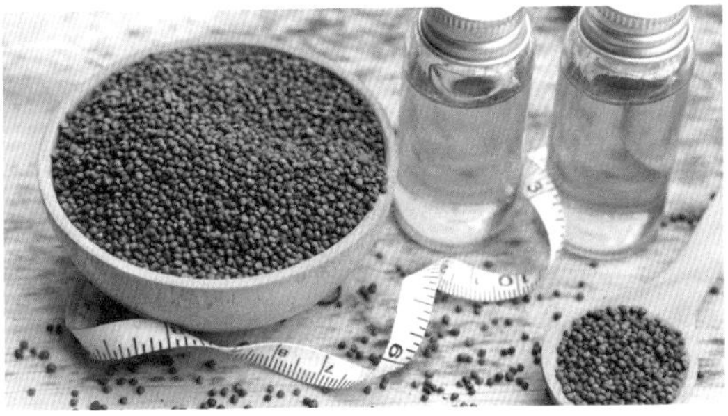

▲ 들기름으로 다이어트 효과도 볼 수 있다.

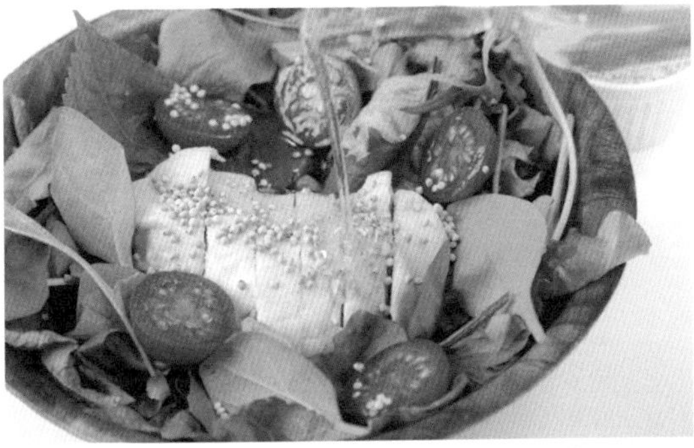

▲ 닭고기 샐러드에 들기름을 뿌려 먹는다.

● 뿌리고 찍어 먹는 조미유

들기름은 가열하면 산화로 인해 불쾌한 냄새가 나서 먹기 힘들어지므로 그대로 뿌리거나 찍어 먹는 조미유로 사용하는 것이 좋다. 간장이나 된장, 가다랑어포와 두부 같은 음식과도 궁합이 좋고 빵이나 파스타에 뿌려 먹어도 좋다. 들기름 막국수(136쪽)도 만들어 먹어보길 추천한다. 미소 된장국처럼 뜨거운 요리에 넣을 때는 요리 중이 아니라 먹기 직전 그릇에 넣으면 산화를 방지할 수 있다.

※ 들기름의 하루 섭취량은 1작은술 정도다. 지나치게 섭취하면 설사 등을 일으킬 수 있다. 참고로 스티로폼으로 제작된 컵라면 용기 등에 넣으면 용기가 녹을 수 있으므로 반드시 주의해야 한다.

11

Olive Oil

올리브 오일

지중해 문화에서 빼놓을 수 없는 역사 깊은 오일

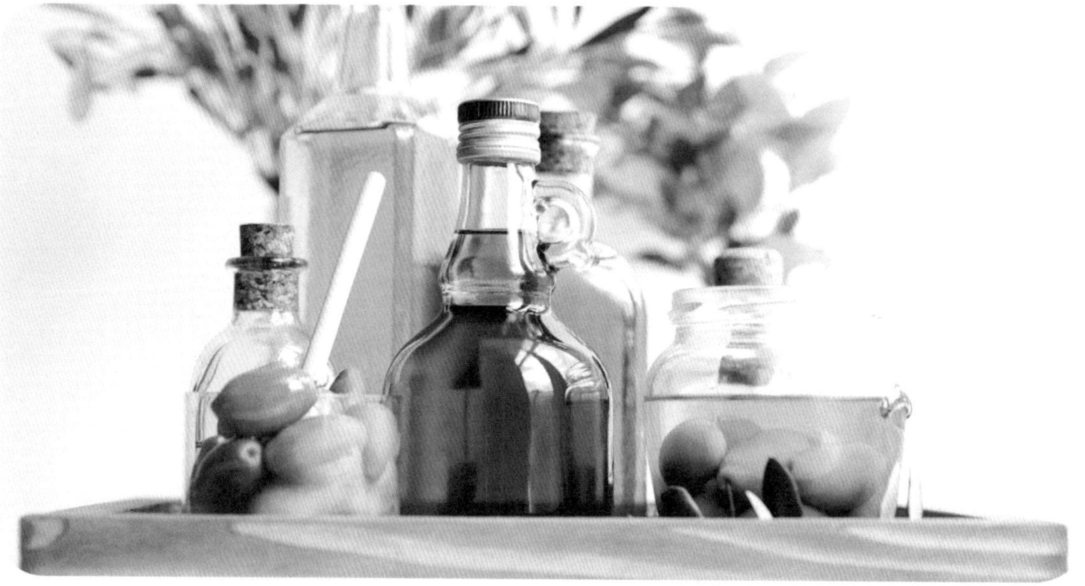

▲ 올리브 열매와 다양한 종류의 올리브 오일. 덜 익은 열매를 압착한 것일수록 초록색이 짙고, 쓴맛이 강하다.

올리브는 지중해 연안이 원산지이며 그 기원은 약 6,000년 전까지 거슬러 올라간다. 원산지는 스페인, 이탈리아, 그리스 등이며, 현재는 미국과 호주 지역에서도 재배되는 등 세계적으로 500여 종의 품종이 재배된다.

열매에서 추출되는 올리브 오일은 기원전 4000년경에는 이미 사용된 역사가 있다. 지중해 연안의 국가들에서는 문화적으로도 중요한 존재이며 종교적인 용도는 물론 요리에서도 빼놓을 수 없는 식재료로, 이들 지역에서 기름은 곧 올리브 오일을 가리키는 일이 많다.

씨앗과 열매에서 채취하는 식물유의 대부분은 가열이나 용매 추출 공정을 거친다. 이에 비해 올리브 오일은 생과육에 열을 가하지 않고 짜낸 과즙을 그대로 두면 자연스럽게 과즙 표면에 기름이 뜨는데, 이것을 분리하는 방법으로 얻을 수 있다. 국제올리브협회(IOC)에서는 품질이 좋은 순으로 엑스트라 버진 올리브 오일, 버진 올리브 오일, 정제 올리브 오일, 올리브 오일 등으로 표기하도록 정하고 있다.

DATA

명칭 올리브 오일

사용 부분 열매 추출 방법 저온 압착법

냄새 신선한 과일 향

색깔 옅은 녹색~옅은 노란색

용도 식용, 미용, 약용, 공업용 등

효능 보습, 콜레스테롤 강하, 항산화, 동맥경화 예방, 항염증, 혈행 개선, 장내 환경 개선, 혈압 강하, 피부 개선, 노화 방지 등

특징

가장 큰 특징은 주성분의 77.3%가 불포화지방산인 올레산이라는 점이다. 특히 품질이 좋은 오일은 폴리페놀 등의 영양소를 풍부하게 함유하고 있다. 또 열매를 그대로 짜서 오일을 얻기 때문에 신선한 과일 향이 나는 특징이 있으며, 품종에 따라 다른 개성을 즐길 수 있다. 쉽게 산화되지는 않으나 자외선에 약하므로 어둡고 서늘한 곳에 보관하여 빛을 차단하면 더욱 오래 쓸 수 있다.

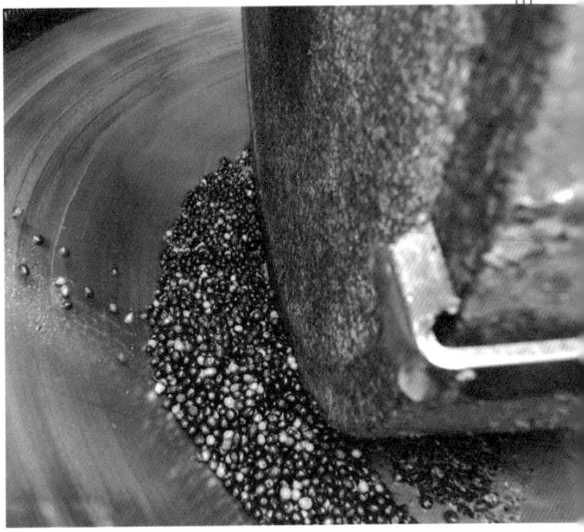

▲ 올리브 열매를 으깨어 기름을 짜는 모습.

주성분

- 올레산
- 팔미트산
- 리놀산
- 비타민E
- 폴리페놀
- 비타민K
- 나트륨

효능

● **콜레스테롤 강하**

혈중 LDL콜레스테롤을 줄여서 중성지방의 축적을 억제하는 효과가 있다.

● **피부 개선 및 노화 관리**

각질을 제거하고 주름을 개선하여 피부 개선 및 노화 방지 효과를 볼 수 있다.

● **변비 해소**

올레산은 체내에서 소화·흡수되기 어려워, 변비 해소에 도움을 준다. 단 체질에 따라 설사를 일으킬 수 있으므로 주의해야 한다.

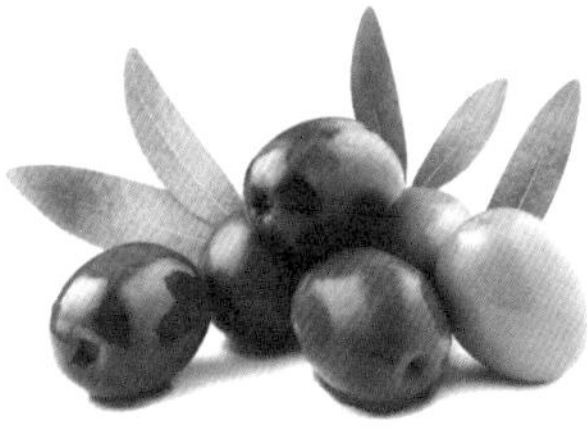

▲ 올리브 열매. 익으면서 녹색, 보라색, 검은색 순으로 색이 변한다.

이용 방법

● **수제 비누**

올리브 오일을 이용한 비누는 보습력이 뛰어나다. 올리브 오일, 코코넛 오일, 팜유, 수산화나트륨, 정제수에 증상과 취향에 적합한 에센셜 오일을 섞으면 자신만의 수제 비누를 만들 수 있다. 만드는 방법은 148쪽에 있다.

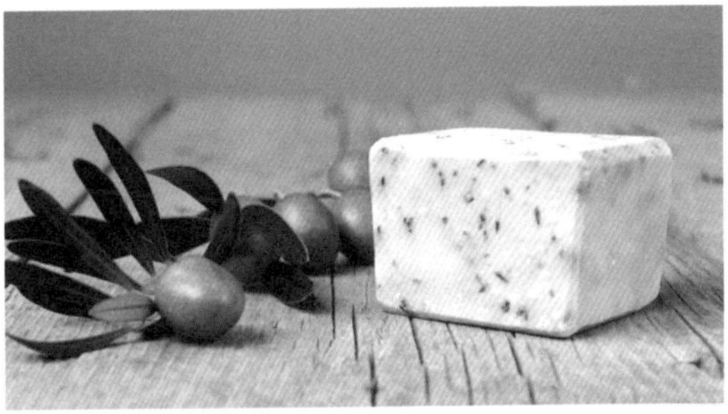

▲ 올리브 오일을 사용하여 만든 수제 비누.

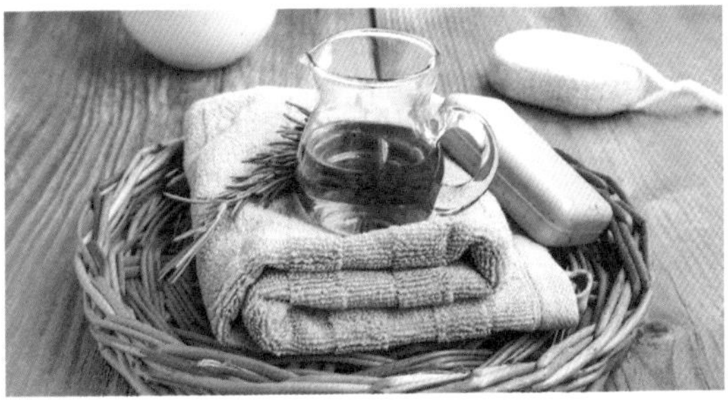

▲ 식용 오일과 미용 오일은 제조 공정이 달라서, 피부에 식용 오일을 사용하면 피부 트러블이 일어날 수 있으므로 주의해야 한다.

● **클렌징 오일**

올리브 오일 약 3ml를 손에 덜고, 둥글게 원을 그리듯 얼굴 전체에 스며들게 한다. 오일이 스며들면, 손바닥에 물 몇 방울을 떨어뜨려 오일을 유화시킨 후 다시 한번 얼굴 전체에 펴 발라서 화장을 지워준다. 꼼꼼히 헹군 뒤 세안제로 씻으면, 피부에 필요한 윤기는 남긴 채 부드럽게 화장을 지울 수 있다. 식용이 아닌 미용 전용 오일을 사용하고, 진한 화장은 전용 리무버로 먼저 지우는 것이 좋다.

12 Cashew Oil

캐슈넛 오일

보습과 항산화 효과를 볼 수 있는 고급 오일

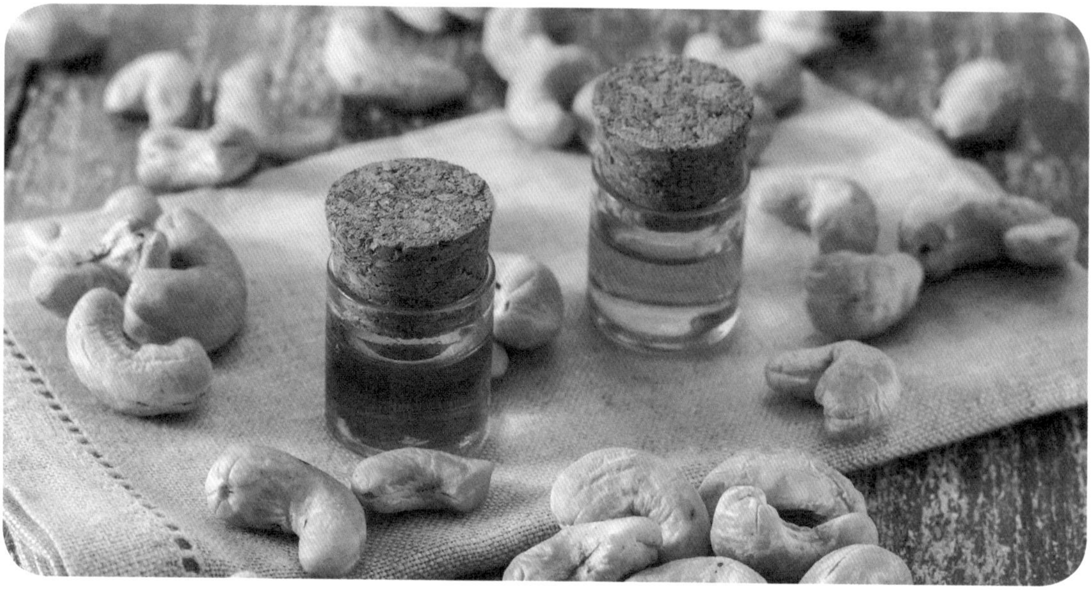

▲ 캐슈넛과 캐슈넛 오일. 캐슈넛 껍질에서 추출하는 유지는 도료의 원료로 이용된다.

캐슈넛은 고소한 풍미와 식감으로 인기가 많다. 원산지는 브라질이며 16세기에 인도와 동남아, 아프리카 등 열대지방으로 재배 지역이 확대되었다.

캐슈넛 오일의 추출은 대부분 수작업으로 이루어지는데, 캐슈 애플이라고 불리는 열매의 끝에 달린 캐슈넛을 겉껍질에서 꺼내어 말린 뒤 속껍질을 제거하고 압착하여 만든다. 올레산을 비롯해 비타민D·E, 철과 아연을 풍부하게 함유하고 있어서 피부 염증과 여드름, 노화 방지에 도움이 된다. 양이 적고 가격이 높은 오일이지만 끈적이지 않고 피부에 잘 스며들기 때문에, 소량을 얇게 펴 바르면 좋다.

식용으로는 음식의 향미유로 사용하거나, 제과제빵에 이용하는 것을 추천한다.

DATA

명칭 캐슈넛 오일

사용 부분 껍질을 제거한 씨앗 알맹이

추출 방법 저온 압착법

냄새 독특하고 은은한 향

색깔 노란색

용도 식용, 미용

효능 보습, 콜레스테롤 강하, 항염증, 항산화, 노화 방지, 피부 개선, 모발 개선 등

특징 불포화지방산인 올레산을 70% 이상, 리놀산을 7% 포함하고 있어서 올리브 오일의 지방산 구성과 비슷하다. 피부와 모발에 윤기를 더한다.

이용 방법

사용감이 산뜻해서 헤어 팩으로 쓰기에도 좋다. 마른 머리카락에 바른 후, 30분 이상 두었다가 샴푸로 헹궈내면 된다.

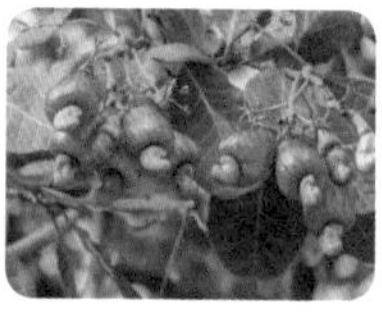

▲ 캐슈넛 나무.

Camelina Oil

카멜리나 오일

13

가열이 가능한 오메가3 오일

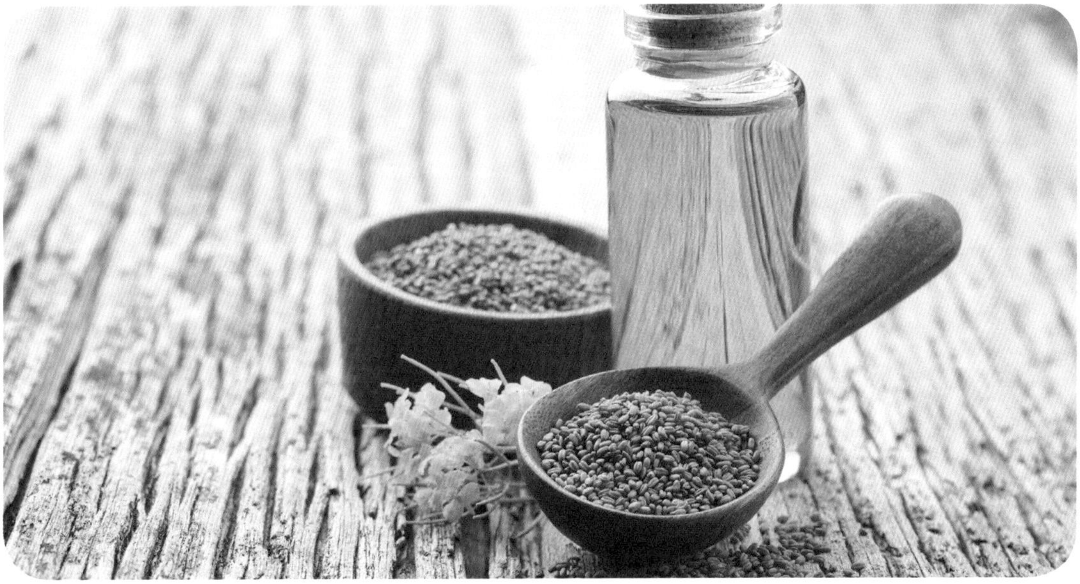

▲ 카멜리나 사티바 씨앗과 아름다운 금빛의 카멜리나 오일.

카멜리나 사티바는 3,000년이 넘도록 유지원료로서 유럽에서 재배된 십자화과 식물이다. 현재는 세계 곳곳의 한랭지에서 재배되고 있으며 영양성분이 풍부하여 '기쁨의 금'이라고도 불린다.

특징은 풍부하게 함유된 오메가 지방산과 그 이상적인 균형이다. 비타민E와 베타카로틴, 폴리페놀 등의 항산화 물질을 다량 함유하고 있어 가열해도 산화하지 않으므로 오메가3 지방산을 섭취할 수 있다. 또한 콜레스테롤 흡수를 억제하는 식물스테롤로 인해 생활습관병의 예방 효과도 볼 수 있다.

보습 오일로서는 자극이 적고 피부장벽 기능을 강화하는 효과가 있어 유아부터 사용할 수 있다.

특징 필수지방산인 오메가3, 6, 9를 2:1:2라는 이상적인 비율로 함유하고 있다. 열에 강해 개봉 후에도 상온에 보관할 수 있다.

이용 방법

로션의 보습 성분으로 이용된다. 단독으로 사용할 때는 토너로 피부를 정돈한 뒤 몇 방울 떨어뜨려 얼굴 및 온몸에 바를 수 있다.

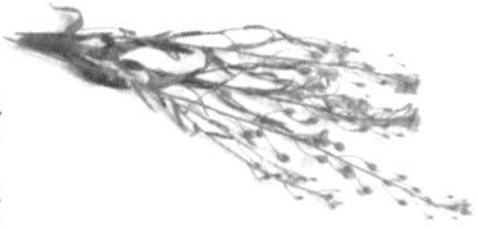

▲ 우리말로는 '양구슬냉이'라고 부른다.

DATA

명칭 카멜리나 오일
사용 부분 씨앗
추출 방법 저온 압착법
냄새 풀과 견과류의 은은한 냄새
색깔 금색
용도 식용, 미용
효능 보습, 콜레스테롤 강하, 항염증, 항산화, 생활습관병 예방, 변비 해소, 피부 개선, 모발 개선 등

14

Calendula Oil

카렌듈라 오일

유럽 가정에서 빼놓을 수 없는 가정 상비약

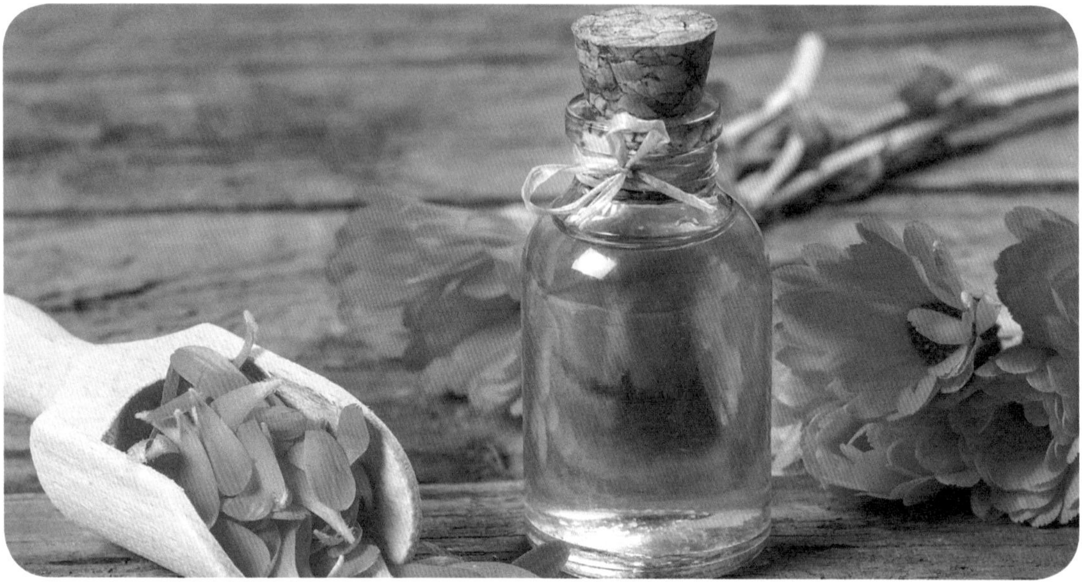

▲ 카렌듈라 오일과 카렌듈라 꽃. 베이스 오일에 따라 성분과 특징이 다르다.

카렌듈라는 지중해 연안이 원산지인 국화과 식물이다. 포트 마리골드라는 별명도 있으며, 우리말로는 금잔화라고 부른다. 선명한 주황색 꽃을 피우므로 일본에서는 주로 관상용으로 재배되지만, 유럽에서는 허브로서 예로부터 약용과 식용 꽃으로 이용했다.

특히 그 약효는 다양한 증상에 효과가 있어서 중세에는 카렌듈라 꽃을 바라보기만 해도 시력이 좋아진다고 생각했으며, 그 외 여러 피부 트러블의 치료제로 사용되었다.

식용으로 쓸 때는 카렌듈라 꽃잎을 고가인 사프란의 대체재로 이용하는 경우가 많아서 '가난한 이의 사프란'이라고도 불린다.

이런 카렌듈라 꽃잎을 말려 올리브 오일이나 해바라기씨유 등의 식물유에 담가서 지용성 성분을 추출한 것이 카렌듈라 오일이다.

수제로 간단하게 만들 수 있고 보관도 쉬운 편인 카렌듈라 오일은 예로부터 유럽에서 민간약으로 이용되었으며, 지금도 상비약으로 사용하는 가정이 많다.

DATA

명칭 카렌듈라 오일

사용 부분 꽃잎

추출 방법 침출법

냄새 독특하고 약간 강한 냄새

색깔 주황색　　용도 미용, 약용

효능 모공 수렴, 항염증, 피부 진정, 항산화, 보습, 피부 트러블 개선, 상처 치유, 노화 방지, 피부 개선, 산전·산후의 트러블 완화 등

특징

꽃 색깔은 선명한 주황색이고, 독특하고 달콤한 향이 난다. 비타민A와 베타카로틴, 사포닌, 플라보노이드 등의 유효성분으로 피부 회복 및 보호 효과를 볼 수 있다. 특히 피부 자극이 적은 것이 특징이어서 민감성 및 건성 피부와 유아 피부에도 사용할 수 있다.

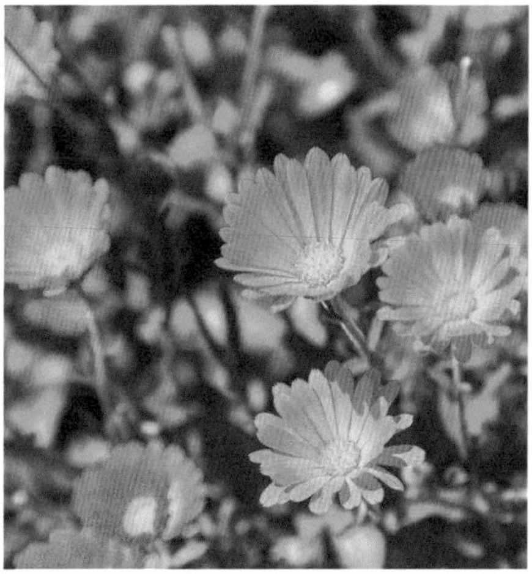

▲ 원예 품종으로도 인기가 많은 카렌듈라.

주성분

※ 지방산은 베이스 오일에 따라 다름.

- 비타민A
- 베타카로틴
- 사포닌
- 플라보노이드
- 레진

효능

● 노화 관리

베타카로틴(비타민A)의 항산화 작용으로 피부와 모발의 노화를 방지한다.

● 산전·산후 트러블 완화

자극이 적어 임신 중에도 쓸 수 있으며, 임신선 예방 및 산후의 늘어난 피부 회복에도 효과적이다.

● 상처와 염증 치료

항염증 및 상처 치유 효과가 있어, 습진과 어혈, 타박상, 베인 상처, 정맥 손상, 화상, 햇볕에 탄 피부 등 다양한 염증에 효과를 볼 수 있다.

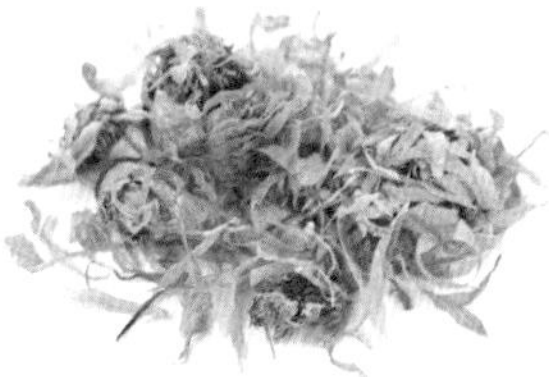

▲ 말린 카렌듈라 꽃. 드라이 허브로도 판매된다.

이용 방법

● 수제 상비약

올리브 오일과 해바라기씨유 등의 식물유를 소독한 병에 담고, 말린 카렌듈라 꽃잎을 넣은 뒤 약 한 달간 그대로 둔다. 오일에 꽃잎 색깔과 성분이 충분히 우러나면 꽃잎을 거른다. 평소 피부 관리에 이용하거나 다양한 피부 트러블에 상비약으로 쓸 수 있다.

▶ 꽃잎을 베이스 오일에 담근 모습.

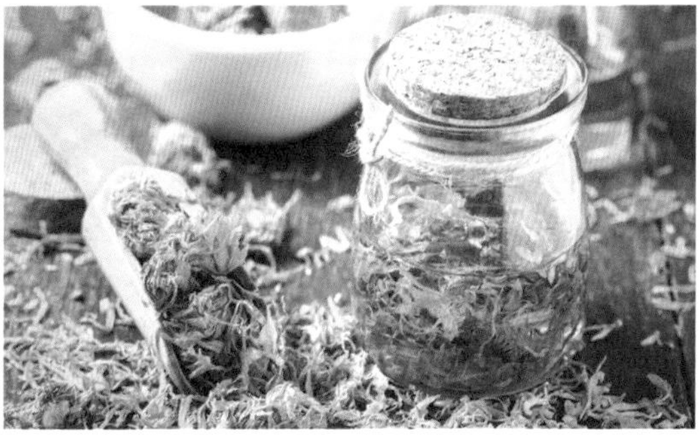

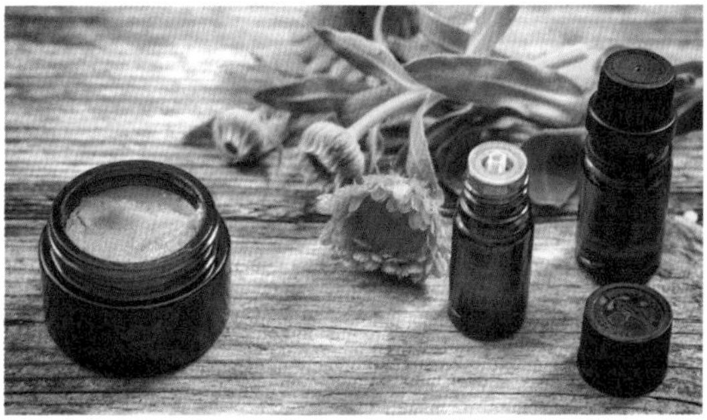

▲ 카렌듈라 오일과 밀랍을 섞으면 수제 연고로도 이용할 수 있다.

● 임신선 예방 마사지

임신 중 매일 배에 카렌듈라 오일을 정성껏 바르면서 마사지하면, 피부를 부드럽게 만들어 임신선을 예방할 수 있다.

● 아기 피부 관리

자극이 적어서 베이비 마사지나 기저귀 발진 등에도 이용할 수 있다. 땀띠나 습진이 생겼을 때는 목욕 후 환부에 얇게 펴 바르면 좋다.

15

Castor Oil

캐스터 오일

꿀과 비슷한 질감의 독소 배출 오일

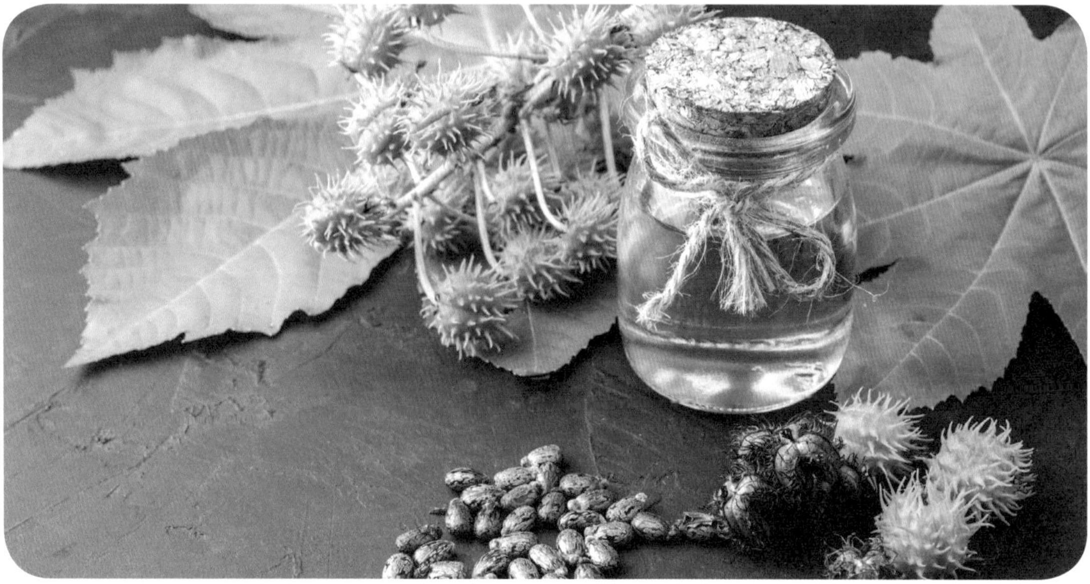

▲ 캐스터 오일과 캐스터 열매, 아래쪽은 말린 열매와 씨앗.

피마자는 동아프리카가 원산지인 대극과 식물로 현재 전 세계에 분포하고 있으며, 관엽식물로도 많이 기른다. 이 씨앗을 압착하여 추출한 기름이 캐스터 오일인데, 꿀처럼 점성이 높아 끈적끈적한 질감을 가진 것이 특징이다.

캐스터 오일의 오랜 역사를 살펴보면 고대 이집트와 그리스에서 사용되었다는 기록 외에도 기원전 2000년경부터 인도의 전통 의학인 아유르베다에서 쓰였다는 것을 알 수 있다.

그 약효는 무척 다양하여 유럽과 미국의 전통 의료에서는 특히 변비약으로 널리 사용했으며 현재 한국과 일본 약전(국가가 약품에 대하여 원료 및 성질 따위를 기재, 약제의 처방 기준을 정한 책-옮긴이)에도 기재되어 있다. 한편 캐스터 씨앗은 맹독 성분인 리친을 함유하고 있어서, 사용할 때는 충분히 주의해야 한다.

약용 이외에 공업용 원료로서도 성질과 윤활성이 우수하여 폭넓게 쓰이는데, 초기 항공기용 엔진오일로 사용되었으며 지금도 레이스용 엔진오일 및 무선 조종기의 연료 등으로 사용된다. 이외에도 비누, 식용유의 응고제, 도료, 왁스, 나일론, 의약품, 향수, 포마드 등의 원료로 사용되는 등 무척 다양한 쓰임새가 있다.

DATA

명칭 캐스터 오일, 피마자유, 아주까리 기름

사용 부분 씨앗

추출 방법 저온 압착법, 압착법, 용매 추출법

냄새 독특하고 약간 강한 냄새

색깔 옅은 노란색

용도 미용, 약용, 공업용

효능 진통, 항염증, 항균, 항산화, 보습, 모발 개선, 배변 활동 촉진, 변비 해소, 독소 배출 등

특징

90%가 리시놀레산으로 이루어진 것이 가장 큰 특징이며, 알코올에 용해되기 쉬운 성질을 가졌다. 보습성은 우수하지만, 꿀과 비슷한 점성으로 끈적거리며 향도 독특해서 마사지에 이용할 때는 다른 캐리어 오일에 10% 정도의 비율로 섞는 것이 좋다.

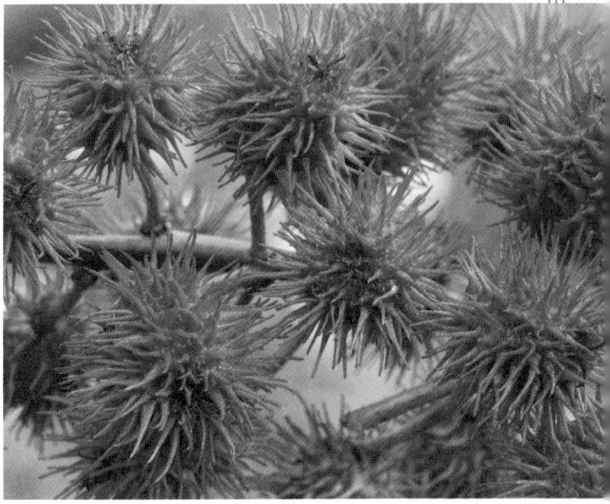

▲ 빨갛게 물드는 품종은 붉은 아주까리라고 불리며 생화로 많이 사용된다.

주성분

- 리시놀레산
- 올레산
- 리놀산
- 팔미트산
- 스테아르산

효능

● **피부 회복 작용**

피부 조직에 침투하여 손상된 부분을 회복하고, 흉터나 얼룩을 잘 보이지 않게 한다.

● **독소 배출 효과**

장 움직임을 활발하게 하여 독소가 체외로 배출되기 쉽게 한다.

● **신진대사 및 면역력 향상**

체내 독소가 배출되어 내장 기능이 향상되고 신진대사가 활발해지며, 림프 및 혈액 순환이 개선되어 면역력 향상으로 이어진다.

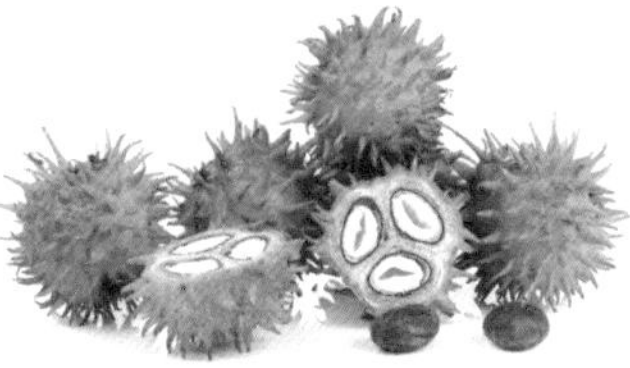

▲ 겉모습 때문에 라틴어로 '진드기(ricinus)'를 뜻하는 학명을 갖고 있다.

이용 방법

● **수제 비누**

캐스터 오일을 비누로 만들면 거품이 잘 일고 보습력이 뛰어난 부드러운 비누를 만들 수 있다. 단 캐스터 오일로만 만들면 너무 쉽게 물러지므로 베이스 오일에 10% 정도 첨가하는 것을 추천한다. 다른 오일의 비누화가 빨라져서 틀에 넣는 작업까지의 시간을 단축하는 효과도 있다.

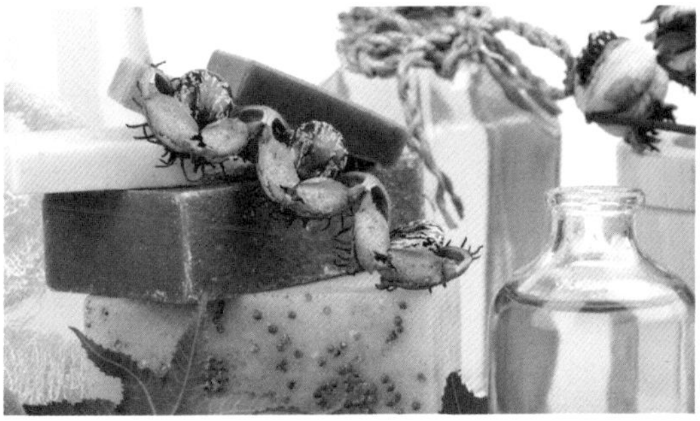

▲ 캐스터 오일을 사용한 수제 비누.

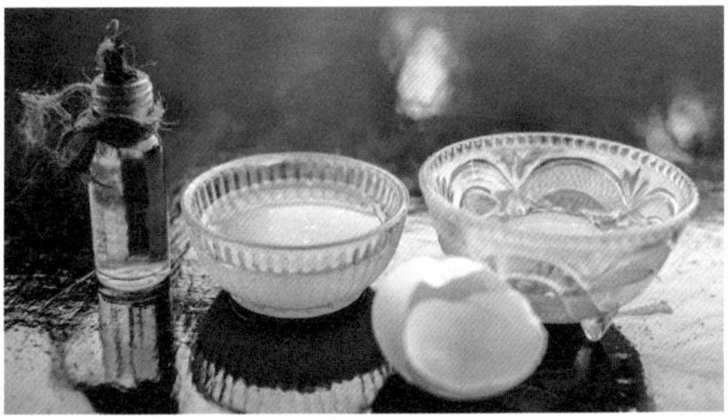

▲ 캐스터 오일에 날달걀 등의 재료를 섞어 헤어 팩으로 이용하는 방법도 추천한다.

● **캐스터 오일 찜질법**

캐스터 오일은 찜질법으로도 유명하다. 오일에 적신 면포를 배 위에 덮고 전기 찜질패드 등으로 약 1시간 동안 따뜻하게 찜질하면 독소 배출 효과를 볼 수 있다.

● **헤어 팩**

말린 머리카락에 오일을 바르고 랩으로 감싼다. 어느 정도 시간이 지난 뒤 샴푸로 헹궈내면 촉촉하고 빛나는 머릿결을 얻을 수 있다.

Carrot Oil

당근 오일

노화 관리에 좋은 당근 오일

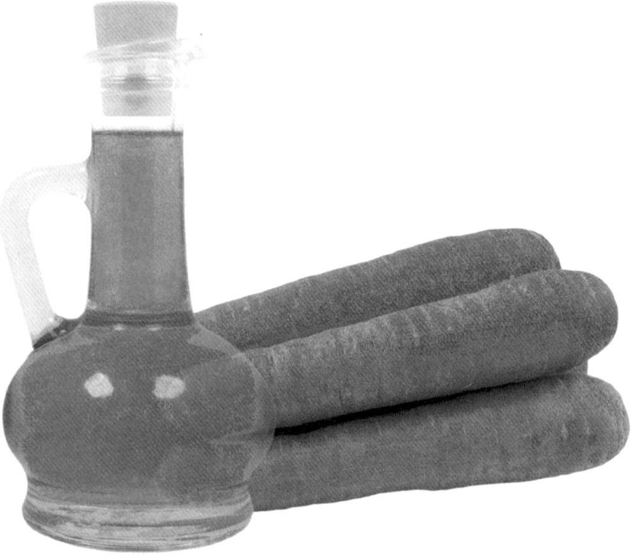

▲ 당근 오일과 당근. 침출법으로 만드는 인퓨즈드 오일이어서 지방산 구성 비율은 베이스 오일에 따라 달라진다.

당근 뿌리에서 추출하는 당근 오일은 잘게 자른 당근 뿌리를 홍화씨 오일이나 올리브 오일, 콩기름 등의 베이스 오일에 약 3주간 담가놓은 뒤 걸러내는 인퓨즈드 오일이다.

당근은 베타카로틴과 비타민E를 풍부하게 함유하고 있어 항산화 효과가 큰 것이 특징이다. 피부의 노화 방지에 적합하여 주로 미용 용도로 쓰이지만, 특유의 흙내와 끈적이는 점성 때문에 일반적으로 다른 오일에 섞어서 사용한다.

참고로 당근과는 다른 종류인 와일드 캐롯의 씨앗을 수증기 증류법으로 추출한 에센스 오일은 '캐롯시드 오일'이라고 부른다.

DATA

명칭 당근 오일
사용 부분 당근 뿌리
추출 방법 침출법
냄새 옅은 당근 향
색깔 주황색
용도 미용, 약용
효능 항산화, 노화 방지, 피부 개선, 항염증, 가려움증 완화 등

특징 당근의 주황빛이 돌고 흙내가 난다. 주성분인 베타카로틴이 풍부하여 항산화 효과가 크다. 단 상온에서는 금방 산화되므로 냉장 보관하는 것이 좋다.

이용 방법

목욕 후 보디 오일로 사용할 수 있다. 적당량을 손에 덜어 가려움증 등 우려되는 부분을 중심으로 펴 바른다. 색이 피부에 물들기 때문에 바로 닦아내야 한다.

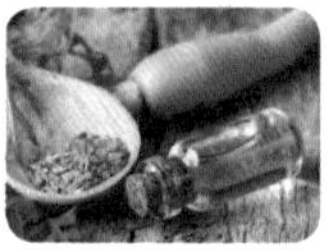

▲ 캐롯시드 오일.

Grapeseed Oil

17

포도씨유

효능이 풍부하며 어느 요리에나 쓸 수 있는 오일

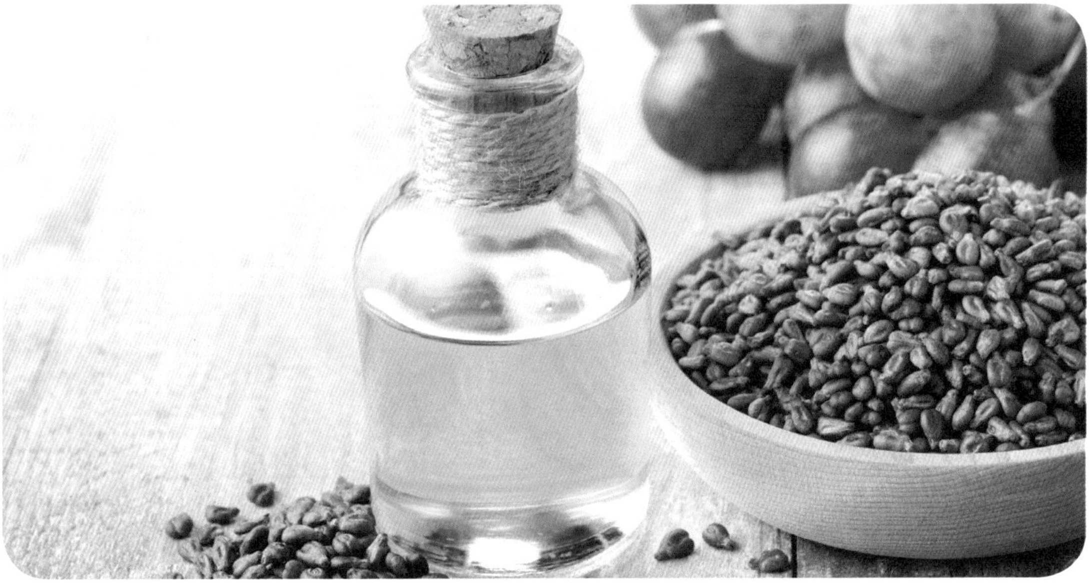

▲ 포도씨유와 포도 씨앗. 일반 오일에 비해 끈적이지 않고 가볍게 흐른다.

포도씨유는 유럽종 포도인 비티스 비니페라의 씨앗에서 얻을 수 있는 오일이다. 와인을 주조할 때 생기는 부산물이기도 해서 이탈리아, 프랑스, 스페인, 칠레 등에서 생산된다.

와인 증류 후 남은 포도 씨앗을 세척 및 건조 과정을 거친 후 잘게 다져서 압착한다. 씨앗의 기름 함유량이 13% 정도로 적어서 착유할 때는 저온 압착법 외에 고온 압착법을 사용하는 경우도 많다.

주로 식용으로 이용되는데 색이 없이 투명하고 무미 무취에 가까우면서 건강 면에서도 효과가 기대되므로 다양한 요리에 쓰인다. 또한 보습 효과도 뛰어나서 마사지에 쓰는 캐리어 오일을 비롯해 미용 용도로도 폭넓게 사용된다.

특징 질감이 산뜻하고 가벼우며 무미 무취인 특징이 있다. 비타민E와 폴리페놀 등 영양가도 풍부하여 HDL콜레스테롤은 증가하고, LDL콜레스테롤은 감소하는 효과를 볼 수 있다.

이용 방법

맛이 깔끔해서 드레싱이나 마리네이드, 볶음, 튀김 요리 등에 만능으로 쓰이며 재료의 맛을 살린다.

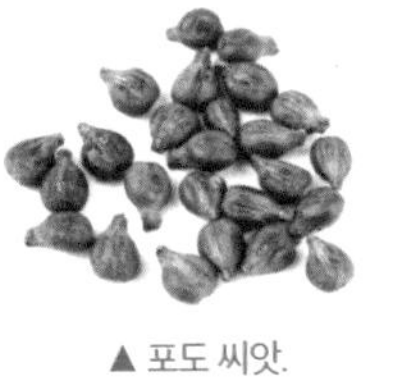

▲ 포도 씨앗.

DATA

명칭 포도씨유

사용 부분 씨앗

추출 방법 고온 압착법, 저온 압착법

냄새 무취에 가까움

색깔 무색 투명~옅은 녹황색

용도 식용, 미용, 약용

효능 보습, 모공 수렴, 항산화, 노화 방지, 항균, 혈행 개선, 혈압 강하 등

18

Cocoa Butter

코코아 버터

초콜릿 향으로 몸과 마음을 진정시키는 달콤한 오일

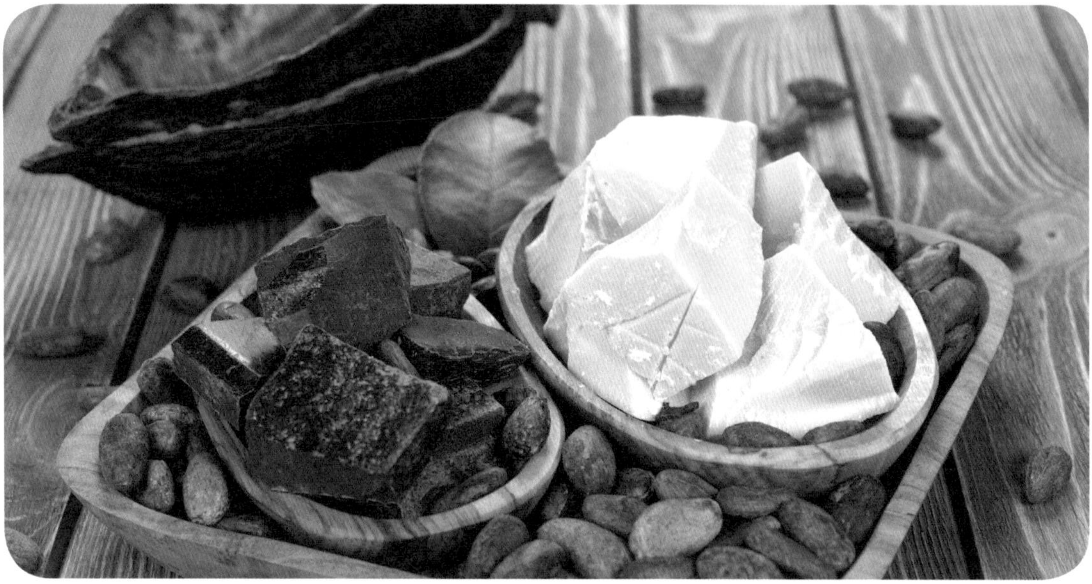

▲ 유백색의 코코아 버터와 짙은 갈색의 카카오 매스, 말린 카카오 씨앗과 열매.

코코아 버터란 중앙아메리카와 남아메리카의 열대 지역이 원산지인 상록수, 카카오 나무의 씨앗에서 추출되는 지방분을 가리킨다. 한 알에 40~50%의 지방분을 갖고 있는데, 씨앗의 배유를 발효 후 건조하여 볶은 뒤 잘게 부수고 갈아 으깬 액체인 '카카오 리큐어'(냉각해서 굳힌 것은 카카오 매스)를 압착하여 코코아 파우더와 코코아 버터로 분리 생산한다. 압착 직후의 코코아 버터는 독특한 냄새가 나고 옅은 노란색을 띠는데, 이후 탈취 처리를 거치고 나면 비교적 깔끔한 향의 코코아 버터가 만들어진다.

산지와 씨앗 종류에 따라 다르지만, 코코아 버터는 실온에서 고형으로 보관할 수 있으며 체온에 가까운 32~36℃에서 녹는 특성이 있어 좌약 등으로도 쓰인다. 또한 천연 산화방지제를 함유하고 있어 쉽게 상하지 않으므로 장기 보관할 수 있다는 점도 큰 특징이다.

매끄러운 질감과 달콤한 향기, 피부를 부드럽게 하는 성질이 있어 비누와 스킨 케어 제품, 약품, 연고의 원료로도 이용되며 특히 카카오 씨앗과 같이 초콜릿을 비롯한 과자의 원료로도 쓰인다.

DATA

명칭 코코아 버터, 카카오 버터

사용 부분 씨앗

추출 방법 저온 압착법, 고온 압착법, 용매 추출법

냄새 은은하게 달콤한 초콜릿 향

색깔 유백색

용도 식용, 미용, 약용

효능 이뇨, 중추 신경 자극, 피부 진정, 보습, 항산화, 호흡기 계통의 문제 개선, 신경 안정 등

특징

초콜릿의 은은하게 달콤한 향과 크림색을 띠는 것이 코코아 버터의 특징이다. 고형 유지이기 때문에 상온에서는 굳어 있다가 32~35℃에서 녹는 특성이 있으며, 쉽게 산화되지 않아 장기 보관하기 좋다는 장점이 있다. 또한 보습 효과가 높은 올레산을 다량 함유하고 있다는 특징도 있다.

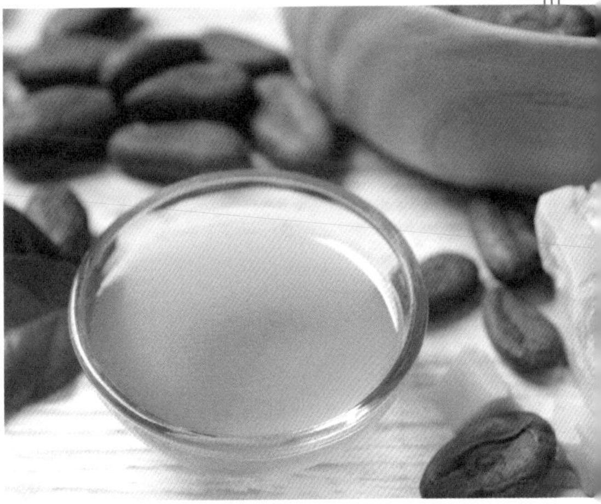

▲ 녹아서 액체 상태가 된 카카오 버터.

주성분

- 올레산
- 스테아르산
- 팔미트산
- 비타민E
- 비타민K
- 콜린

효능

● 보습 효과

올레산이 피부의 수분 증발을 억제하여 피부를 보습한다.

● 신경 안정 효과

초콜릿과 같은 달콤한 냄새에는 신경 안정 효과가 있다.

● 피부 개선 및 노화 방지

항산화 효과가 있는 카카오 폴리페놀이 활성산소를 제거하고, 자외선 손상으로부터 피부를 보호한다.

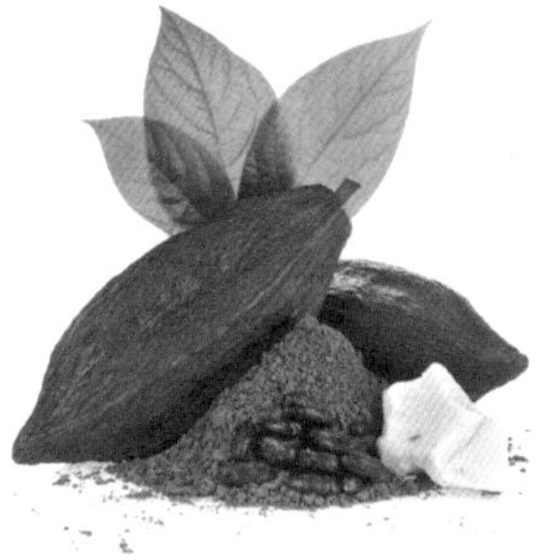

▶ 카카오 열매, 카카오 씨앗, 카카오 매스에서 분리된 카카오 버터와 카카오 파우더.

이용 방법

● 제과

식용으로 쓸 때는 수제 과자에 이용하는 것을 추천한다. 초콜릿은 물론 브라우니 등 구움 과자에 더해도 맛이 좋다. 건과일이나 견과류를 넣은 판 초콜릿 레시피는 138쪽을 참조하자. 그리고 커피에 넣어서 녹이면 간단하게 버터 커피를 즐길 수 있다.

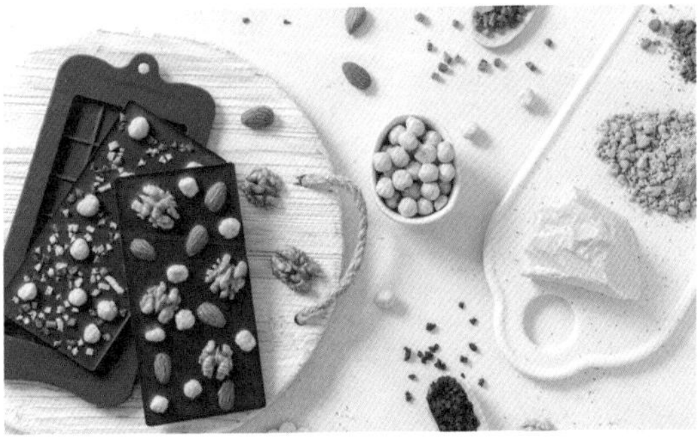

▶ 좋아하는 재료를 더해 만든 나만의 판 초콜릿.

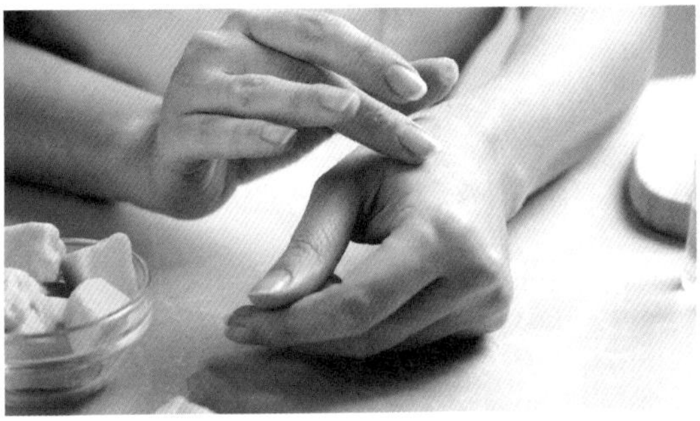

▲ 피부에 직접 바르면 된다.

● 보습 크림

건조한 부분에 바르면 풍부한 올레산이 피부에 수분을 보충한다. 그리고 은은하게 달콤한 향이 나는 립밤으로도 이용할 수 있다.

● 헤어 트리트먼트

샴푸 후 소량의 코코아 버터를 손에 덜어 젖은 모발에 바르고 손으로 문지르듯 흡수시키면 염색이나 파마, 자외선 등으로 손상된 머리카락이 촉촉하게 정돈된다.

19 Coconut Oil

코코넛 오일

다이어트에 최적인 달콤한 향기의 오일

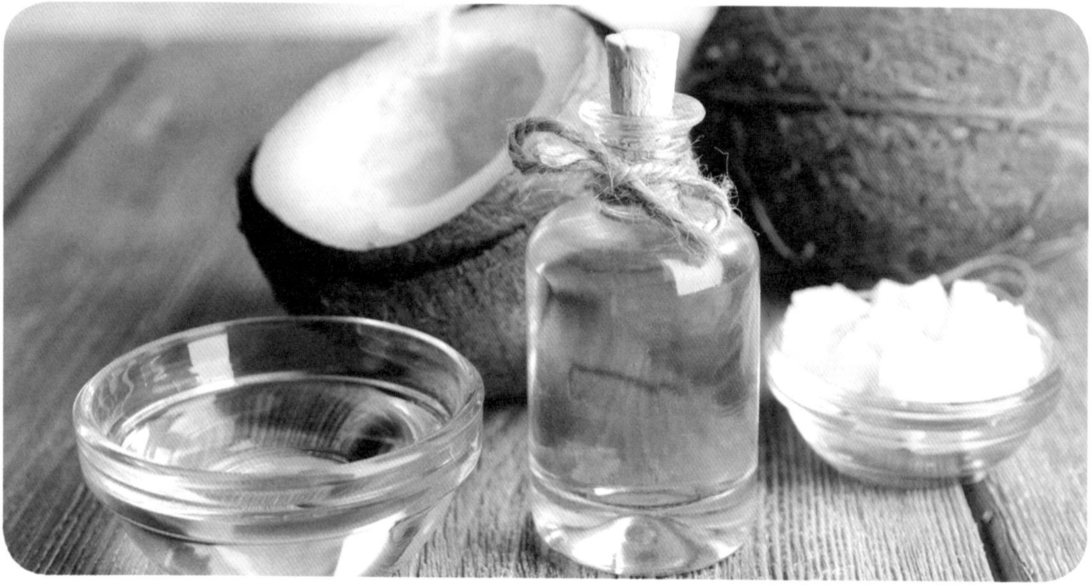

▲ 액상 코코넛 오일과 코코넛. 최근에는 굳지 않는 '리퀴드 코코넛 오일'도 나온다.

코코야자는 폴리네시아와 열대 아시아가 원산지인 종려과 교목이다. 밑동은 건축 자재, 잎은 지붕과 바닥재 및 바구니 등으로 사용되며, 열매인 코코넛은 식재료나 음료, 유지로 쓰이고, 열매 껍데기는 용기로 이용되는 등 이용 가치가 높은 식물로 알려져, 현재는 전 세계의 열대 지역에서 재배되고 있다.

코코넛 오일은 이 코코야자의 열매에서 얻을 수 있는 오일로, 열매 씨앗에 해당하는 핵과 속 배유를 저온에서 압착한 것을 '버진 코코넛 오일', 말린 배유를 고온에서 압착하여 탈취하고 표백 처리한 오일은 'RBD(정제) 코코넛 오일'이라고 부른다. 20℃ 이하에서 굳는 성질이 있으며 20~25℃에서는 크림 상태가 되고, 25℃ 이상에서는 완전히 액체화된다. 이러한 성질로 인해 비건용 버터나 비누의 원료로 쓰이기도 한다.

그리고 식물유로서는 드물게 포화지방산이 많다. 그중에서도 중쇄지방산을 다량 함유하고 있어서 소화·흡수 및 분해가 빠른 특징이 있다. 특히 라우르산은 모유에도 들어 있는 성분이어서, 수술 후 환자나 미숙아의 에너지 보급원으로 코코넛 오일이 이용되기도 한다.

DATA

명칭 코코넛 오일

사용 부분 과육, 씨앗

추출 방법 저온 압착법, 용매 추출법

냄새 은은한 코코넛 향

색깔 흰색(고체), 무색에 가까움(액체)

용도 미용, 식용, 약용, 공업용

효능 항균, 기초대사 향상, 면역력 향상, 항산화, 보습, 피부 진성, 지방 연소, 피부 개선, 모발 개선, 항염증 등

특징

달콤한 코코넛 향이 나며 고체일 때는 하얗고 액체일 때는 투명해진다. 가장 큰 특징은 성분의 절반 정도가 포화지방산인 라우르산이라는 점으로, HDL콜레스테롤을 늘리는 효과가 있으며 산화와 열에 강하다는 장점도 있다. 체온으로 녹기 때문에 마사지에 이용하기도 좋다.

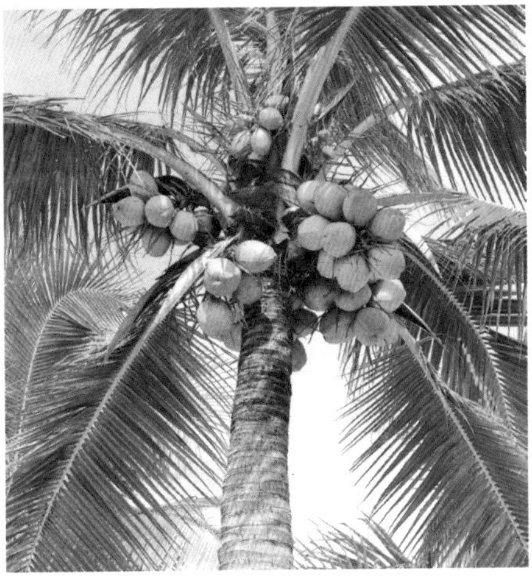
▲ 코코넛이 열린 코코야자.

주성분

- 라우르산
- 미리스트산
- 팔미트산
- 올레산
- 비타민E

효능

● 다이어트 효과

중쇄지방산이 체지방을 분해하여 지방 연소와 다이어트를 돕는다.

● 항균 효과

라우르산의 작용으로 세균과 바이러스 등에 대항하는 항균 효과를 기대할 수 있다.

● 장내 환경 조정

중쇄지방산은 장의 연동 운동을 촉진하여 노폐물 배출을 돕고, 라우르산은 장내 환경을 조정한다.

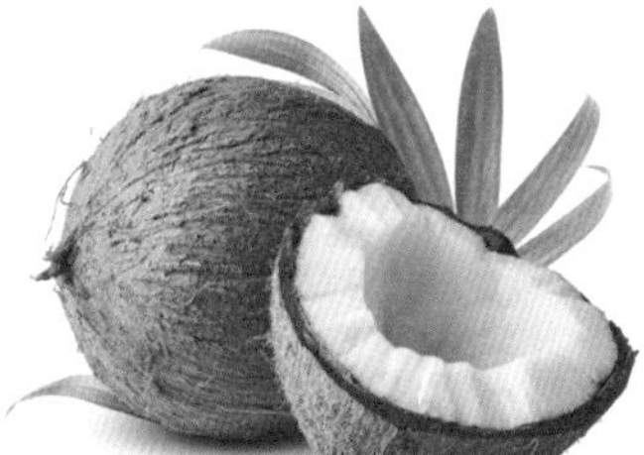
▶ 배유가 두껍게 무르익은 코코넛.

이용 방법

● 버터 대용품

코코넛 오일을 버터 대신 토스트에 발라 먹으면 건강에도 좋고 은은한 코코넛 풍미까지 더해져 맛도 좋다. 소량의 소금을 뿌리면 좀 더 버터에 가까운 맛을 즐길 수 있다. 열에 강하므로 버터 대신 코코넛 오일을 사용하여 쿠키를 만들어도 좋다.

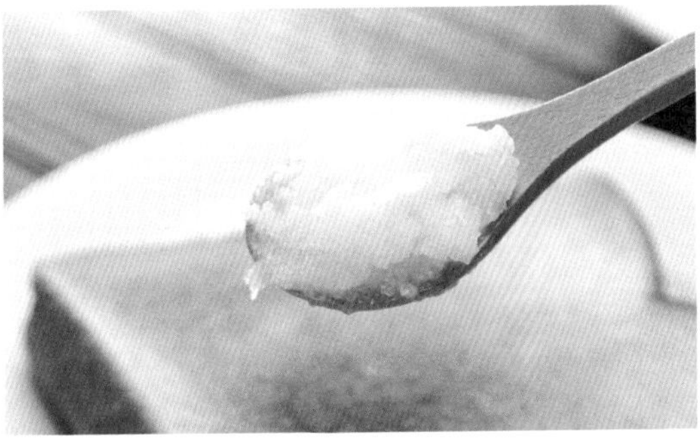
▶ 고형 코코넛 오일을 토스트에 발라 먹는다.

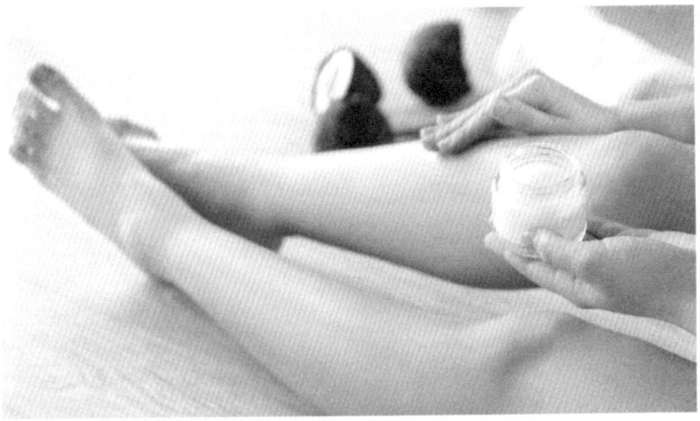
▲ 달콤한 코코넛 향이 퍼져서 기분까지 좋아진다.

● 만능 미용 오일

코코넛 오일에는 피부 수분량을 개선하여 습진 증상을 경감시키는 효과와 여드름의 원인이 되는 여드름균 등의 살균 효과, 비타민E의 작용으로 자외선을 차단하는 효과, 모발 강화 효과 등 다양한 미용 효과가 있다. 질감도 산뜻하고 피부에 잘 스며들어서 만능 미용 오일로 사용할 수 있다. 자극도 무척 적지만, 식용이 아닌 미용 전용 버진 코코넛 오일을 사용하는 것이 좋다.

20

Sesame Oil

참기름

항균 효과가 기대되는 '회춘의 오일'

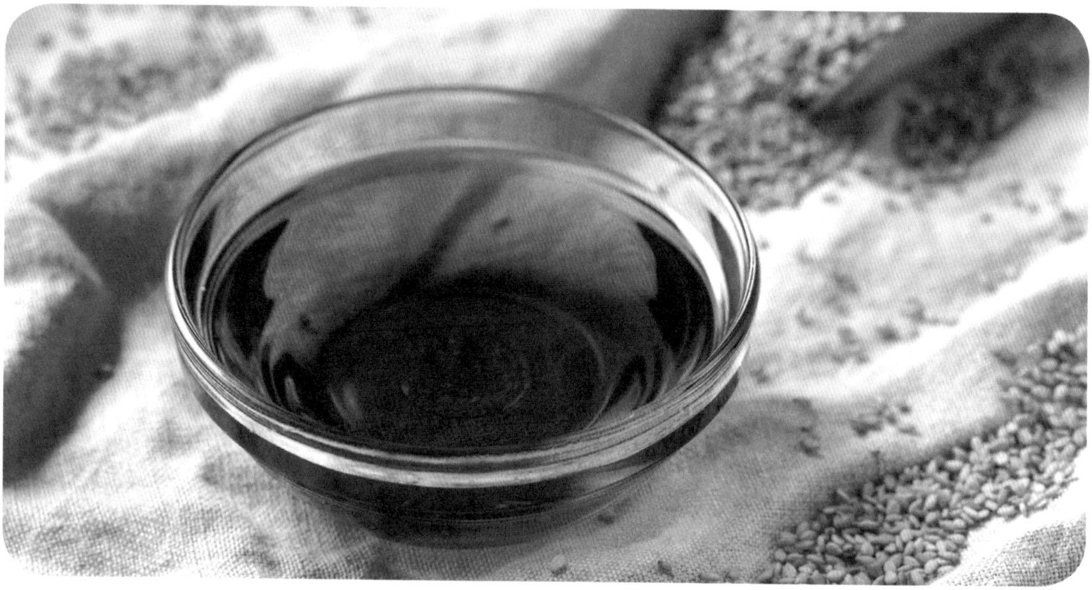

▲ 볶은 참깨를 사용한 참기름. 고온에서 시간을 들여 볶으면 볶을수록 색이 진해지고 향도 강해진다.

참깨는 아프리카가 원산지이며 기원전 3500년경 인더스 문명에서는 이미 기름을 얻기 위한 식물로 재배되었다는 역사가 있다. 인류가 유지를 얻기 위해 사용한 최초의 식물 중 하나이며 식용 외에도 연료, 방수, 보존, 약용, 세정 등 다양한 용도로 이용되었다.

참기름은 일반적으로 흰 참깨의 씨앗을 볶아서 압착하여 만드는데, 볶는 정도에 따라 종류가 두 가지로 나뉜다.

하나는 강하게 볶아서 압착 및 가공한 것으로 다갈색에 독특한 향미를 갖는다. 이것은 주로 식용유로 이용되며 특히 중화요리에서 쓰는 참기름은 200℃ 이상의 고온에서 볶은 것을 사용한다.

나머지 하나는 볶지 않은 깨를 압착 및 가공한 것으로 투명하고 냄새도 나지 않지만, 참기름 특유의 감칠맛은 존재한다. '생참기름' 혹은 '냉압착 참기름' 등으로 불리며 식용으로도 사용되지만, 주로 모발 관리 및 전신 관리 제품 등의 용매로 이용된다.

이외 흰 참깨보다 풍부한 향을 지닌 흑임자에서 추출한 참기름도 있으며 이를 '검은깨 기름'이나 '흑임자 기름'이라고 부른다.

DATA

명칭 참기름

사용 부분 씨앗

추출 방법 저온 압착법

냄새 무취에 가까움~특유의 고소한 향

색깔 무색~다갈색

용도 미용, 식용, 공업용, 기타

효능 항산화, 보습, 간 기능 향상, 피부 문제 개선, 소염, 노화 방지, 생활습관병 예방, 식욕 증진, 모발 개선, 피부 개신 등

특징

볶은 참기름은 갈색에 고소한 풍미가 있으며, 볶지 않은 참기름은 투명하고 냄새도 없지만 특유의 감칠맛이 있다. 항산화 성분인 리그난, 세사민, 세사몰린, 세사몰, 세사몰리놀, 비타민E를 다량 함유한 것이 공통 특징으로, 세포 노화를 늦추는 효과를 기대할 수 있다. 그리고 이 높은 항산화 작용으로 인해 다른 캐리어 오일에 섞어 산화방지제로도 쓰일 수 있다.

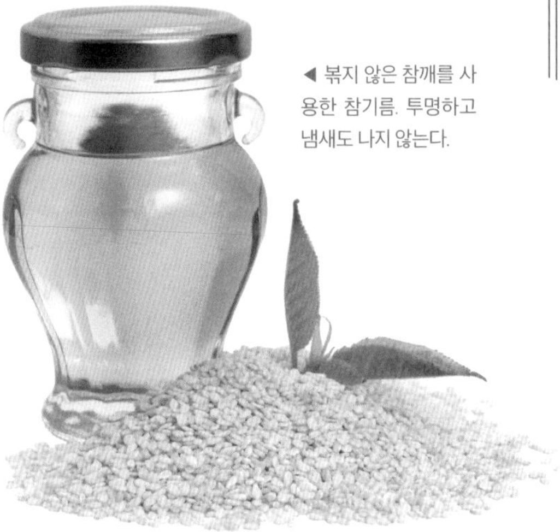

◀ 볶지 않은 참깨를 사용한 참기름. 투명하고 냄새도 나지 않는다.

주성분

- 올레산
- 리놀산
- 팔미트산
- 스테아르산
- 비타민K
- 비타민E
- 콜린

효능

● **간 기능 향상**

세사민이 간장의 활성산소를 제거하여 간 기능 향상과 숙취 예방을 돕는다.

● **모질 개선**

항산화 작용으로 두피의 노화를 예방하고, 피지 양을 조정하여 건강한 모발로 만든다.

● **노화 관리**

세사민이 LDL콜레스테롤의 증가를 억제하여 혈관의 노화를 막고, 생활습관병을 예방하는 등 노화 관리를 돕는다.

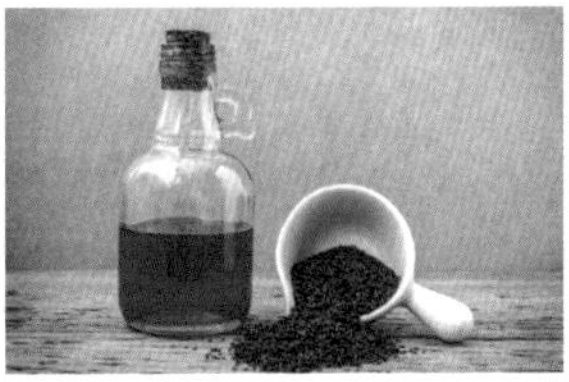

▲ 흑임자로 만든 참기름.

이용 방법

● **마사지 오일**

인도의 전통 의학인 아유르베다에서도 사용하는 등 참기름은 마사지에 적합하다. 볶지 않은 참기름 적당량을 손에 덜어 얼굴과 몸에 마사지하면 피부 보습과 재생 효과 외에도 자외선으로부터 피부를 지키는 효과가 있다. 두피 마사지에 사용하면 흰머리와 탈모 예방도 된다.

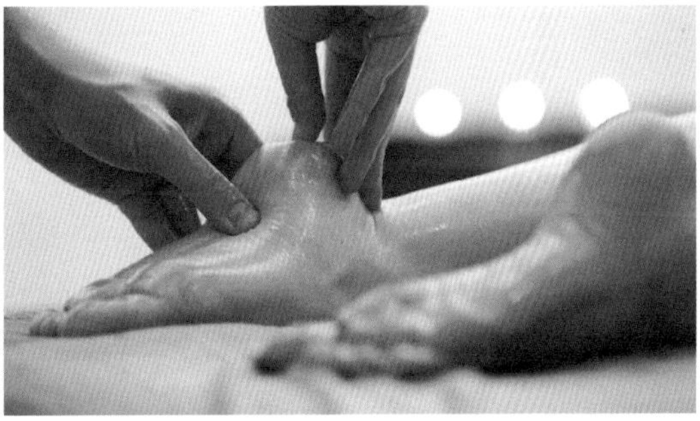

▲ 마시지에 쓸 때는 냄새가 나지 않는 냉압착 참기름이 좋다.

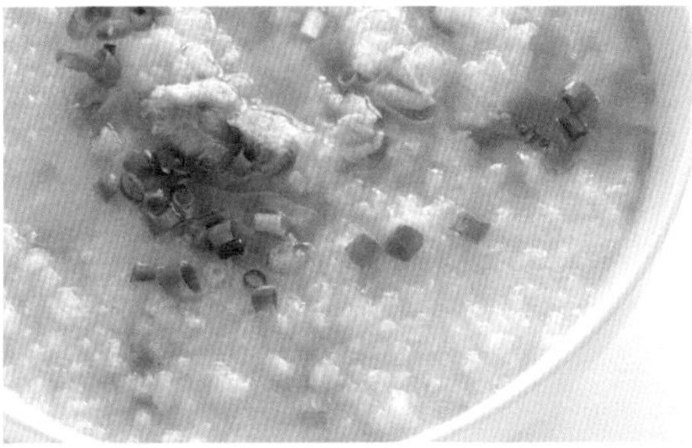

▲ 닭죽에 볶은 참기름을 한 바퀴 돌린다.

● **요리의 조미료**

음식 재료의 풍미를 살리고 싶을 때는 냉압착 참기름을 사용하고, 참기름의 향과 맛을 살리고 싶을 때는 볶은 참기름을 쓰는 등, 목적에 맞게 나눠 사용하는 것을 추천한다. 볶음 요리에 사용할 때는 재료를 다 볶은 후에 완성 과정에서 몇 방울 첨가하면 참기름 특유의 향과 맛을 잃지 않고 음식 맛도 살릴 수 있다. 그리고 생채소와 회, 연두부 등 생으로 먹는 재료와도 잘 어울리며 참기름의 풍미를 즐길 수 있다.

21

Rice Bran Oil

미강유

퇴김 요리에 적합한 오일

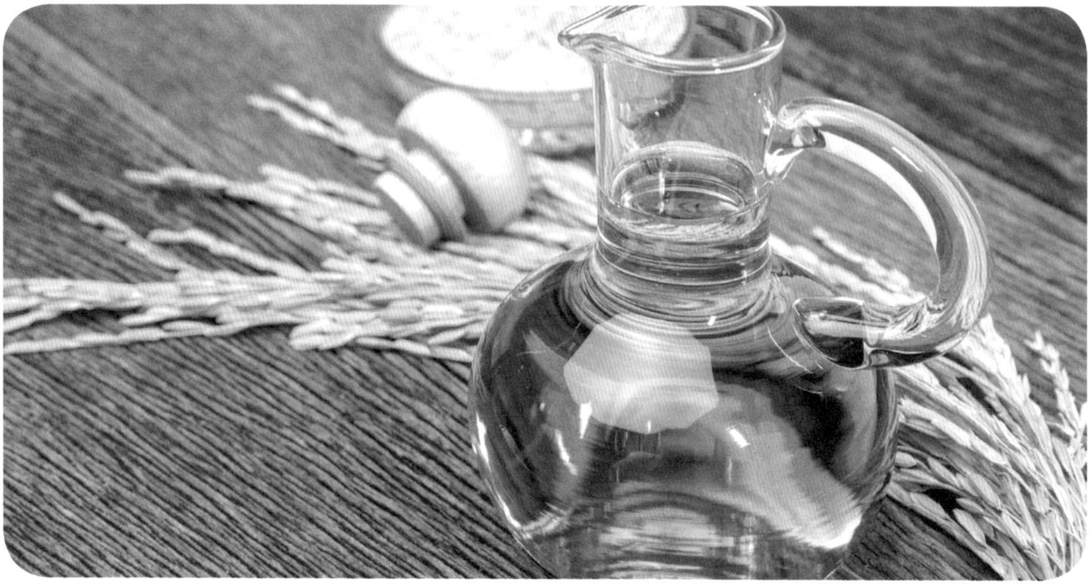

▲ 미강유와 쌀, 쌀겨. 일본에서는 에도시대(1603~1867년)부터 미강유를 만들었다.

미강유는 쌀에서 얻는 기름인데, 현미를 백미로 만들 때 생기는 부산물인 쌀겨에서 추출하기 때문에 '쌀겨유'라는 별명으로도 불린다. 쌀겨에 포함된 10~20%의 유분을 압착법 혹은 용매 추출법을 이용해 추출하며, 쌀이 주식인 한국과 일본에서 원료를 대부분 국산으로 사용할 수 있는 유일한 식물유이기도 하다.

압착법으로 추출된 미강유는 안전한 데다 영양소가 풍부하며 고가인 것에 비해, 용매 추출법으로 추출된 미강유는 단기간에 대량생산이 가능해 가격은 저렴하나 영양소가 적다는 차이가 있다.

가장 큰 특징으로는 미강유에 함유된 지방산 중 올레산의 비율이 높고 항산화 효과가 있는 성분을 다량 함유하고 있어, 가열해도 쉽게 산화되지 않는다는 점을 들 수 있다.

이러한 이유에서 미강유는 일본에서 제조되는 거의 모든 감자칩에 쓰이는 등, 제과용 기름으로 폭넓게 사용되고 있다. 또한 높은 항산화 효과로 인해 최근 건강 및 미용 면으로도 주목받고 있다.

DATA

명칭 미강유, 쌀겨유

사용 부분 배아, 쌀의 외피 부분

추출 방법 압착법, 용매 추출법 등

냄새 무취에 가까움

색깔 옅은 노란색

용도 미용, 식용, 약용

효능 항산화, 콜레스테롤 강하, 갱년기 장애 완화, 자율신경 기능 이상 완화, 항염증, 보습, 피부 개선 등

특징

올레산과 알파토코페롤, 감마오리자놀, 페룰산, 토코트리에놀 등 항산화 효과가 있는 성분을 다량 함유하고 있으며, 가열해도 쉽게 산화하지 않아서 장기 보관할 수 있다는 특징이 있다. 또한 무미 무취여서 어느 음식과도 잘 어울리고 기름 냄새에 취하는 일이 없으며, 기름기도 잘 빠지기 때문에 요리에 사용하기 무척 적합하다.

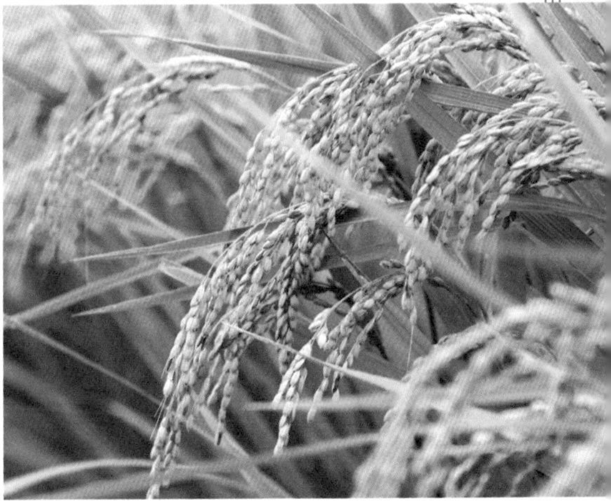
▲ 수확기가 다가온 벼.

주성분

- 올레산
- 리놀산
- 팔미트산
- 비타민E
- 비타민K

효능

● 호르몬 균형 조정

감마오리자놀이 신경계에 작용하여, 호르몬 균형을 조정하는 효과가 있다.

● 알레르기 증상 개선

감마오리자놀이 알레르기로 인한 가려움증이나 염증을 완화한다.

● 피부 개선 및 노화 관리

비타민E의 40~60배가 되는 항산화 효과가 있다고 알려진 토코트리에놀의 작용으로 인해, 피부 산화가 억제되고 기미와 주름, 색소침착, 모공 문제 등의 개선 효과를 볼 수 있다.

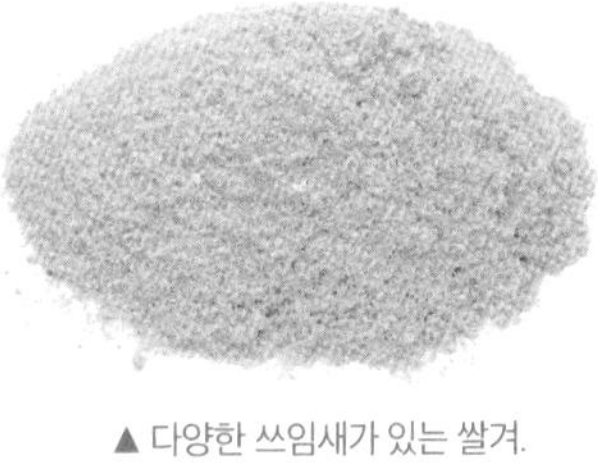
▲ 다양한 쓰임새가 있는 쌀겨.

이용 방법

● 미용 오일

항산화 효과가 있는 미강유는 미용 오일로서도 훌륭하다. 세안 후 건조해지기 쉬운 피부에 미강유 적당량을 바르고, 토너 등으로 매일 관리하면 피부장벽이 튼튼해져서 뛰어난 보습력을 가진 피부로 만들어준다. 또 모발에 사용하면 푸석한 머리카락도 촉촉하게 정돈된다.

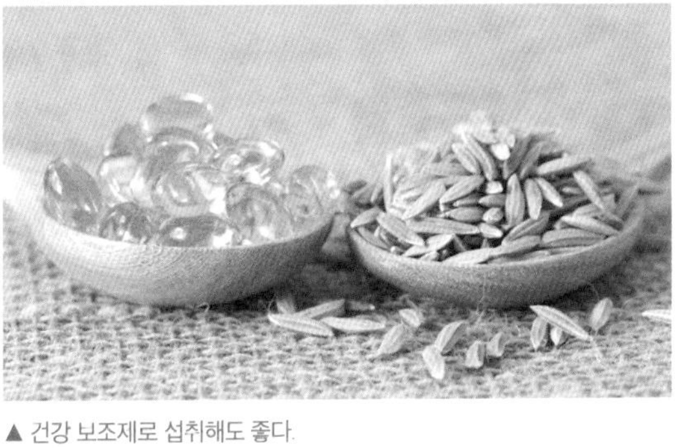
▲ 건강 보조제로 섭취해도 좋다.

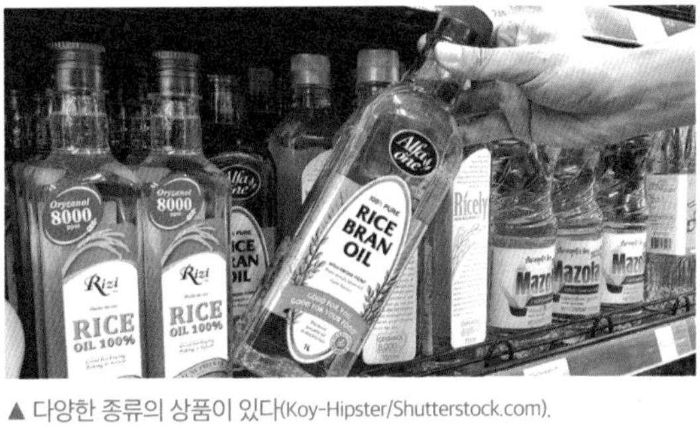

▲ 다양한 종류의 상품이 있다(Koy-Hipster/Shutterstock.com).

● 튀김 요리용 기름

기본적으로는 어느 요리에나 사용할 수 있지만, 미강유는 기름이 잘 빠지기 때문에 튀김에 쓰면 바삭한 튀김 요리를 만들 수 있다. 지방산 균형이 좋아 거품이 적게 발생하며 튀김이 바삭바삭한 식감으로 완성된다. 그 외 요리 중 기름 냄새에 취해서 속이 매슥거리는 일도 덜 발생하고, 튀김 후 냄비에 들러붙는 찌꺼기도 적은 점 등 여러 장점이 있다. 튀긴 기름을 재사용할 때는 어둡고 서늘한 곳에 보관하고 2~3회 정도까지만 쓴다.

22 Corn Oil

옥수수유

옥수수 배아에서 얻는 익숙한 오일

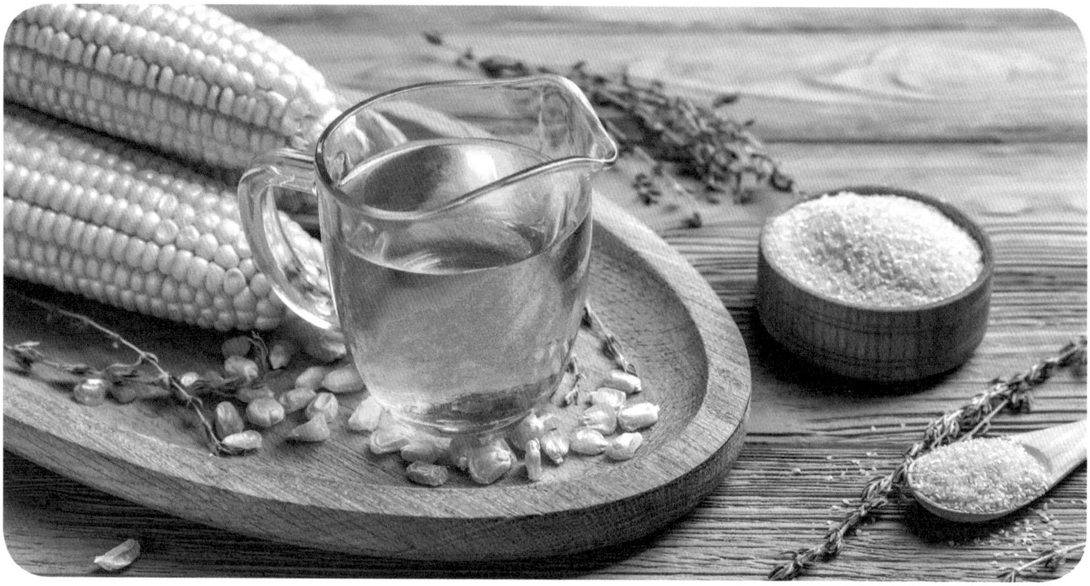

▲ 옥수수유와 옥수수. 옥수수유의 주요 생산국은 미국과 브라질이며, 연간소비량 순위는 미국, 일본 순이다.

옥수수는 열대 아메리카가 원산지이며 밀, 쌀과 더불어 세계 3대 곡물이다. 기원전 5000년경에는 대규모 재배가 시작된 것으로 알려졌으며, 콜럼버스에 의해 유럽에 전해진 뒤 세계 각지로 퍼져나갔다. 옥수수유는 옥수수에서 콘스타치를 제조할 때 생기는 부산물로, 옥수수알에서 분리한 기름을 다량 포함한 배아 부분이 원료가 된다.

옥수수유는 다양한 추출 방법이 있는데 주로 압착과 추출을 조합한 압추법을 사용한다. 기계를 사용하여 배아에 압력을 가해 기름을 짜낸 다음, 용매를 더해서 남은 기름을 추출한다. 그리고 원심분리기로 불순물을 제거한 뒤 탈색 및 탈취 등 가공 처리를 거친다.

저장 안정성이 뛰어나 가정용 식용유나 가공유지, 마가린, 스낵 과자와 같은 가공식품의 제조 등, 세계적으로 식용에 이용되고 있다. 이외 양질의 옥수수유는 직접 피부에 사용할 수 있으며, 의약품 관련 용도로는 크림과 연고의 기초제로 쓰이거나 주사의 용제로도 쓰인다.

DATA

명칭 옥수수유

사용 부분 배아

추출 방법 압추법, 저온 압착법 등

냄새 무취에 가까움

색깔 옅은 노란색

용도 식용, 약용, 미용

효능 콜레스테롤 강하, 피부 질환 완화, 신경계 조정, 항염증, 항산화, 노화 방지, 골다공증 예방 등

특징

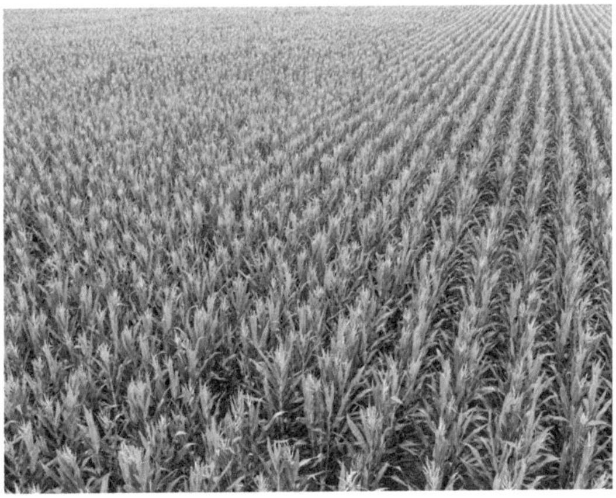

옥수수 특유의 구수한 풍미가 있어 요리용으로 적합하다. 영양면으로도 필수지방산인 리놀산의 함유율이 50% 정도로 높고, 비타민E도 풍부하게 함유되어 쉽게 산화하지 않으므로 건강과 미용 면의 효과를 기대할 수 있다.

한편 리놀산은 과잉 섭취하면 알레르기 증상을 악화시키는 부작용도 있으므로 섭취량에 주의할 필요가 있다. 또한 원료에 유전자 조작을 한 옥수수가 쓰이거나 고온 가열한 경우 및 약제를 사용해 추출한 경우, 건강에 영향을 끼칠 가능성이 있다. 그러므로 옥수수유를 고를 때는 유전자 조작을 하지 않은 옥수수를 저온 압착법으로 추출한 제품 등 되도록 품질이 좋은 것을 선택하는 것이 좋다.

◀ 끝없이 펼쳐진 아르헨티나의 옥수수밭.

주성분

- 리놀산
- 올레산
- 팔미트산
- 비타민E
- 비타민K

효능

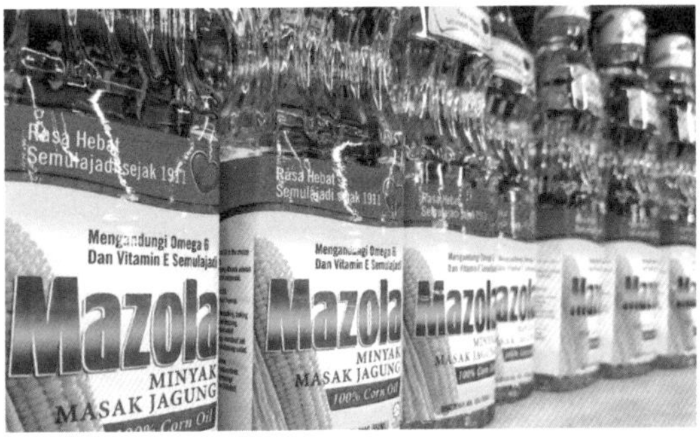

▲ 말레이시아의 슈퍼마켓에 진열된 옥수수유(namitastik/Shutterstock.com).

● **콜레스테롤 강하**

리놀산이 혈중 콜레스테롤 수치를 떨어뜨리고 동맥경화 등을 예방하는 효과가 있다.

● **골다공증 예방**

비타민K가 뼈 형성을 도와서, 골다공증을 예방한다.

● **항산화 효과**

풍부하게 함유된 비타민E의 항산화 작용으로 노화 방지와 생활습관병 예방 효과를 볼 수 있다.

이용 방법

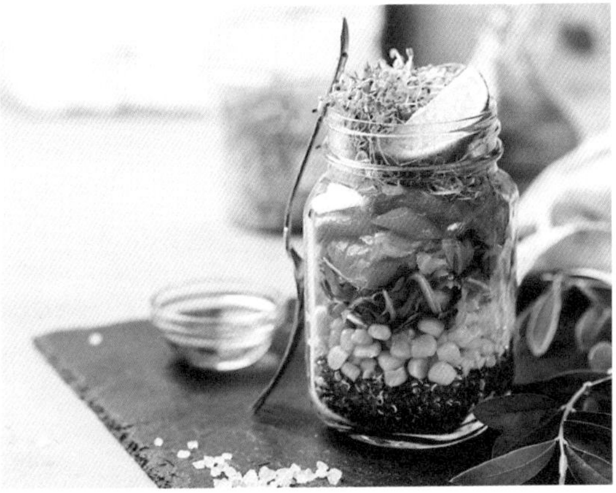

● **가정용 식용유**

옥수수의 구수한 풍미를 살려 드레싱이나 마요네즈의 재료로 사용하는 것을 추천한다. 가열해도 쉽게 산화되지 않아서 튀김옷이 바삭하게 완성되므로 튀김 요리에도 적합하다. 이때 요리에 사용할 기름은 저온 압착법으로 제조된 제품을 골라서 구매하면 안심하고 쓸 수 있다.

◀ 연어, 퀴노아, 스프라우트, 크레송, 옥수수가 주재료인 시저 샐러드에 옥수수유와 라임즙을 뿌리면 건강 샐러드가 완성된다.

※ 과다 섭취에 주의할 것.

23

Safflower Oil

홍화씨 오일

올레산이 풍부한 하이 올레익 타입이 주류

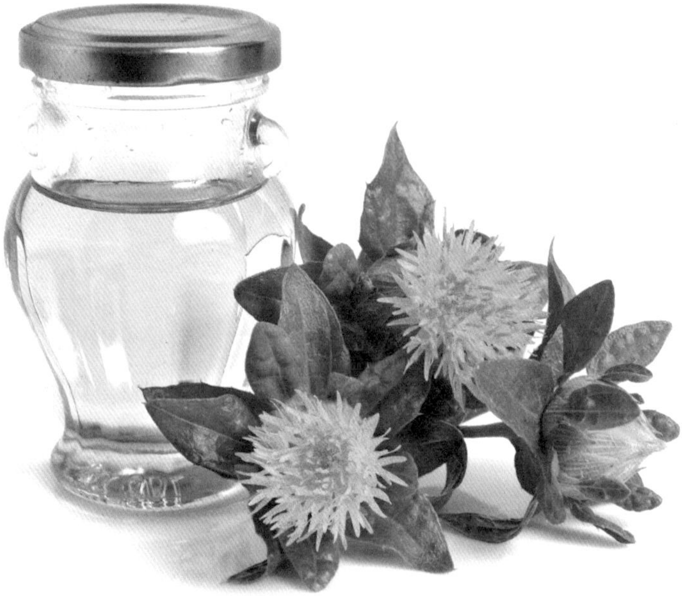

▲ 홍화씨 오일과 홍화. 말린 꽃잎은 혈행 촉진 작용이 있어 생약으로 쓰이기도 한다.

홍화꽃은 에티오피아가 원산지인 국화과 식물이다. 선명한 주황색 꽃이 특징으로, 고대 이집트를 비롯한 지역에서 예로부터 염색용 및 약용으로 쓰였다.

홍화씨 오일은 이름대로 홍화의 씨앗에서 얻는 기름인데 주로 식용유로 사용되며, 추출 방법으로는 약제를 사용하는 용매 추출법과 압착법이 있다.

현재 홍화씨 오일은 크게 지방산 성분 중 80%가 리놀산인 하이 리놀 타입과, 70~80%가 올레산인 하이 올레익 타입 두 종류로 나뉜다. 과거에는 전자가 주류였으나, 리놀산의 과다 섭취로 인한 폐해가 대두되면서 품종 개량을 통해 생산된 하이 올레익 타입의 수요가 증가하여 최근에는 후자가 주류로 떠오르고 있다.

홍화씨 오일은 공기 중에 서서히 산화되어 굳는 건성유이므로 식용 이외에도 유화용 물감을 갤 때 쓰는 기름으로도 사용되는데, 이때는 잘 굳는 하이 리놀 타입이 사용된다.

DATA

명칭 홍화씨 오일
사용 부분 씨앗
추출 방법 저온 압착법, 압착법, 용매 추출법
냄새 무취에 가까움
색깔 노란색~주황색
용도 식용, 공업용, 미용
효능 콜레스테롤 강하, 동맥경화 예방, 장내 환경 개선, 항산화, 변비 개선, 피부 개선 등

특징

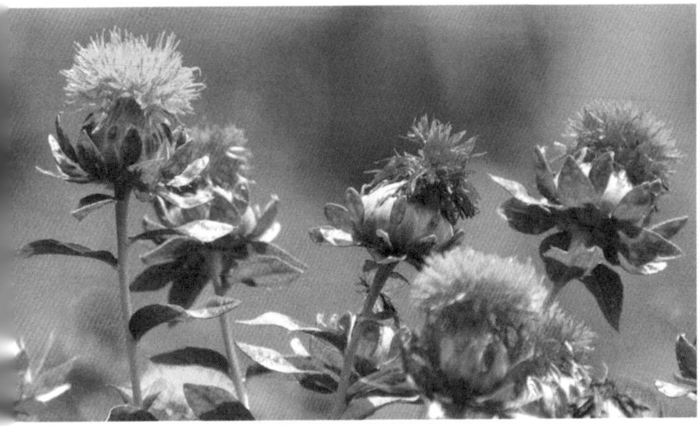

▲ 노란색~주황색으로 물든 홍화.

두 타입 모두 거의 무취에 가까우며 맛이 깔끔하고, 색깔은 노란색에서 주황색을 띤다. 하이 리놀 타입의 특징은 필수지방산의 하나인 리놀산이 풍부하다는 점이다. 리놀산은 적당량을 섭취하면 콜레스테롤 수치를 내리는 등 좋은 효과를 볼 수 있지만, 과다 섭취하면 알레르기 증상을 일으킨다는 폐해가 있으므로 섭취량에 주의가 필요하다. 또한 쉽게 산화하고 가열에 약한 성질이 있다.

한편 하이 올레익 타입의 특징은 풍부한 올레산과 비타민E를 다량 함유하고 있어 산화에 강하고 가열 조리에도 쓸 수 있으며 건강 효과도 더 크다는 점이다. 그러므로 식용유로 이용할 때는 하이 올레익 타입을 고르는 것이 좋다. 저온 압착법으로 추출된 제품이라면 더욱 안심하고 쓸 수 있다.

주성분

- 리놀산
- 올레산
- 팔미트산
- 비타민E
- 비타민K

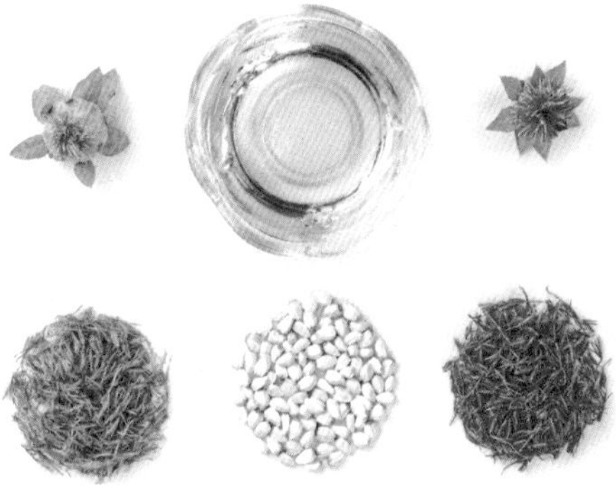

▲ 홍화씨 오일과 홍화, 꽃잎, 오일의 원료가 되는 홍화씨.

효능

● 콜레스테롤 강하

올레산과 리놀산은 혈중 콜레스테롤 수치를 내리고, 대사를 정상적으로 유지하는 효과가 있다.

● 노화 관리

올레산의 항산화 작용으로 피부 노화를 방지하고 비타민E가 영양을 보충한다.

● 더부룩함 및 속쓰림 예방

올레산이 위에 오래 남아서 위산의 과잉 분비를 막아, 더부룩함 및 속쓰림 예방을 돕는다.

이용 방법

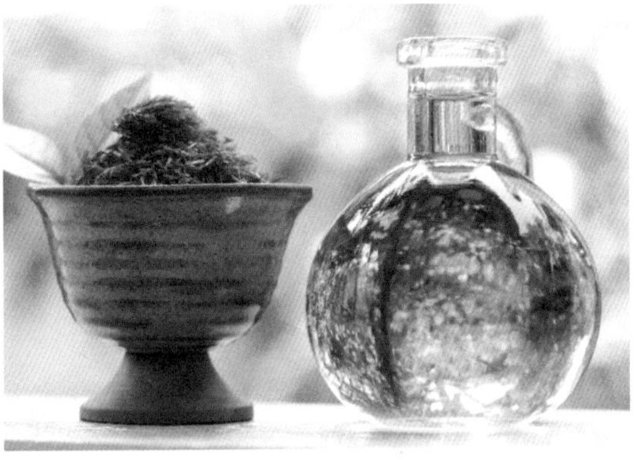

● 가정용 식용유

하이 올레익 타입 오일은 깔끔하고 산뜻한 풍미가 특징이므로 재료의 맛을 살리는 드레싱이나 마리네이드 등 생식에 사용하는 것이 좋다. 열에도 강하여 볶음이나 튀김 등 요리 전반에 사용할 수 있어 편리하다.

● 보디 오일

하이 올레익 타입은 보디 오일로 사용하기에도 좋다. 목욕 후 건조증이 우려되는 부분에 직접 바르면, 올레산과 비타민E가 피부를 보습하여 건조를 억제하는 효과를 볼 수 있다.

◀ 하이 올레익 타입은 질감이 산뜻하고 피부 발림성도 좋다.

24

Sunflower Oil

해바라기씨유

무미 무취로 깔끔하고 다양한 쓰임새가 있는 오일

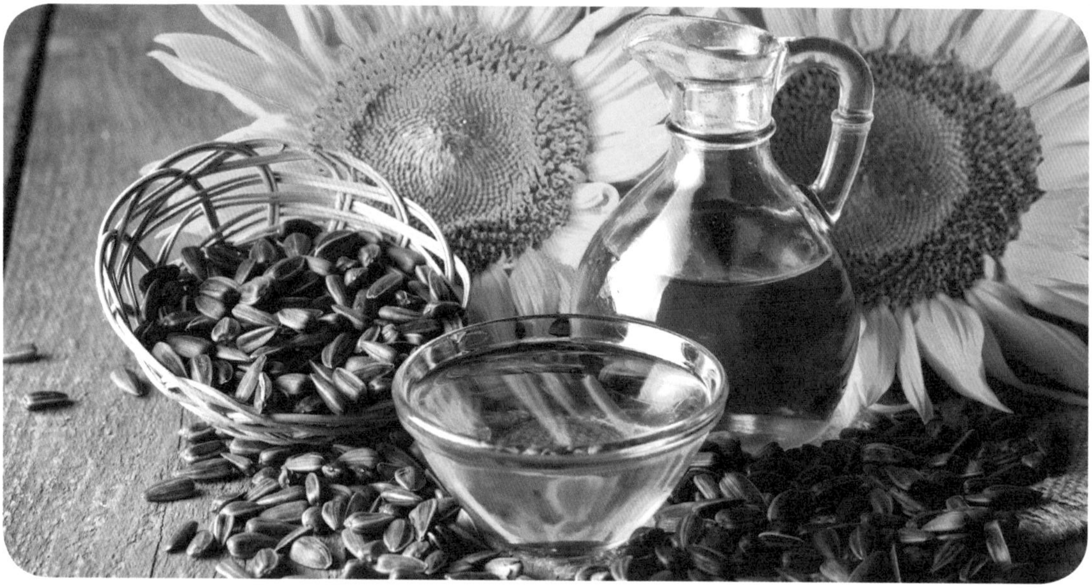

▲ 해바라기씨유와 그 원료인 해바라기씨와 꽃.

북아메리카 대륙 서부가 원산지인 해바라기는 씨앗의 영양가가 높아서 기원전부터 아메리카 원주민에게 중요한 먹거리였다.

해바라기 씨앗에서 추출하는 해바라기씨유의 특징은 불포화지방산을 다량 함유한 것이다. 지금까지 리놀산이 70~80%를 차지하는 하이 리놀 타입이 주류였지만, 리놀산의 과다 섭취로 인한 폐해가 대두되자, 홍화씨 오일(58쪽)과 마찬가지로 품종 개량을 통해 생산한 미드 올레익 타입(올레산이 40~60%)과 하이 올레익 타입(올레산이 80%)이 주류로 자리 잡고 있다.

추출 방법에는 몇 가지가 있는데, 전통적인 압착법 이외에 대량생산이 가능한 용매 추출법 등이 쓰이고 있다.

현재는 마요네즈나 드레싱, 마가린의 원료 등 주로 식용으로 이용되는 한편, 미용이나 바이오디젤용 연료로서의 사용도 연구가 진행되고 있다.

DATA

명칭 해바라기씨유
사용 부분 씨앗
추출 방법 저온 압착법, 압착법, 용매 추출법
냄새 무취에 가까움
색깔 옅은 노란색
용도 식용, 공업용, 미용
효능 피부 진정, 항산화, 항염증, 보습, 콜레스테롤 강하, 동맥경화 예방, 변비 개선, 모발 개선, 노화 방지 등

특징

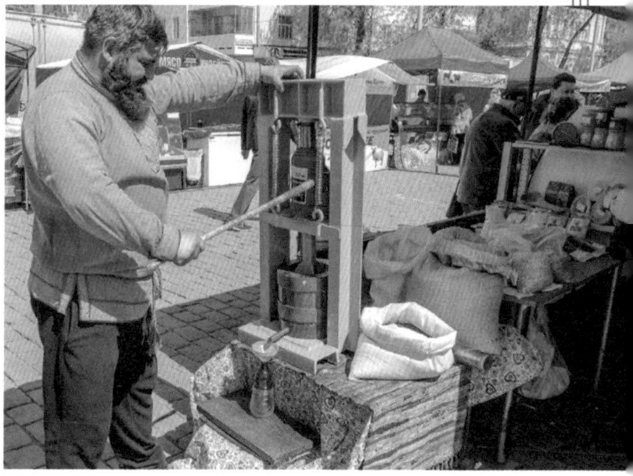

▲ 러시아 농업 페어에서 전통 방식인 저온 압착법을 통해 해바라기씨에서 기름을 짜는 모습(sergey lavrishchev/Shutterstock.com).

비타민E와 무기질 등 영양이 풍부하고 무미 무취이므로 사용하기 편하다. 단 하이 리놀 타입 오일은 과다 섭취하면 알레르기 증상 등을 일으킬 수 있으므로, 가열이나 산화에 강한 하이 올레익 타입이나 저온 압착법으로 추출된 양질의 오일을 선택해야 좀 더 안심하고 사용할 수 있다.

주성분

- 올레산
- 리놀산
- 스테아르산
- 팔미트산
- 비타민E
- 비타민K
- 콜린

효능

● **피부 개선 효과**

비타민E가 피부를 부드럽게 하고 수분을 보충하여 피부 결을 정돈한다.

● **모발 개선 효과**

심각하게 손상된 모발에 수분을 보충하여 머리카락 갈라짐이나 끊김을 예방한다.

● **동맥경화 예방**

올레산이 혈액을 깨끗하게 만들어 생활습관병과 동맥경화를 예방 및 개선하는 효과가 있다.

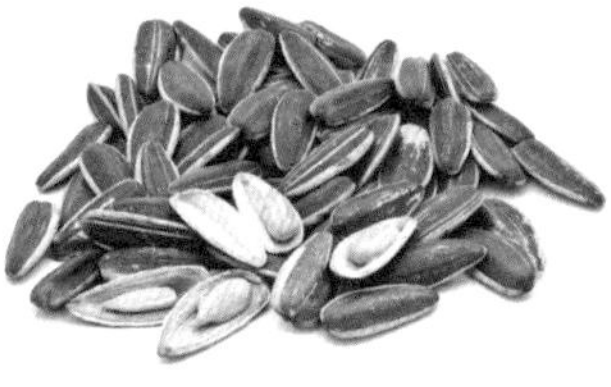

▲ 영양이 풍부한 해바라기 씨앗. 볶은 뒤 그대로 먹을 수 있다.

이용 방법

● **가정용 식용유**

해바라기씨유는 무미 무취로 맛이 깔끔해서 기본적으로 어느 요리에나 어울린다. 특히 하이 올레익 타입 오일은 산화 안정성이 뛰어나 볶음이나 튀김 등 가열 조리에 매우 적합하다. 드레싱으로 쓰거나 빵에 찍어 먹는 등 생으로 먹어도 좋다. 꾸준히 섭취하면 변비 및 피부 개선에 도움이 된다.

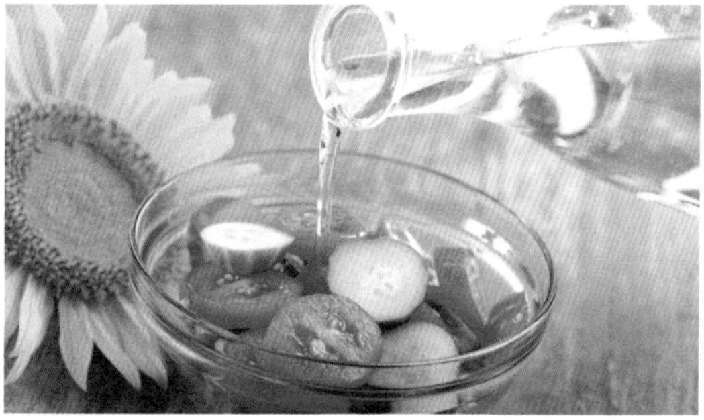

▲ 고품질의 해바라기씨유는 샐러드에 뿌려 먹어도 좋다.

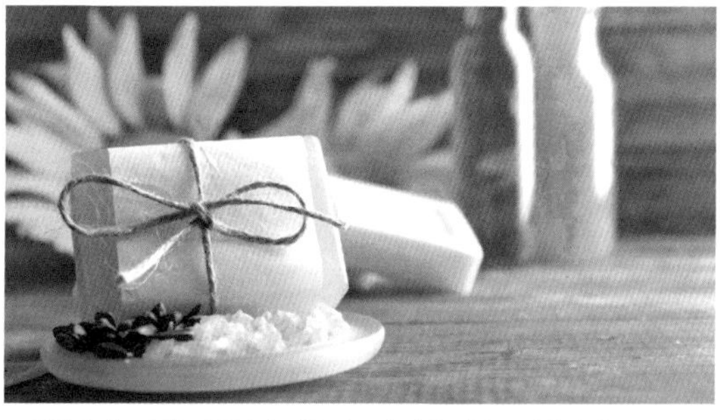

▲ 해바라기씨유를 사용하여 만든 비누와 미용 제품도 다양하다.

● **헤어 오일**

머리카락에 윤기를 더하여 건강하게 유지하는 효과가 있으므로 헤어 오일로 사용하는 것도 추천할 만하다.

● **수제 비누**

비누 재료로 쓸 때는 쉽게 산화되지 않는 하이 올레익 타입을 사용하는 것이 좋다. 강한 항산화 효과가 있는 비타민E가 다량 함유되어 노화 관리에도 적합하다.

25 Shea Butter

시어 버터

보습력과 침투력이 뛰어난 귀한 오일

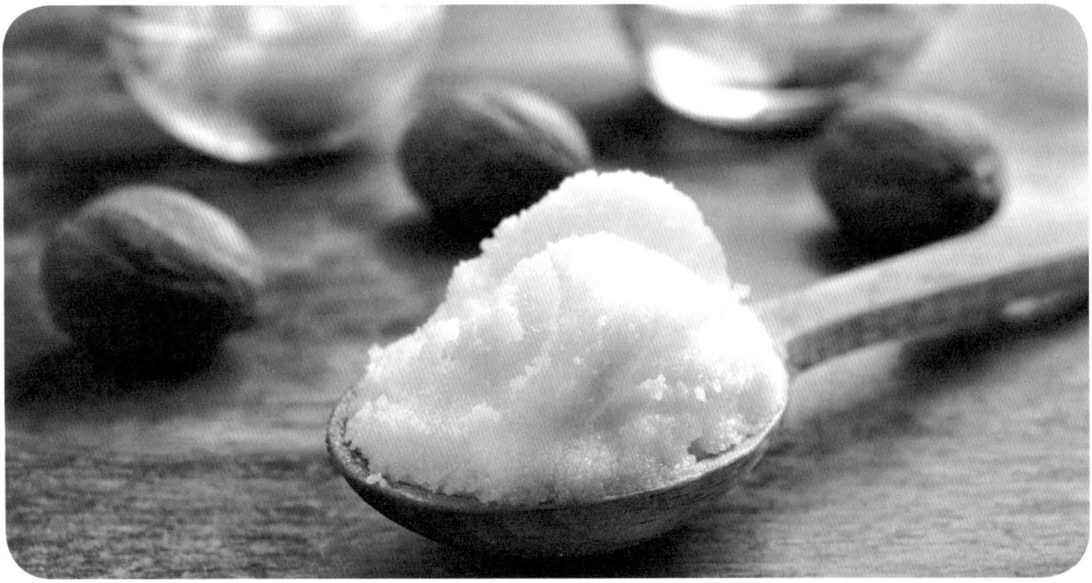

▲ 시어 버터와 시어넛. 지금도 대부분 수작업으로 제조되어 가격이 높고 귀한 오일이다.

시어 나무는 가나와 나이지리아 등 서아프리카 국가를 중심으로 분포한 사포테과 상록수다. 수명은 200년 정도 되지만 꽃을 피우기까지 약 20년, 열매를 맺기까지 약 20년이 걸리며 그 열매도 3년에 한 번밖에 열리지 않는다.

현지에서는 시어 나무를 신성한 존재로 귀하게 여겨, 나무에 접근해서 열매를 수확하고 시어 버터를 제조해 판매하는 모든 과정은 여성에게만 허락된다. 그래서 시어 버터의 제조는 지금도 현지 여성에 의해 대부분 수작업으로 이루어진다.

우선 껍질을 제거한 씨앗을 꺼내 나무 방망이로 부수고 볶아서 거친 가루 상태가 된 씨앗을 갈아 으깬다. 페이스트 상태가 되면 물을 더하여 갠다. 지방분이 유화해서 하얗게 되면 찬물을 더해 지방분을 완전히 분리한다. 그리고 불순물을 제거하는 등의 작업을 거치면 드디어 시어 버터가 완성된다.

현지에서는 예로부터 식용이나 연료, 상처나 화상 치료 등에 이용했다. 그리고 가나에서는 자외선으로부터 보호할 목적으로 신생아에게 시어 버터를 바르는 풍습도 있다고 한다. 최근에는 높은 보습력이 세계적으로 주목받아 화장품 등에 사용되고 있다.

DATA

명칭 시어 버터
사용 부분 껍질을 제거한 씨앗 알맹이
추출 방법 압착법
냄새 견과류와 비슷한 냄새(비정제), 무취(정제)
색깔 크림색(비정제), 흰색(정제)
용도 미용, 식용, 약용, 공업용
효능 보습, 항산화, 항염증, 노화 방지, 피부 진정, 피부 개선 등

특징

올레산, 스테아르산이 주성분이며 천연 비타민E인 토코페롤 등 영양도 풍부하여 보습 효과와 피부 보호 및 재생 효과를 볼 수 있다. 산화에 무척 강하며 상온에서는 고체 상태이고 피부에 바르면 체온에 녹아 흡수되므로 사용하기 편하다. 크림색에 견과류의 달콤한 향이 나는 비정제 타입과 흰색에 냄새가 나지 않는 정제 타입이 있다.

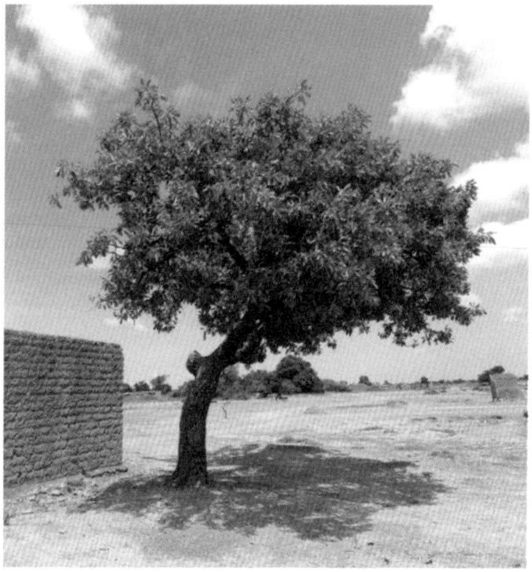

▲ 시어 나무. 수령이 200년에 이르는 나무도 있다.

주성분

- 올레산
- 스테아르산
- 비타민E

효능

● **보습 효과**

올레산의 보습 효과가 수분을 피부 안에 가두어 건조로부터 보호한다.

● **햇볕에 타는 것을 예방**

햇볕에 타는 것을 예방하고, 타서 생기는 염증을 억제한다고 알려져 있다.

● **노화 관리**

항산화 효과가 있는 스테아르산과 천연 비타민E를 다량 함유하여 노화 방지 효과를 볼 수 있다.

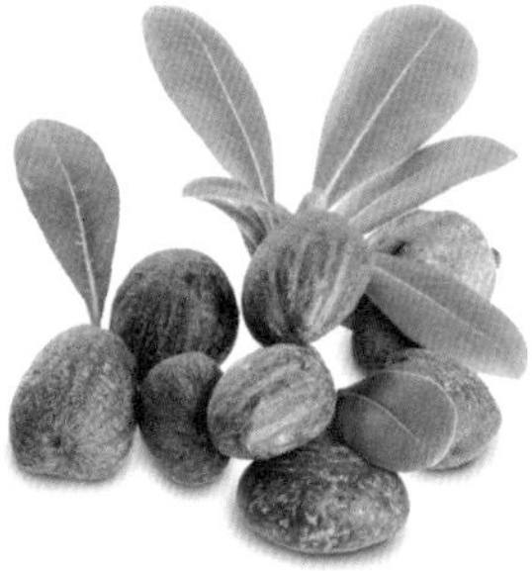

▶ 시어넛(씨앗). 달걀 정도의 크기이며 무척 단단하다.

이용 방법

● **헤어 팩 및 헤어 왁스**

샴푸 전 머리카락에 시어 버터를 발라 팩을 하면 건조로 손상된 모발에 수분을 보충하고 회복을 돕는다. 그리고 샴푸 후 모발에 소량의 시어 버터를 발라 드라이하면 열 손상으로부터 머리카락을 보호할 수 있다. 이외에도 시어 버터를 헤어 왁스로 사용하면 모발에 윤기가 흘러 쉽게 정돈된다.

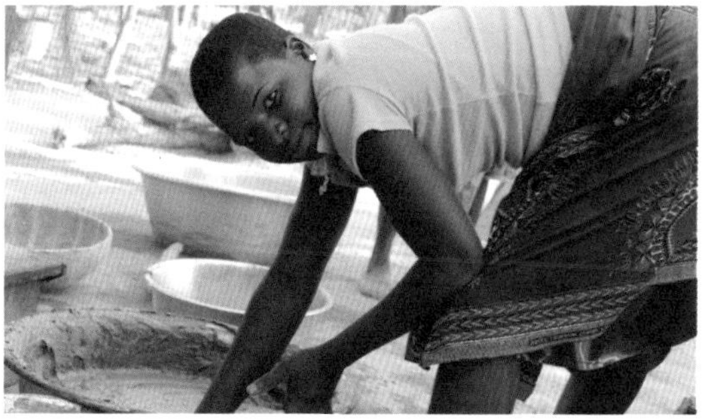

▲ 시어 버터를 만드는 여성(Cora Unk Photo/Shutterstock.com).

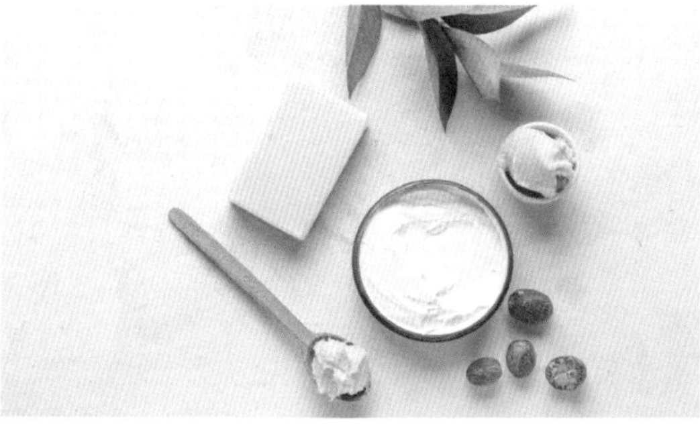

▲ 시어 버터와 시어 버터를 사용해서 만든 크림과 비누.

● **보습 크림**

온몸에 바르는 보습 크림으로 이용할 수도 있다. 피지 성분인 올레산이 풍부하고 발림성이 좋아, 건성 피부를 가진 사람에게 특히 추천할 만하다.

● **입술 관리**

자연에서 온 시어 버터는 입에 넣어도 안전하므로 입술 관리에 사용하는 것도 좋다. 특히 건조한 부분에 시어 버터를 두껍게 바르고 랩으로 덮어 몇 분 두면 입술이 촉촉해진다.

26 Sea-buckthorn Oil

시벅톤 오일

다양한 미용 효과가 있는 만능 미용 오일

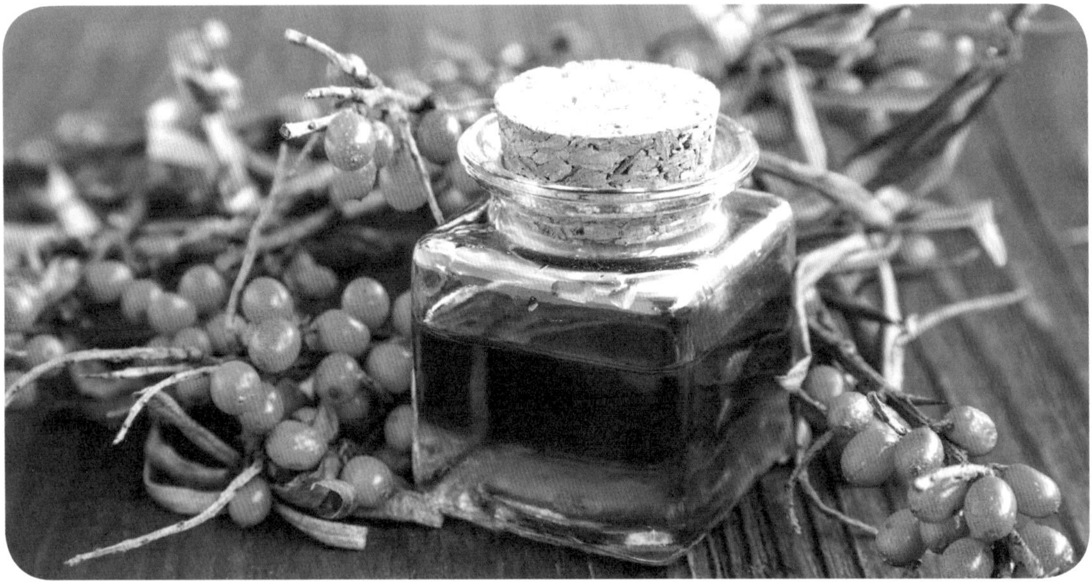

▲ 시벅톤 오일과 주황색으로 무르익은 열매.

시벅톤은 유럽부터 유라시아 대륙까지 광범위하게 분포된 보리수나뭇과의 낙엽수다. 그래서 중국명은 산자, 영어명은 시 베리, 학명은 히포페 등 다양한 호칭이 있다.

척박한 환경에서도 잘 자라 중국에서는 사막 녹지화에 이용하며, 핀란드 등지에서는 작은 주황색 열매를 잼이나 과실주 등으로 가공하여 식용으로 쓴다. 열매에는 비타민과 무기질 등 풍부한 영양소가 들어 있어서, 최근에는 슈퍼 푸드로서 주목받고 있다.

시벅톤 열매는 식물 유지로는 드물게 5~8.5%의 유분을 갖고 있으며 씨앗도 12~16%의 유분을 갖고 있다. 양쪽에서 추출하는 오일을 시벅톤 오일이라고 부르는데, 열매와 씨앗에서 나오는 오일은 성분 면에서 크게 달리 열매에서 추출한 '프루트 오일', 씨앗에서 추출한 '시드 오일', 두 가지를 섞은 '컴플리트 오일'까지 세 종류의 오일이 있다. '천연 수분 크림'이라고도 불리는 오메가7 불포화지방산인 팔미톨레산을 풍부하게 함유하고 있어, 미용 효과가 높으므로 화장품에도 이용된다.

DATA

명칭 시벅톤 오일, 비타민 나무 오일
사용 부분 열매, 씨앗
추출 방법 저온 압착법 등
냄새 감귤류의 과일 향
색깔 옅은 주황색~주황색
용도 미용, 약용
효능 항염증, 항균, 항산화, 해열, 혈압 강하, 콜레스테롤 강하, 피부 재생 등

특징

짙은 주황색과 감귤류의 과일 향이 특징이다. 식물유에서는 드문 팔미톨레산을 다량 함유하고 있으며, 토코페롤과 카로티노이드, 비타민 등의 영양소도 풍부하여 피부 개선, 노화 관리, 피부 트러블 개선 등 특히 미용 면에서 효과가 높은 것으로 알려져 있다.

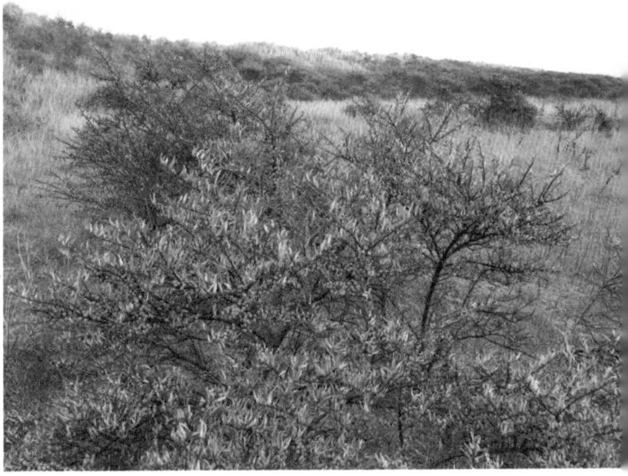

▲ 생물지리학적 건조지대에서도 자라는 시벅톤 나무.

주성분

- 팔미톨레산
- 팔미트산
- 올레산
- 리놀산
- 알파리놀렌산
- 비타민E
- 비타민A
- 카로티노이드

효능

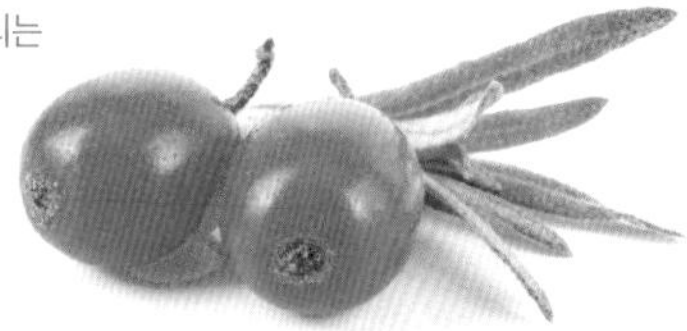

▶ '시 베리'라고도 불리는 시벅톤 열매.

● **피부 개선 효과 [프루트 오일]**

프루트 오일에는 특히 카로티노이드와 토코페롤이 다량 함유되어, 피부 회복과 보호 효과가 있다.

● **항균 및 피부 재생 효과 [시드 오일]**

시드 오일은 불포화지방산이 다량 들어 있어 빨리 산화되지만, 항균 및 피부 재생 효과가 있다.

● **피부장벽 효과 [컴플리트 오일]**

프루트 오일과 시드 오일의 특징을 모두 갖고 있는 컴플리트 오일은 특히 자외선 등 외부 자극으로부터 피부를 보호한다.

이용 방법

● **만능 미용 오일**

시벅톤 오일은 특히 미용 면에서 다양한 효과가 있다고 알려졌다. 노화 관리 면에서는 피부 노화를 늦추고 기미나 주름 등을 개선하여 피부를 재생하는 효과가 있고, 피부 트러블 면에서는 여드름이나 습진, 뾰루지 등의 개선을 돕는다. 그리고 건성 또는 민감성 피부의 경우, 피부에 수분을 보충하여 부드럽게 만들고 자외선으로부터 보호하는 효과도 있다. 다양한 목적에 쓸 수 있는 만능 미용 오일로 하나쯤 상비해두는 것이 좋다.

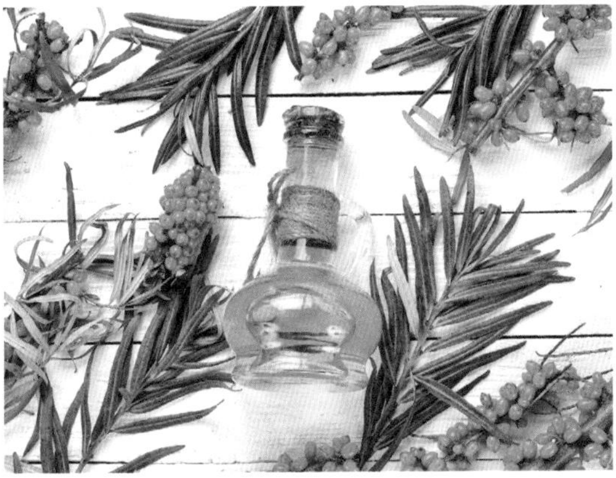

▲ 시벅톤 오일 중 시드 오일. 프루트 오일과 컴플리트 오일에 비해서 색깔이 옅다.

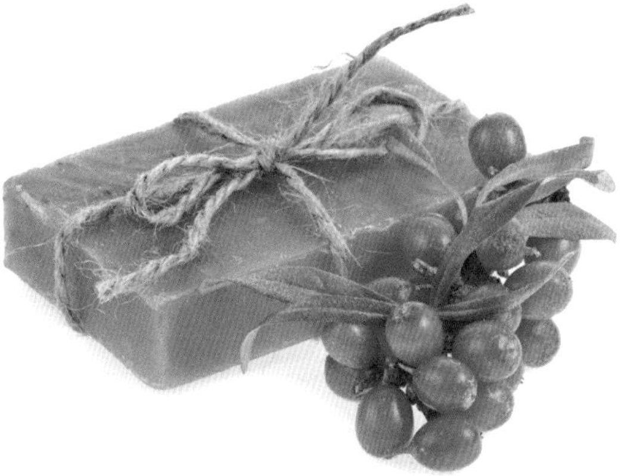

▲ 시벅톤 오일을 사용하여 만든 비누. 저자극에 항균 효과도 있어 여드름균과 모낭진드기의 번식을 억제하는 효과가 있다.

27 St. John's Wort Oil

세인트 존스 워트 오일

항우울 효과가 있는 붉은 오일

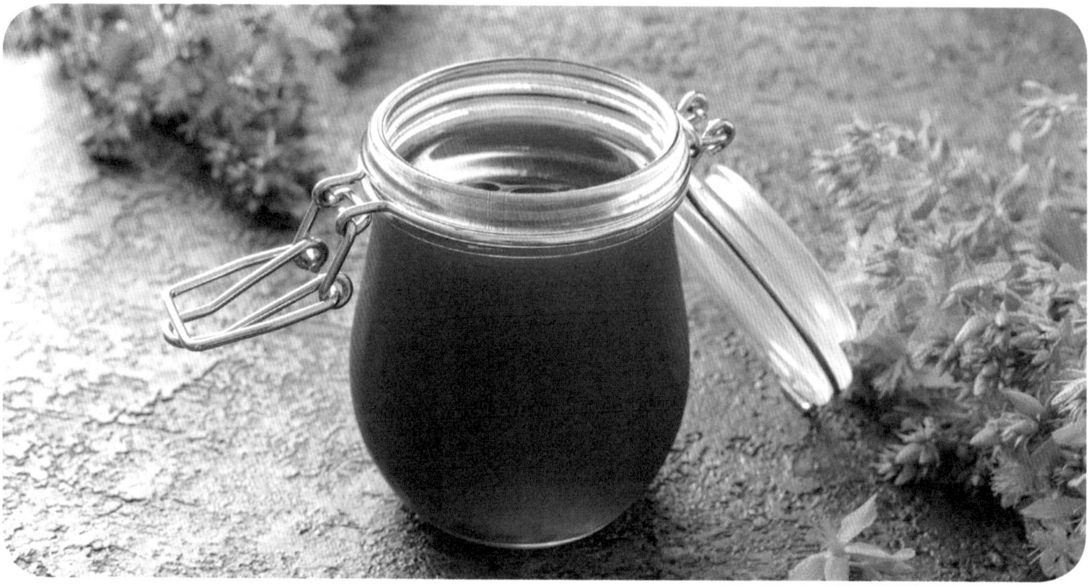

▲ 세인트 존스 워트 오일과 세인트 존스 워트 꽃. 하이페리신 성분으로 인해 붉은색을 띤다.

유럽이 원산지인 세인트 존스 워트는 유럽의 들판이나 공터 등 아무 곳에서나 잘 자라는 여러해살이 식물이다. 명칭은 성 요한의 날인 6월 24일경에 꽃을 수확한다는 사실에서 유래됐고, 진통제와 상처 및 화상 등에 효과가 있는 약초로서 고대 그리스시대부터 사용됐다. 이외에 중세 유럽에서는 마귀를 쫓는 부적으로 쓰기도 했다.

잎과 꽃에는 검은 선점(유지의 분비선)이 있고 여기에서 수증기 증류법을 통해 에센셜 오일이 추출되는데, 추출량이 적고 가격이 높아서 유통되는 양은 적다.

현재 널리 유통되는 세인트 존스 워트 오일은 꽃과 꽃봉오리를 올리브 오일 등의 식물유에 담가 햇빛을 비춘 후 여과하여 만드는 인퓨즈드 오일로, 미용과 약용으로 이용된다.

특히 세인트 존스 워트에 함유된 하이페리신과 하이퍼포린 성분이 세로토닌 분비량을 정상화하는 효과가 있어 독일에서는 가벼운 우울증 환자에게 처방되는 등, 최근에는 항우울제로서의 효능이 주목받고 있다.

DATA

명칭 세인트 존스 워트 오일
사용 부분 꽃, 잎
추출 방법 침출법
냄새 허브류의 약간 강한 냄새
색깔 호박색~옅은 붉은색
용도 미용, 약용
효능 피부 진정, 항균, 살균, 소염, 항우울, 신경 안정, 진통, 이뇨, 항염증, 호르몬 균형 조정 등

특징

꽃에 함유된 성분인 하이페리신의 영향으로 인퓨즈드 오일은 호박색이나 붉은색을 띠며, 깊고 차분한 느낌의 허브 향이 나는 것이 특징이다. 특히 하이퍼포린과 하이페리신 성분에는 항우울 효과가 있는 것으로 기대된다. 자극이 적어 모든 타입의 피부에 사용할 수 있지만, 특히 지성 피부와 민감성 피부 개선에 효과적이다.

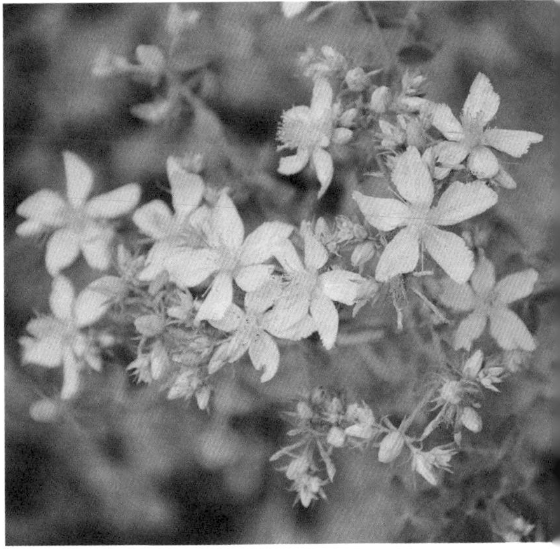

▲ 노랗고 가냘픈 꽃을 피운다.

주성분

※ 지방산은 베이스 오일에 따라 다름.

- 플라보노이드
- 페놀산
- 하이페리신
- 하이퍼포린

효능

● **생리전증후군(PMS)과 갱년기 장애 완화**

베타카리오필렌은 여성 호르몬 변동으로 인한 불안 증상을 낮추고 생리전증후군 증상도 완화하며, 저마크렌D 성분의 생리불순 개선 작용으로 갱년기 장애를 완화하는 효과가 있다.

● **항우울 효과**

하이페리신과 하이퍼포린 성분에는 불안 및 스트레스 등을 개선하고 안정시키는 효과가 있다.

이용 방법

● **마사지 오일**

세인트 존스 워트에 함유된 하이페리신은 진통 작용이 있어 마사지 오일로 이용하면 어깨 결림과 허리 통증, 관절통, 생리통 등의 증상을 완화하는 효과를 볼 수 있다. 단독 사용도 가능하지만, 다른 캐리어 오일에 5~20% 정도의 비율로 섞어 사용하는 것을 추천한다.

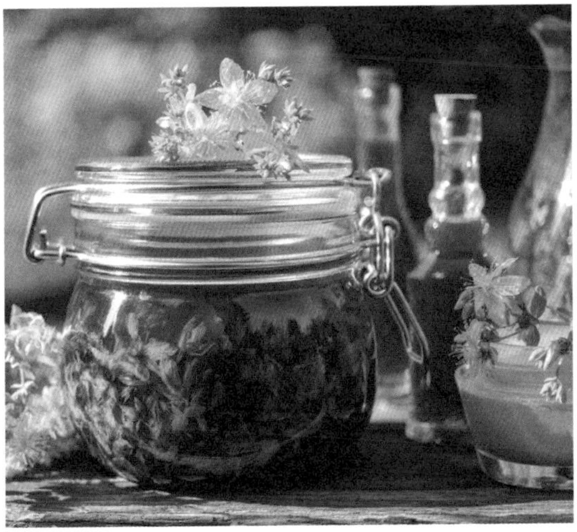

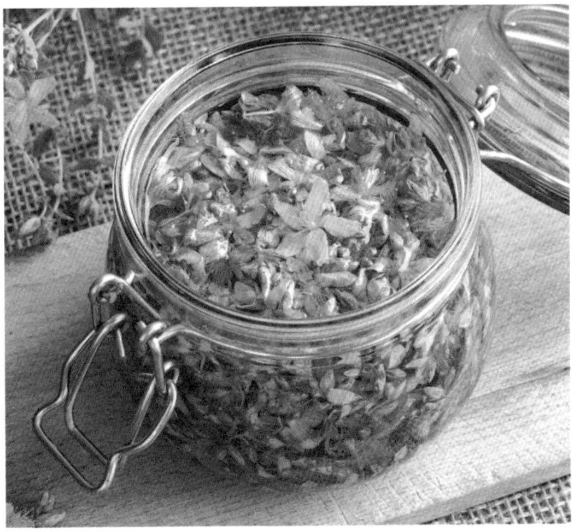

▲ 수제로 만든 세인트 존스 워트 오일. 세인트 존스 워트의 꽃봉오리와 꽃잎을 올리브 오일에 담가 햇빛이 드는 장소에 약 4주간 두고 때때로 저어준다. 붉은 물이 들면 여과하여 완성한다.

※ 임신 및 수유 중 사용은 피한다. ※ 광독성을 일으킬 가능성이 있으니 피부에 직접 바른 뒤에는 자외선을 피한다.

※ 지병이 있거나 의약품을 복용 중인 환자는 사용을 피하거나 담당의에게 문의 후 사용한다.

28

Soybean Oil

콩기름

세계 2위의 생산량을 자랑하는 대중적 오일

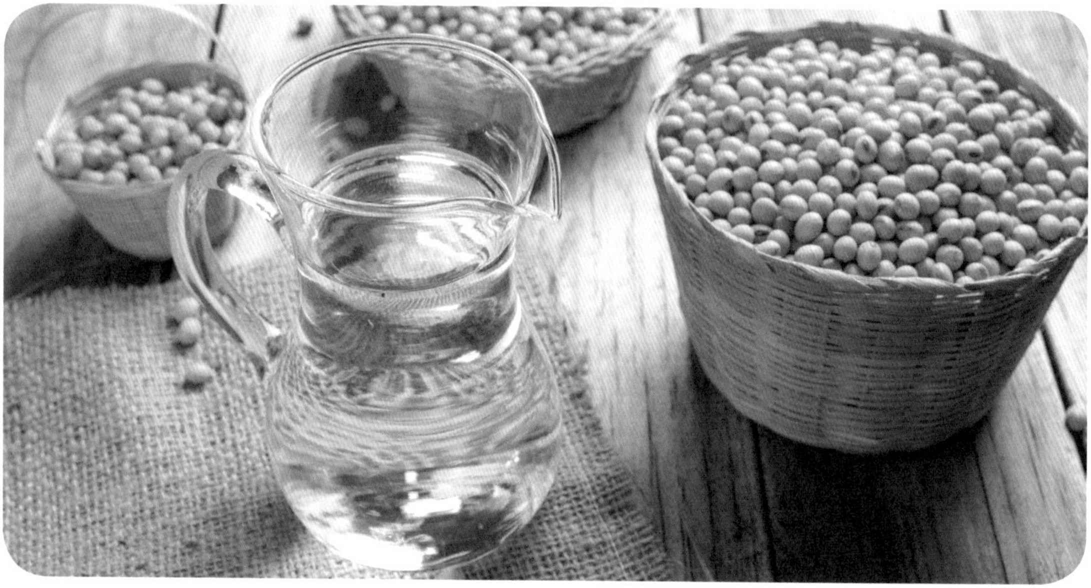

▲ 말린 콩 씨앗과 콩기름. 콩 수요의 87%가 콩기름이며, 주요 생산국은 중국, 미국, 브라질 등이다.

콩은 우리 식탁에서 빼놓을 수 없는 존재다. 원산지인 중국에서는 5,000년 전부터 재배되었으며 일본에서도 조몬시대에는 이미 존재한 것으로 추측된다. 유럽에서는 19세기 후반까지는 거의 사용되지 않았지만, 식물 중에서 유일하게 고기에 버금갈 만한 단백질을 함유하고 있어 최근 일어난 건강식 유행과 함께 전 세계에서 미라클 푸드로 주목받고 있다.

콩기름은 잘 익은 콩의 씨앗에서 얻는 오일로, 세계에서 생산되는 식물유 중 팜유(80쪽) 다음으로 많다. 가격도 저렴하고 맛도 깔끔해서 식용유나 마요네즈, 마가린의 원료 등 주로 식용으로 쓰이며, 이외로는 화장품이나 잉크, 연료 등으로도 사용된다.

추출은 예로부터 저온 압착법을 사용했지만, 씨앗의 기름 함유량이 17~20%로 낮아 추출률이 낮다는 단점이 있었다.

이런 점 때문에 최근에는 용매 추출법을 주로 사용하고 있으나, 이 방법으로는 건강에 좋지 않은 트랜스지방산이 생성되기 때문에 좀 더 안심하고 사용하고 싶다면 저온 압착법으로 추출한 고품질의 콩기름을 선택하는 것이 좋다.

DATA

명칭 콩기름, 대두유
사용 부분 씨앗
추출 방법 저온 압착법, 고온 압착법, 용매 추출법
냄새 무취에 가까움
색깔 옅은 노란색
용도 식용, 미용, 공업용 등
효능 피부 진정, 보습, 항염증, 노화 방지, 콜레스테롤 강하, 항산화, 동맥경화 예방 등

특징

콜레스테롤이 들어 있지 않고, 레시틴(달걀노른자 등에 들어 있는 인지질의 일종)이 풍부하며 포화지방산 함유율이 낮다는 특징이 있어 콜레스테롤 수치를 낮추고 동맥경화를 예방하는 데 효과적이다. 또한 냄새와 색깔이 강하지 않아서 어느 음식 재료에나 두루두루 사용하기 좋은 기름이다. 단 원료에 유전자 조작 대두를 사용한 것도 있으므로 제품 선택에 주의해야 한다.

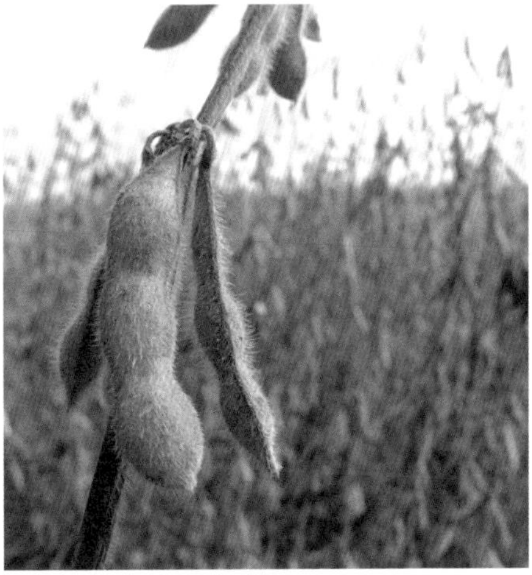

▲ 수확 전의 콩밭(아르헨티나).

주성분

- 리놀산
- 올레산
- 팔미트산
- 리놀렌산
- 레시틴
- 비타민E
- 비타민K

효능

● 피부 개선 효과

각질층에 스며들어 피부를 부드럽게 하고, 높은 보습 효과를 볼 수 있다.

● 생활습관병 예방

올레산이 LDL콜레스테롤을 감소시켜서 생활습관병의 예방을 돕는다.

● 노화 관리

리놀산이 피부 재생을 촉진하며, 세포막을 구성하는 레시틴이 피부의 탄력을 더하고 기미와 주름을 눈에 띄지 않게 한다.

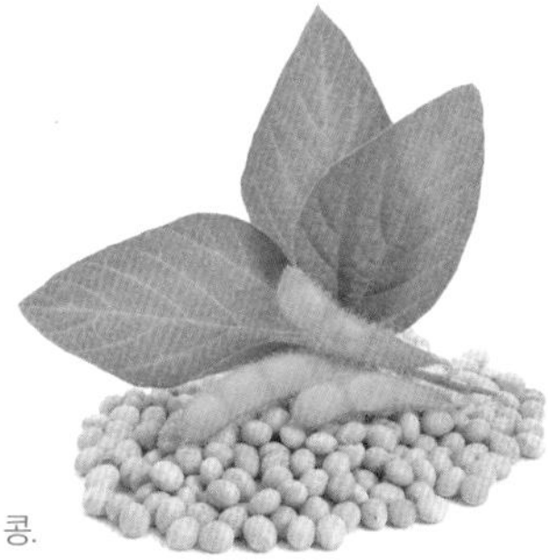

▶ 다 익지 않은 풋콩과 다 익은 콩.

이용 방법

● 콩류 드레싱

콩기름은 특유의 감칠맛과 깊이가 있어, 어느 요리에나 잘 어울리고 음식 재료의 맛을 살린다. 다만 장시간 가열에는 약하므로 튀김이나 볶음에 쓰기보다는 드레싱 등 생식에 사용하기를 추천한다. 특히 콩류 음식과 궁합이 좋아서 완두 새싹이나 콩나물, 풋콩 등에 버무려 간장을 뿌리면 맛있게 먹을 수 있다. 단 콩기름은 다른 식물유에 비해 산패가 빨리 일어나므로 생산일이 되도록 최근인 것을 고르고 빨리 소비하는 것이 좋다.

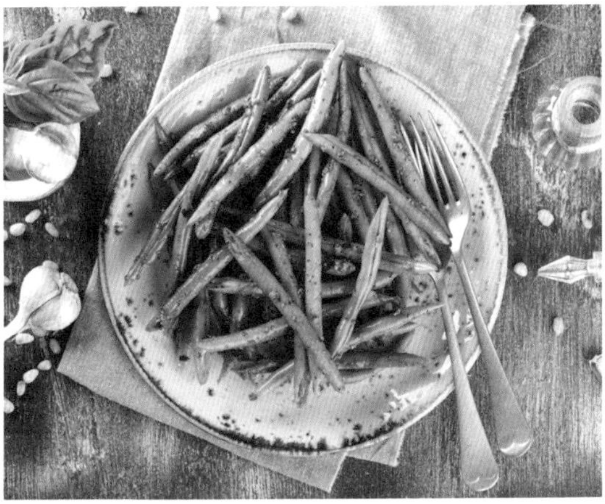

▲ 데친 줄기콩에 마늘, 바질, 잣, 콩기름을 섞어 만든 페이스트를 버무려 완성.

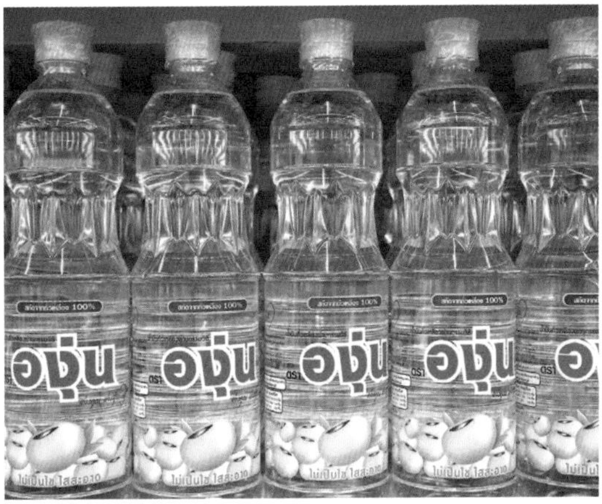

▲ 태국 슈퍼마켓에 진열된 콩기름(Hoowy/Shutterstock.com).

※ 콩 알레르기가 있는 사람은 사용에 주의할 것.

29 Chia Seed Oil

치아시드 오일

슈퍼 푸드에서 추출하는 영양 가득 오일

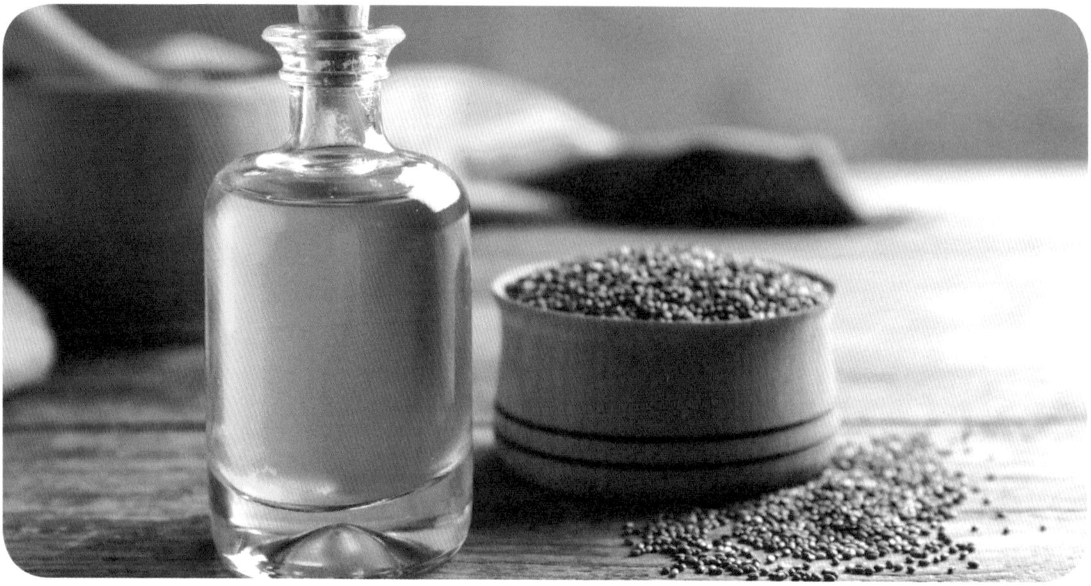

▲ 치아시드 오일과 치아시드. 치아시드는 거의 냄새가 나지 않지만, 오일에서는 특유의 허브 향이 난다.

치아는 중앙아메리카가 원산지인 꿀풀과 식물이다. 씨앗은 치아시드라고 불리며, 검은 종자인 블랙 치아시드와 흰 종자인 화이트 치아시드의 두 종류가 있다. 높은 영양가를 자랑하며, 원산지에서는 예로부터 에너지원으로 섭취했다.

치아시드는 지름 1mm 정도의 참깨와 비슷한 모양인데, 물에 담그면 크게 불어서 타피오카와 같은 무색투명한 젤 덩어리가 되는 특징이 있다(블랙 치아시드는 10배, 화이트 치아시드는 14배 정도로 부푼다).

젤 부분에는 섬유질이 함유되어 있으며 특정한 맛과 냄새가 나지 않아 요리에 넣기 쉽고, 말캉말캉하게 씹히는 식감이 있어 포만감도 얻을 수 있다. 이런 이유에서 최근 슈퍼 푸드로 주목받고 있으며 특히 다이어트 식품으로 인기를 끌고 있다.

치아시드 오일은 열을 가하지 않고 압력을 가해서 기름을 짜는 저온 압착법으로 추출되어 불포화 지방산인 알파리놀렌산을 비롯하여 아미노산, 비타민, 무기질 등 풍부한 영양소를 함유한 오일로 미용과 식용에 이용된다.

DATA

명칭 치아시드 오일
사용 부분 씨앗
추출 방법 저온 압착법
냄새 특유의 허브 향
색깔 노란색
용도 미용, 식용
효능 항염증, 보습, 노화 방지, 피부 개선, 콜레스테롤 강하, 항알레르기, 다이어트, 동맥경화 예방, 혈행 촉진 등

특징

가장 큰 특징은 불포화지방산인 알파리놀렌산을 약 60% 함유한 점이며 아미노산과 비타민E 등 영양이 풍부하다. 단 불포화지방산이 약 90%를 이루고 있어 산화되기 무척 쉬우므로 냉장 보관이 필수다. 허브 같은 야생초의 냄새와 조금 독특한 풍미가 있으며, 산뜻한 질감의 오일이다.

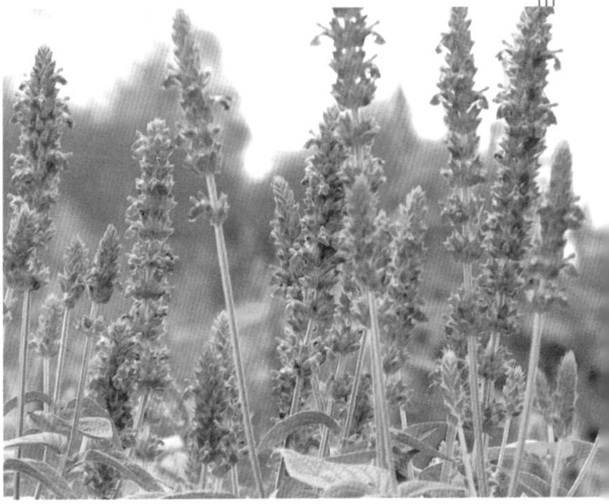

▲ 치아꽃. 보라색 혹은 흰색의 꽃이 핀다.

주성분

- 알파리놀렌산
- 리놀산
- 올레산
- 팔미트산
- 비타민E

효능

● **노화 관리**

알파리놀렌산이 피부 대사를 촉진하고 콜라겐과 히알루론산의 생성을 돕는다.

● **다이어트 효과**

오메가3 지방산이 콜레스테롤과 중성지방을 감소시키고 대사를 촉진한다.

● **항염증 및 항알레르기 작용**

알파리놀렌산과 폴리페놀의 한 종류인 로즈마린산이 염증으로 인한 컨디션 난조를 개선하고 피부 트러블, 아토피, 알레르기 증상의 완화를 돕는다.

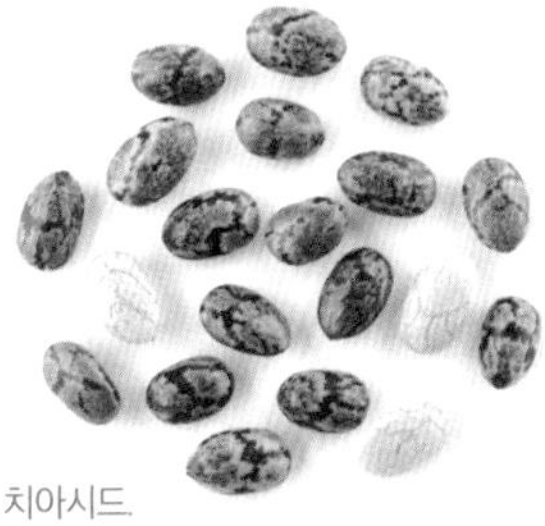

▶ 블랙 치아시드와 화이트 치아시드.

이용 방법

● **마사지 오일**

끈적이지 않아 사용감이 산뜻하고 피부에 잘 스며들어서, 마사지 오일로 사용하는 것도 좋다. 온몸에 바를 수 있지만, 특유의 향이 부담스럽다면 다른 오일이나 크림 등에 섞어 사용할 수 있다. 산화하기 쉬우므로 개봉 후 한 달 이내에 소비하는 것이 좋다.

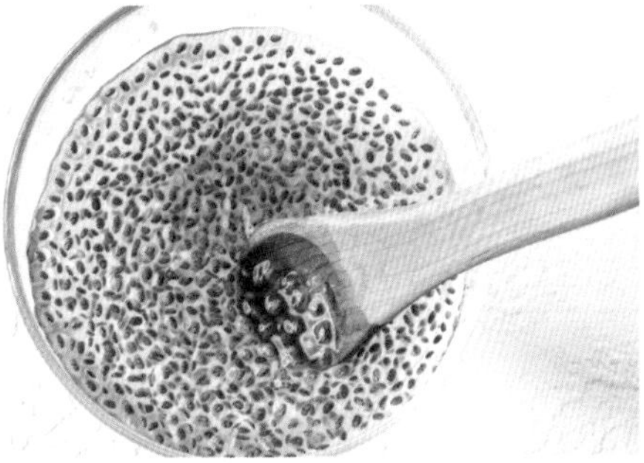

▲ 물에 불린 치아시드. 다이어트식으로 인기가 많다.

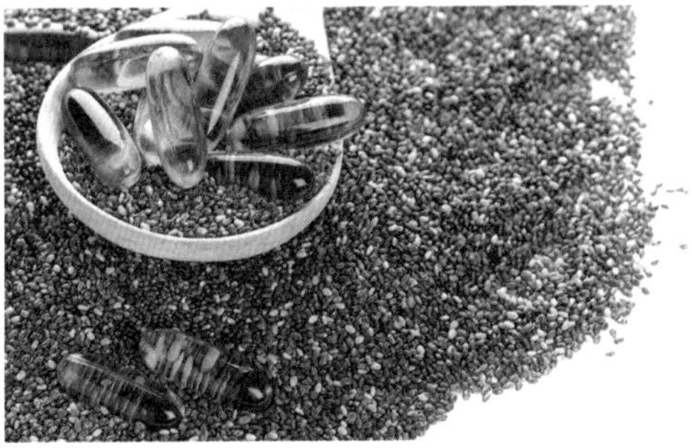

▲ 치아시드 오일 건강 보조제.

● **마시는 오일**

치아시드 오일은 알파리놀렌산을 함유하고 있어서 생기름 그대로 섭취하는 것이 가장 좋다. 1/2작은술 분량을 직접 마시면 하루에 필요한 오메가3 지방산을 섭취할 수 있다. 요거트나 디저트에 뿌려 먹는 것은 물론, 독특한 향이 부담스러운 경우에는 스프나 미소 된장국, 샐러드 드레싱에 섞으면 된다. 항산화 효과가 있는 비타민E가 함유되어 있어 단시간 가열도 가능하다.

30 Camellia Oil

동백기름

모발 관리에 최적인 전통 오일

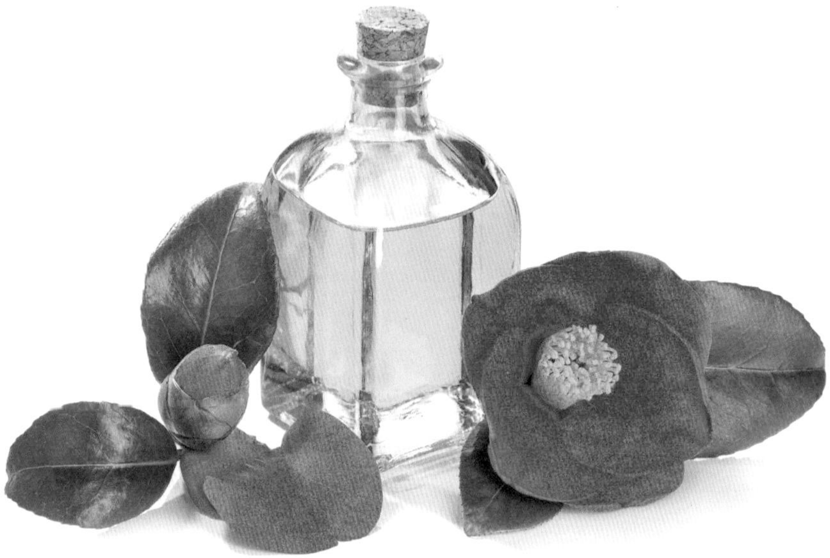

▲ 동백기름과 야생 동백꽃.

동백나무는 한국, 중국, 일본 등 동아시아가 원산지인 차나뭇과의 상록수다. 일본의 가장 오래된 가집인《만요슈》에도 등장하는 등 동백의 붉은 꽃은 예로부터 사람들의 사랑을 받았으며, 관상용으로는 물론 식재, 목재, 나뭇재, 약용 등 다양한 쓰임새로 이용되었다.

동백기름은 야생 동백의 씨앗에서 채취하는 기름인데 나라시대(710~794년)에는 이미 고급 식용유나 등불의 연료유로 쓰였다. 특히 에도시대(1603~1867년)에 여성의 검은 머리에 윤기를 더해주는 머릿기름으로 인기를 얻고 난 뒤, 지금까지도 모발용 오일로서 인기가 높다. 이외에도 약용 및 도료 등의 수지 원료, 칼 관리 및 녹 방지용 기름, 목제품 관리 및 광택용 기름 등 현대에도 무척 폭넓은 분야에서 이용되고 있다.

추출 방법은 압력을 가해서 씨앗으로부터 액상의 기름을 분리하는 저온 압착법 외에, 효율적으로 많은 양을 착유할 수 있는 용매 추출법이 쓰인다.

참고로 동백기름과 헷갈리기 쉬운 것이 '카멜리아 오일'인데, 이것은 유차나무를 비롯한 차나뭇과 동백나무속 식물에서 얻은 오일의 총칭이다.

DATA

명칭 동백기름

사용 부분 씨앗

추출 방법 저온 압착법, 용매 추출법

냄새 무취에 가까움

색깔 옅은 노란색

용도 식용, 미용, 약용, 공업용 등

효능 피부 진정, 항염증, 항산화, 보습, 살균, 모발 개선, 자외선 손상 예방, 콜레스테롤 강하 등

특징

냄새는 거의 나지 않으며 약간의 점성이 있다. 가장 큰 특징은 성분의 85% 이상이 올레산이라는 점으로, 피지 성분에 가까워 특히 미용에 좋은 효과를 볼 수 있다. 또한 올레산은 쉽게 산화되지 않으므로 다른 오일에 비해 장기 보관이 가능하다는 장점이 있다. 이외에 올리브 오일 등과 같이 공기 중에서도 잘 굳지 않는 불건성유이기도 하다.

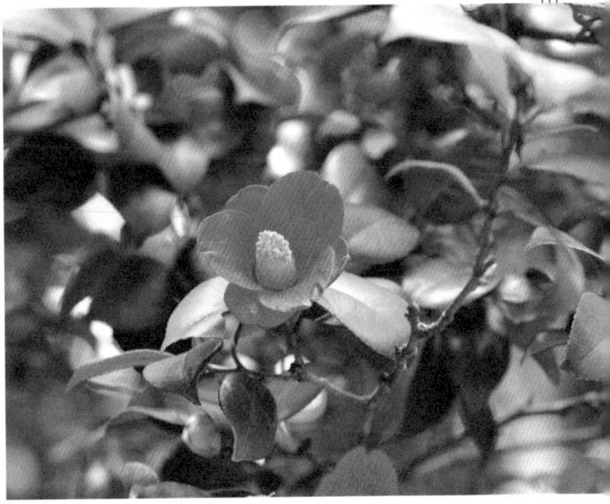

▲ 겨울부터 봄에 걸쳐 빨간 꽃을 피운다.

주성분

- 올레산
- 팔미트산
- 리놀산
- 스테아르산
- 비타민E

효능

● **보습 효과**

올레산이 피부에 수분을 보충하고 영양을 가두어 피지가 증발되기 어렵게 한다.

● **모발 개선 효과**

올레산이 모발에 탄력과 윤기를 더하고 자외선 손상으로부터 머리카락을 보호한다.

● **피부 진정 효과**

올레산은 피부에 쉽게 흡수되며 각질을 제거하여 피부 재생 주기를 정상화함으로써 피부가 부드러워지는 진정 효과를 볼 수 있다.

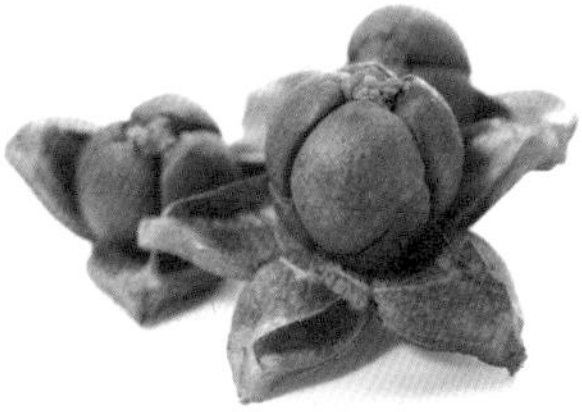

▲ 무르익은 동백 열매와 씨앗.

이용 방법

● **두피 마사지**

동백기름을 두피 마사지에 사용하면 모공의 노폐물이 제거되어 두피가 건강해지고, 모발도 튼튼하게 자랄 수 있다. 샴푸 전 적당량의 동백기름을 손에 덜어 두피를 문지르듯 마사지한 후 5분 정도 두었다가 샴푸로 헹궈내면 된다. 깨끗이 헹구지 않으면 역효과가 날 수 있으므로 주의가 필요하다.

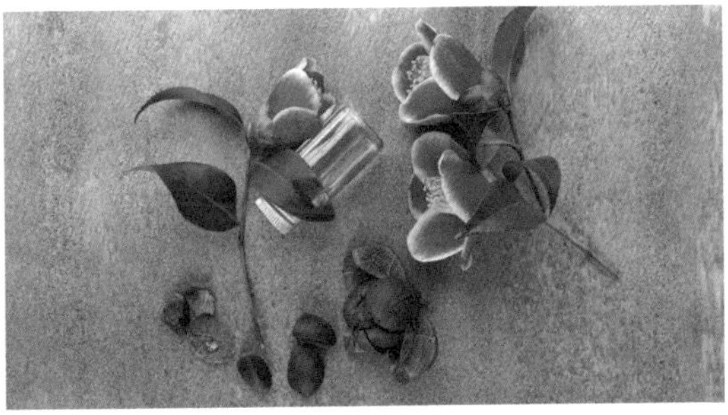

▲ 피부에 직접 바를 때는 냉압착 타입을 고르는 것이 좋다.

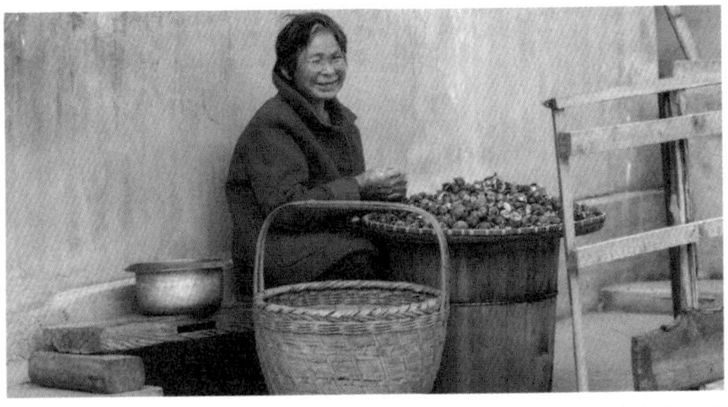

▲ 카멜리아 오일을 만들기 위해 유차나무 씨앗을 수작업으로 채취하고 있는 중국 여성(Elizaveta Kirina/Shutterstock.com).

● **얼굴 마사지**

피지 성분이기도 한 올레산은 피부에 무척 잘 스며들어, 수분의 증발을 막아서 피부에 윤기를 더한다. 이런 올레산을 다량 함유한 동백기름은 얼굴 마사지에 사용하기도 좋다. 주 1회 정도 세안 후 얼굴 전체에 적당량의 오일을 마사지하듯 바른 뒤 5~10분 정도 두었다가 티슈로 닦아내고 세안제로 헹궈낸다. 콧방울의 블랙헤드 관리에 사용할 수도 있다.

31

Neem Oil

님 오일

항균 및 항염증 효과를 볼 수 있는 만능 오일

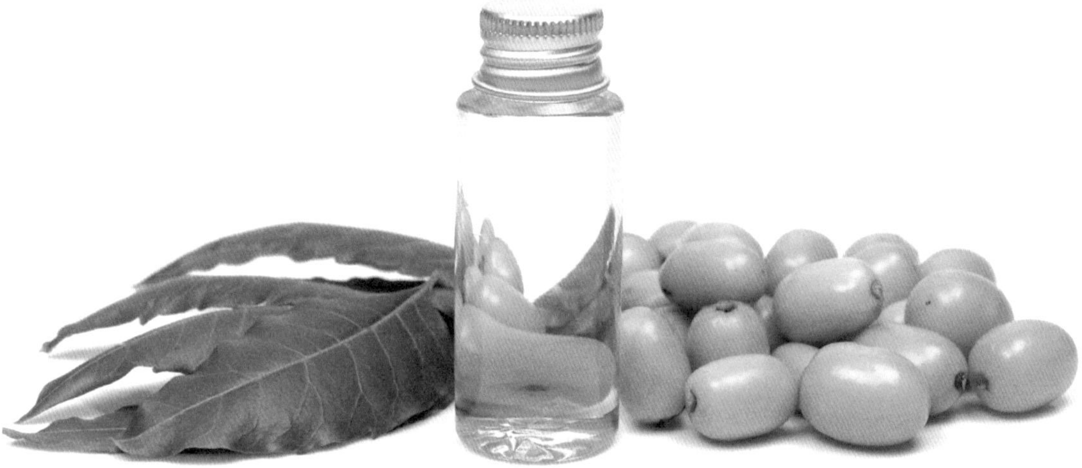

▲ 님 열매와 님 오일. 님 나무는 '인도 멀구슬 나무'라고도 한다.

님 나무는 인도가 원산지인 상록수로 백단향과 비슷한 흰 꽃을 피운다. 인도에서는 '신이 준 최초의 나무'라고 해서 귀하게 여기며, 인도 전통 의학인 아유르베다에서도 예로부터 '가장 중요한 식물'로 취급했다. 나무 전체에 항균 성분이 함유되어 있기 때문에, 잎은 먹어서 소화기계 염증 예방에, 잔가지는 씹어서 칫솔로, 씨앗은 항균 비누로 사용하는 등 만능으로 사용할 수 있어서 '마을 약국'이라는 별명으로도 불린다.

씨앗과 열매에서 추출되는 님 오일은 맛이 무척 써서 식용으로는 적합하지 않고, 화장품 원료에 자주 이용된다. 항산화 효과가 높은 비타민E를 다량 함유하고 있어 주름이나 피부 처짐을 예방하고, 색소침착을 개선하는 효과를 볼 수 있으며 항균 작용도 뛰어나 여드름이나 습진 치료에도 도움이 된다.

그리고 님 오일은 벌레 퇴치 효과가 있는 것으로도 잘 알려져 있다. 살충 효과가 있는 아자디라크틴이라는 주성분은 인간과 동물에게는 해가 없어서 무농약 재배의 해충 대책으로 주목받고 있다. 반려동물의 진드기와 벼룩 퇴치에도 효과적이다. 단 원액으로 사용하면 부작용의 우려가 있으므로 반드시 희석해서 사용해야 한다.

DATA

명칭 님 오일
사용 부분 열매, 씨앗
추출 방법 저온 압착법
냄새 독특하고 강한 냄새
색깔 짙은 노란색, 녹황색
용도 미용, 약용, 공업용 등
효능 해열, 항진균, 항염증, 항산화, 항알레르기, 살균, 보습, 피부 개선, 벌레 퇴치 등

특징

올레산과 비타민E를 다량 함유하고 있어 노화의 원인이 되는 활성산소의 발생을 억제하고 주름과 피부 처짐을 예방하는 효과가 있다. 또한 씨앗에 들어 있는 아자디라크틴이 벌레 퇴치 및 해충 구제를 돕는다. 독특한 냄새가 나므로 다른 오일에 섞어 쓰는 것이 좋다.

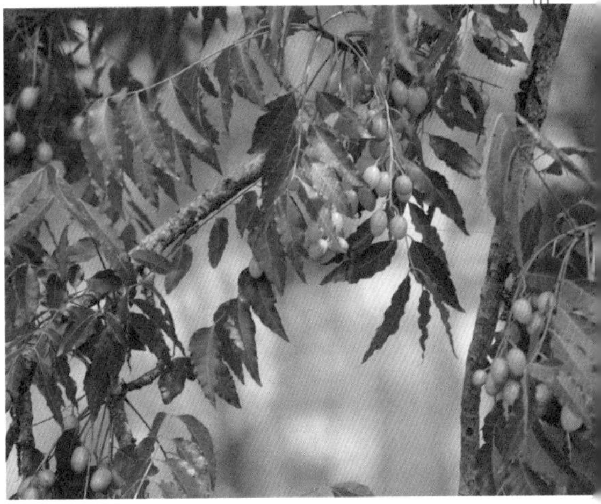
▲ 열매가 열린 님 나무. 12~24m 높이까지 자란다.

주성분

- 올레산
- 팔미트산
- 리놀산
- 스테아르산
- 비타민E

효능

- **항진균 작용**

님에 함유된 게두닌과 님비돌 성분이 진균 감염 예방에 효과적이다.

- **항염증 및 항알레르기 효과**

님의 활성 성분인 님빈이 여드름 등 피부 질환 증상의 완화를 돕는다.

- **모발 개선 효과**

두피의 환경 및 상태를 정돈하여 비듬을 예방하고, 머리카락에 윤기를 더한다. 모발 성장을 촉진하는 효과도 있다.

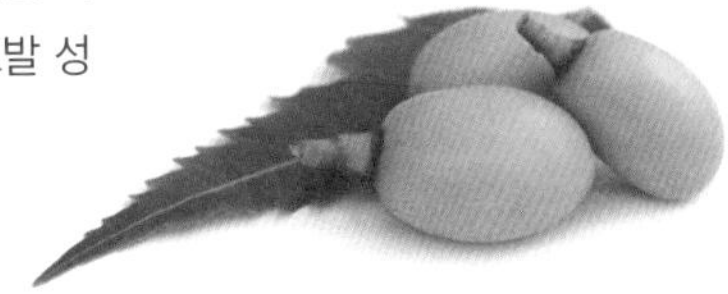
▲ 신선한 님 열매. 익으면 노랗게 된다.

이용 방법

- **정원의 벌레 퇴치**

스프레이 용기에 님 오일을 넣고 물을 넣어 희석하면 벌레 퇴치 스프레이가 완성된다. 잘 섞이지 않을 때는 세제를 조금 넣어서 세제의 계면활성 성분으로 유화를 촉진하여 잘 섞이게 만든다. 잎의 뒷면 등 해충이 모이기 쉬운 곳에 살포한다. 오일을 추출하고 남은 찌꺼기인 님 유박을 같이 쓰면 효과가 배가된다.

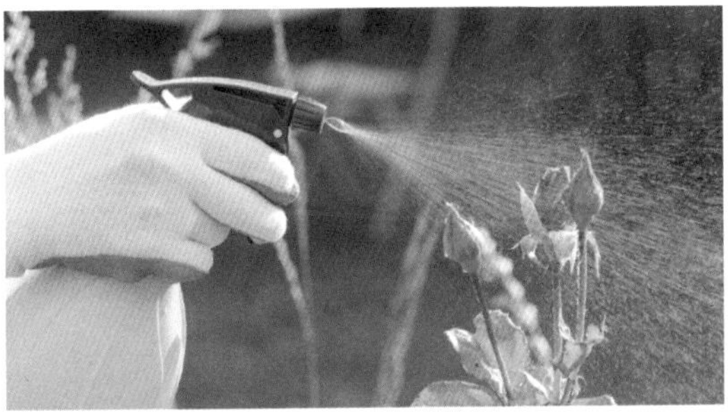
▲ 정기적으로 살포하면 식물이 싱싱하게 자란다.

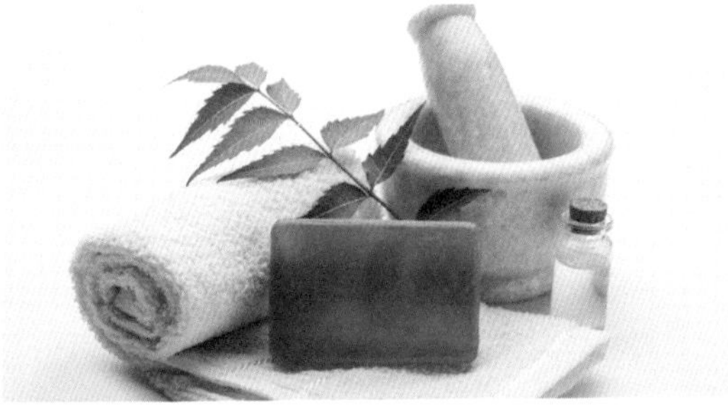
▲ 님 오일이 배합된 비누.

- **입욕제**

목욕물에 님 오일 몇 방울을 떨어뜨리고 목욕하면 건조한 피부가 촉촉해진다. 손이 잘 닿지 않는 등의 여드름 개선에도 효과가 있다. 단, 목욕 후에는 샤워로 헹궈내야 한다.

- **비누**

손이나 얼굴, 온몸의 이곳저곳을 씻을 때 사용할 수 있다. 건성 피부나 아토피, 여드름, 습진, 무좀 등 피부 문제를 개선하는 데 효과적이다.

32

Pine Nut Oil

잣기름

약효 성분이 풍부한 기름

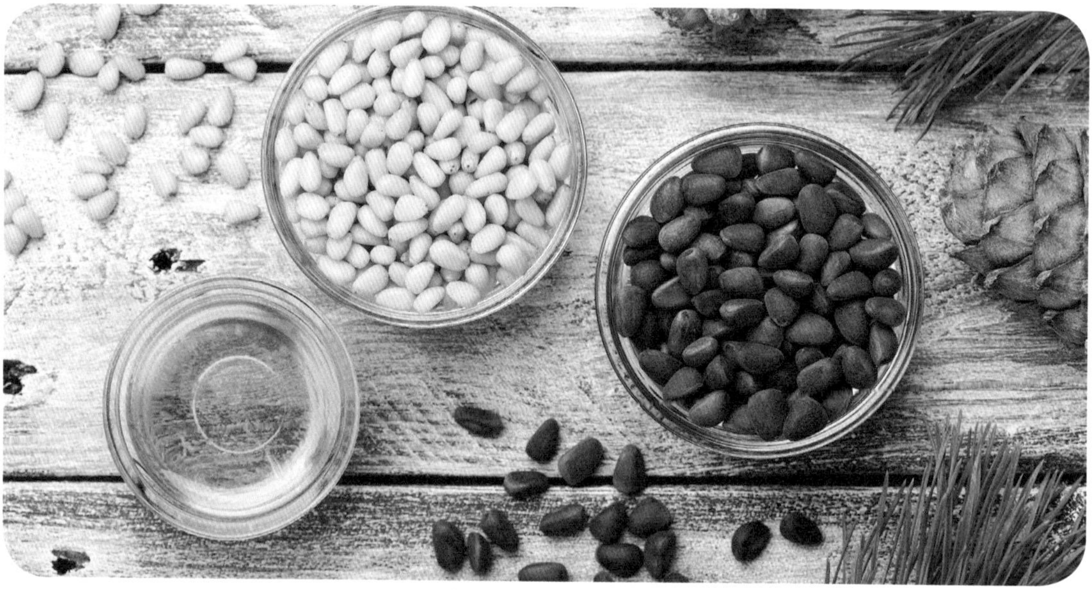

▲ 잣과 씨앗, 잣기름. 솔방울의 비늘조각을 벗기고 가열하면 식용으로 사용할 수 있다.

잣은 세계 각지에 자생하는 소나뭇과 식물 씨앗의 배유 부분을 말한다. 세계적으로 식용이 적합한 약 20종의 씨앗이 있으며, 단백질과 지질, 비타민과 무기질 같은 영양소를 풍부하게 함유하고 있어서 동북아시아와 유럽, 중동, 북아메리카 등에서는 예로부터 음식의 재료로 사용했다. 특히 중국에서는 잣의 약효를 이용하여 해송자, 송자인, 송자 등으로 부르며 한약으로 썼다.

잣기름은 주로 저온 압착법으로 착유하며, 식용으로 쓴다. 기름으로 사용되는 것은 오엽송의 일종인 잣나무나 시베리아 소나무가 주류인데, 같은 잣기름이라도 그 종류에 따라 성질과 성분이 다를 때가 있는 것이 특징이다.

또한 잣기름에 들어 있는 불포화지방산인 피놀렌산은 식물유 중에서는 잣기름에만 함유된 무척 희귀한 지방산으로, 최근 연구에서 식욕 감퇴 효과가 발견되는 등 건강 면에서 주목받고 있다.

DATA

명칭 잣기름
사용 부분 씨앗
추출 방법 저온 압착법
냄새 부드럽고 풍부한 향
색깔 옅은 노란색
용도 식용, 약용, 미용
효능 기침 완화, 호흡기 질환 완화, 진통, 해열, 항염증, 가려움증 완화, 변비 해소, 다이이드, 생활습관병 예방 등

특징

옅은 노란색으로 향이 풍부하며 쉽게 산화되지 않는다. 식물유에서 유일하게 피놀렌산이라는 불포화지방산을 함유한 것이 가장 큰 특징이다. 특히 시베리아 소나무 오일에 가장 많이 함유되어 있다. 같은 오일이라도 원료가 되는 나무에 따라 성분이 조금씩 다를 수 있다.

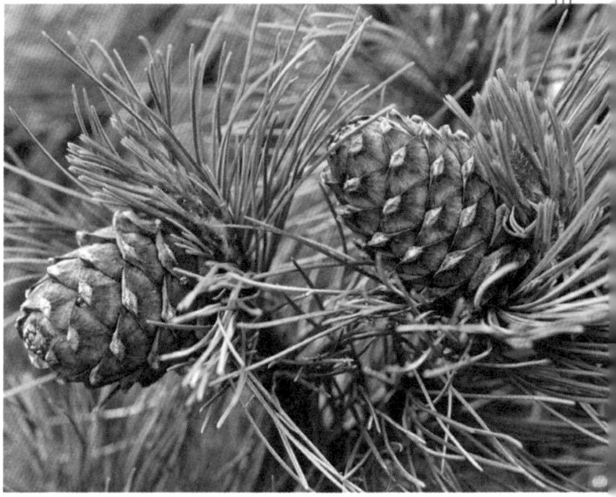

▲ 피놀렌산을 가장 많이 함유한 시베리아 소나무.

주성분

- 리놀산
- 올레산
- 피놀렌산
- 비타민E
- 비타민K
- 콜린
- 인
- 철
- 아연
- 마그네슘

효능

▶ 솔방울, 씨앗, 잣.

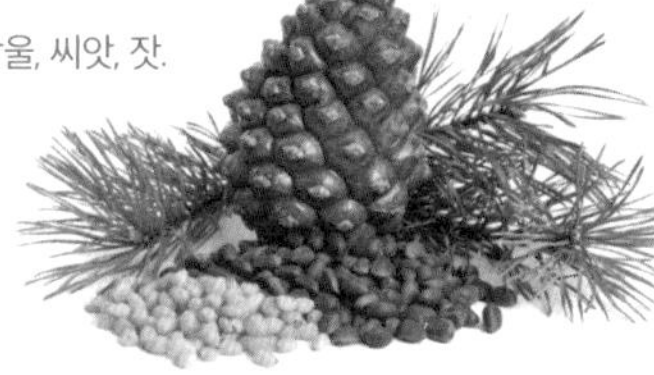

● 알레르기 및 아토피 증상 경감

피놀렌산이 알레르기와 아토피로 인한 가려움을 경감시키고 증상의 완화를 돕는다.

● 진통 해열 효과

피놀렌산이 가벼운 두통과 관절통, 생리통을 경감시킨다.

● 다이어트 효과 및 생활습관병 예방

식욕을 감퇴시켜 과식을 방지하고 LDL콜레스테롤 수치를 낮추어서 다이어트와 생활습관병 예방에 효과적이다.

이용 방법

● 생식

부드럽고 풍부한 향이 특징인 잣기름을 요리에 사용하면 색다른 풍미를 즐길 수 있다. 단 쉽게 산화되는 성질이 있으므로 가열 요리보다는 드레싱이나 마리네이드 등 생식에 사용하는 것을 추천한다. 꾸준히 섭취하면 다이어트 효과도 볼 수 있다.

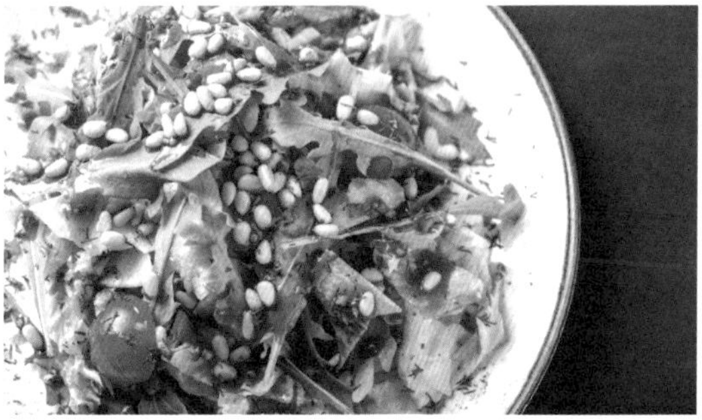

▶ 잣기름을 뿌린 잣 샐러드.

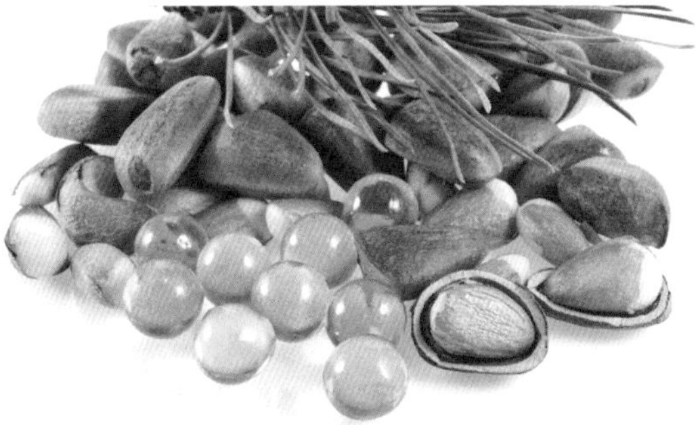

▲ 건강 보조제로 복용할 수 있는 알약도 있다.

● 가정의 상비약

알레르기나 아토피로 인해 가려울 때 해당 부분에 기름을 직접 바르면 가려움증이 약간 누그러질 수 있다. 또한 천식과 만성 기침에는 하루에 1~2작은술 정도의 기름을 마시면 증상이 경감된다고 한다.

● 로션

토너로 피부를 정돈한 뒤 기름을 손에 덜어 얼굴과 온몸에 펴 바른다. 피부장벽 기능을 강화하고 수분과 피부 탄력성을 유지하는 데 도움이 된다.

33

Baobab Oil

바오밥 오일

아프리카 대지에서 태어난 노화 관리에 적합한 오일

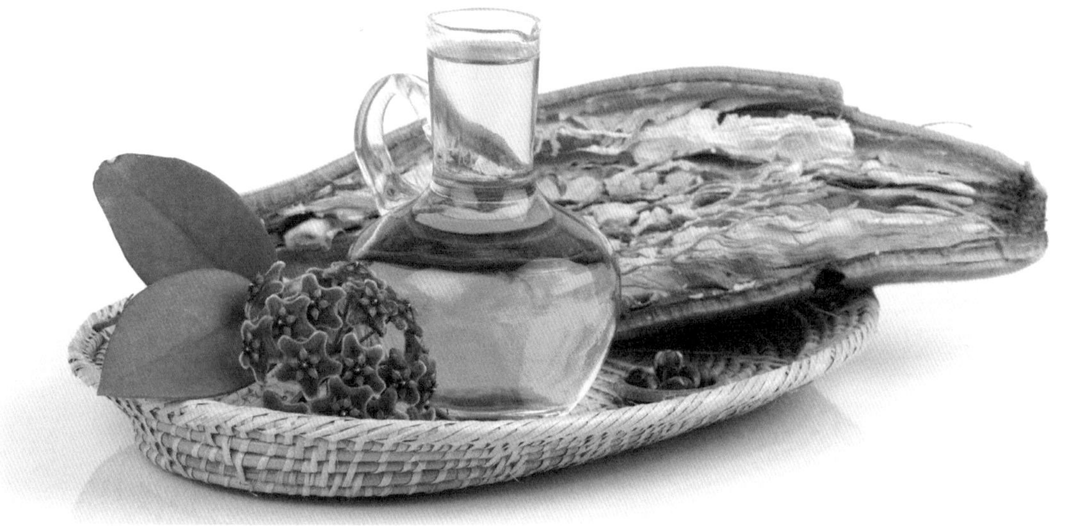

▲ 바오밥 오일과 바오밥 열매. 완전히 익은 열매를 건조시킨다.

바오밥 나무는 아프리카 사바나 지대에 많이 분포하는 특색 있는 모양의 나무다. 메마른 대지에서 살아남기 위해 큰 나무의 밑동은 10톤이나 되는 수분을 모아둘 수 있다. 단단한 껍질로 덮인 흰 과육은 그대로 먹으면 신맛이 나지만, 영양소가 풍부하여 최근에는 슈퍼 프루트로 주목받고 있다.

1kg의 열매에서 겨우 18~24g밖에 얻지 못하는 바오밥 오일은 씨앗에서 저온 압착법을 통해 추출된다. 이 오일은 풍부하게 함유된 비타민E와 불포화지방산으로 노화 방지와 보습 효과가 있다고 알려져 화장품 등에 자주 배합된다. 아프리카에서는 예로부터 식용유로 사용했다.

DATA

명칭 바오밥 오일

사용 부분 씨앗

추출 방법 저온 압착법

냄새 은은한 향

색깔 노란색

용도 식용, 미용, 약용

효능 피부 진정, 항산화, 항염증, 노화 방지, 보습, 피부 개선, 모발 개선 등

특징 끈적임이 적고 쉽게 산화되지 않는다. 올레산과 리놀산, 팔미트산을 균형적으로 함유하여, 보습과 피부 개선 효과가 높은 것으로 알려져 있다.

이용 방법 토너로 피부를 정돈한 뒤, 몇 방울 떨어뜨려 얼굴 전체에 펴 바른다. 립밤이나 헤어 오일로도 사용할 수 있다.

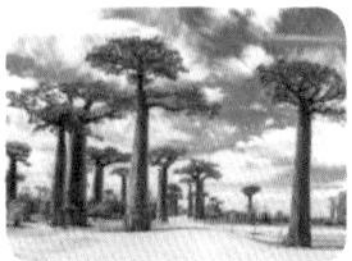

▲ 바오밥 나무.

Papaya Seed Oil

파파야 시드 오일

34

모공의 블랙헤드와 각질 제거에 효과적인 천연 필링 오일

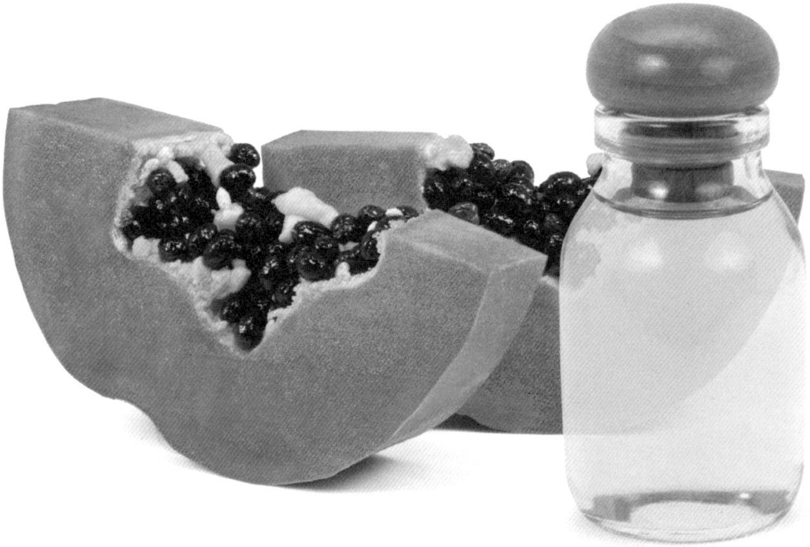

▲ 파파야 시드 오일과 파파야 열매. 열매는 녹색이었다가 익으면서 점차 노란색으로 바뀐다.

많은 열대 지역에서 재배되는 파파야는 멕시코 남부에서 서인도제도까지가 원산지인 상록수다. 열매는 열대 과일로 알려져 있으며 단맛이 강하고 쫄깃한 식감이 특징이다.

파파야 시드 오일은 올레산과 리놀산이 풍부하게 함유되어 피부에 잘 스며들며 보습력이 뛰어난 오일이다. 또한 파파야에서 발견되어 파파인이라고 이름이 붙은 천연 각질 제거 효소의 함유량도 많다. 파파인은 오래된 각질과 피지를 분해하여 피부 재생을 촉진하므로 모공의 블랙헤드와 여드름 관리에 효과적이다. 화학적 필링과는 달리 피부 자극은 적지만, 피부장벽 기능이 떨어져 있을 때는 사용을 자제하는 것이 좋다.

특징 올레산이 70% 가까이 차지하고 있어 쉽게 산화되지 않는다. 비타민A·C가 풍부하며, 피부의 색소침착이나 기미, 주름에도 효과적이다.

이용 방법 몇 방울 떨어뜨려 얼굴과 온몸, 머리카락 등에 바른다. 따로 헹굴 필요가 없어 매일 피부 관리에 사용할 수 있다.

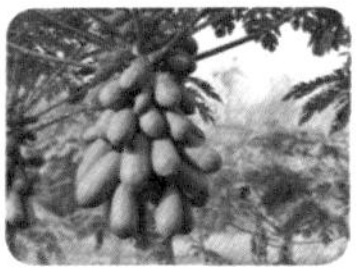

▲ 파파야 나무.

DATA

명칭 파파야 시드 오일
사용 부분 씨앗
추출 방법 저온 압착법
냄새 거의 나지 않음
색깔 노란색~주황색
용도 식용, 미용, 약용
효능 피부 진정, 항산화, 항염증, 보습, 항균, 소화 촉진 등

35 Palm Oil

팜유

세계에서 가장 많이 생산되는 식물유

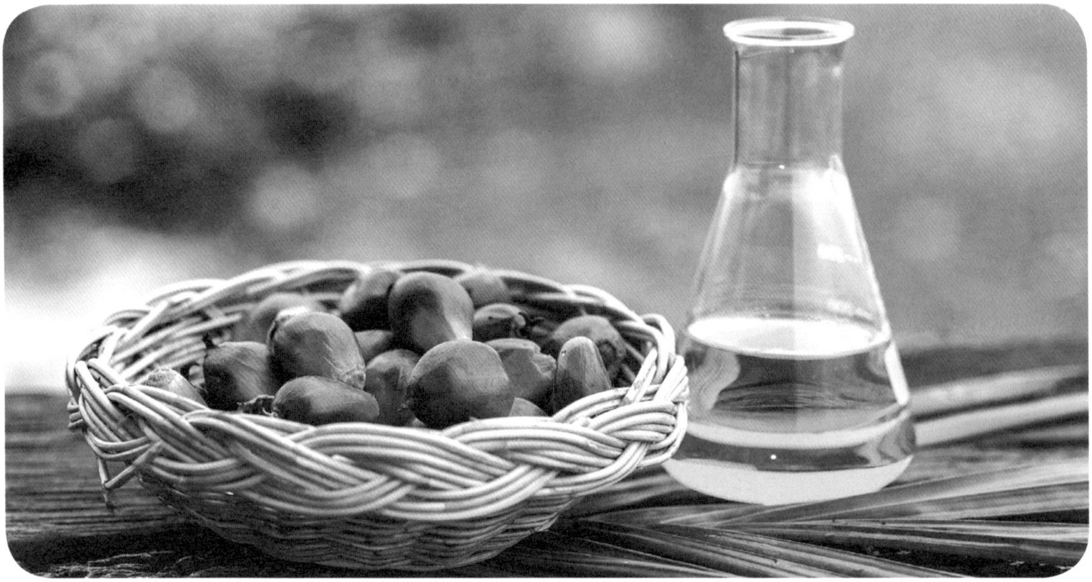

▲ 기름야자나무 열매와 정제된 팜유.

기름야자나무는 아프리카 서부와 서남부의 열대 우림 지대가 원산지인 종려과 식물이다. 열매에는 30~35%의 유지가 함유되어 있어 고대 이집트에서도 그 기름을 사용했다. 참고로 과육에서 얻는 오일은 팜유라고 부르고 씨앗에서 얻는 오일은 팜핵유라고 부르는데, 이 두 오일은 조성도 성질도 다르다.

원래 팜유는 카로티노이드를 다량 함유하여 주황색을 띠는데, 탈색 및 정제를 거치고 나면 흰색이나 옅은 노란색이 된다. 이것을 구별하기 위해 비정제 오일은 레드 팜유라고 부른다. 아프리카의 전통적인 재배 지역에서는 예로부터 레드 팜유가 요리에 색과 독특한 풍미를 더한다고 하여 식문화에서 빼놓을 수 없는 존재다.

기름야자나무는 현재 세계 각지의 열대 우림 지대에서 재배되고 있다. 수확량이 많고 가격이 저렴하여 안정적인 공급이 가능하고, 지방 조성의 특징으로 인해 녹는점이 다른 오일을 만들 수 있어 쓰임새가 다양하다는 점에서 현재 세계에서 가장 많이 생산되는 오일이다. 한편 팜유의 대량생산으로 인한 환경 파괴 문제도 대두되고 있다.

DATA

- 명칭 팜유
- 사용 부분 과육
- 추출 방법 저온 압착법, 용매 추출법 등
- 냄새 무취
- 색깔 주황색(비정제), 옅은 노란색(정제)
- 용도 식용, 미용, 공업용 등
- 효능 노화 방지, 피부 개선, 항산화, 보습, 동맥경화 예방, 항암 등(비정제)

특징

비정제 팜유인 레드 팜유는 주황색으로 카로티노이드와 비타민이 다량 함유되어 있지만, 정제되면 그 영양분을 잃고 옅은 노란색이 된다. 또한 저온 압착법으로 추출된 것과 용매 추출법으로 추출된 것이 있는데, 정제 과정에서 트랜스지방산 등 유해 물질이 혼입되는 경우가 있다. 게다가 재식 농업으로 인한 대규모의 삼림 벌채도 문제가 되고 있다. 따라서 팜유를 구입할 때는 저온 압착으로 생산된 상품과 RSPO(※) 인증을 받은 상품 등 되도록 품질이 좋은 오일을 고르는 것이 좋다.

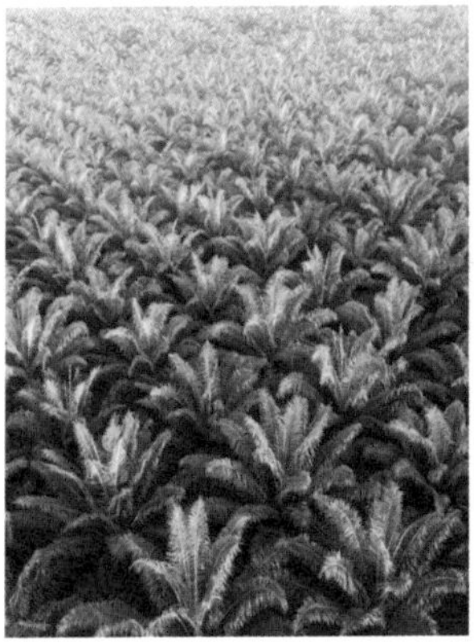

▲ 말레이시아의 재식 농업 농장.

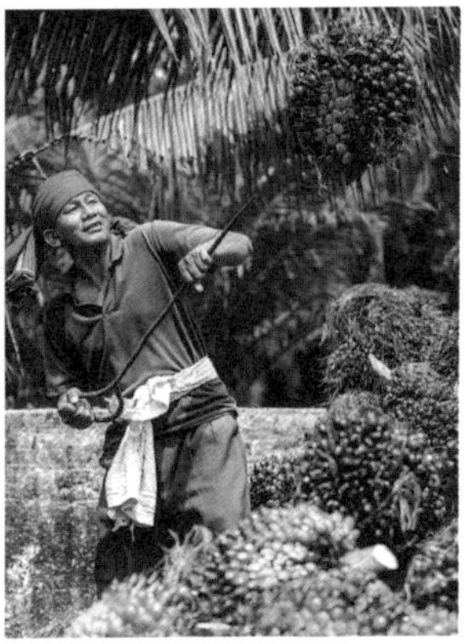

▲ 기름야자나무 열매를 수확하는 풍경 (MEMBERHS/Shutterstock.com).

※ RSPO: 'Roundtable on Sustainable Palm Oil'의 약자로 '지속 가능한 팜유 협의체'를 의미한다. 세계적인 규모의 비영리조직 단체로, 신뢰할 수 있으며 지속 가능한 팜유 제품의 성장과 이용을 촉진할 목적으로 2004년에 설립되었다.

주성분

• 팔미트산 • 올레산 • 비타민E • 비타민K

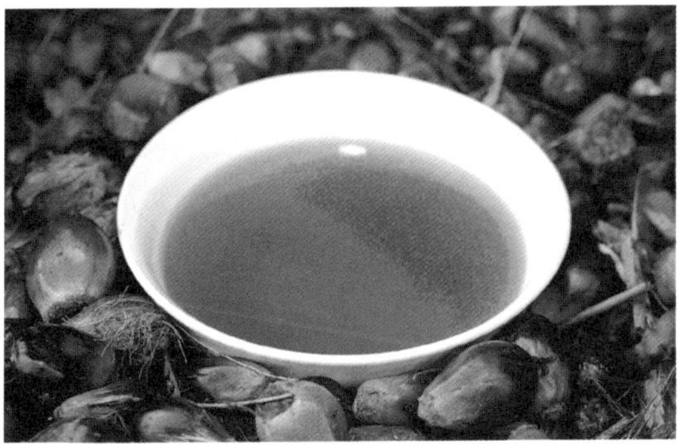

▲ 비정제 오일인 레드 팜유.

효능

● **피부 개선 및 노화 방지**

피지 성분에도 들어 있는 팔미트산과 올레산이 피부의 보습과 노화 방지를 돕는 것 외에, 비타민E의 항산화 작용 또한 피부 노화 방지를 돕는다.

● **암과 동맥경화 예방(레드 팜유)**

카로티노이드가 체내에서 비타민A로 바뀌어 점막과 피부를 건강하게 유지하는 역할을 한다. 또한 비타민E의 일종인 토코트리에놀이 암과 동맥경화 예방을 돕는다. 팔미트산이 체내에서 비타민A를 안정화하여 더 높은 효과를 기대할 수 있다.

이용 방법

● **수제 비누**

팜유를 사용하여 만든 수제 비누는 잘 무르지 않아 단단한 형태를 안정적으로 유지할 수 있는 것이 특징이다. 또한 쉽게 산화되지 않으므로 비누 만들기에 최적의 오일이라고 할 수 있다. 단 팜유를 너무 많이 넣으면 비누가 너무 단단해져서 물에 잘 녹지 않으며 거품도 잘 생기지 않기 때문에, 다른 메인 오일에 15~20% 정도의 팜유를 섞는 것이 좋다.

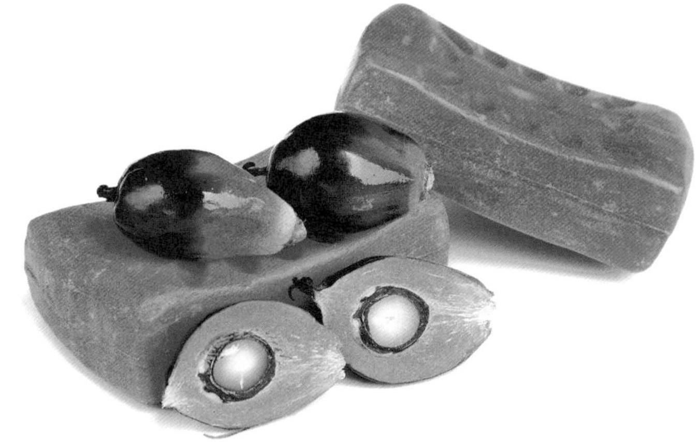

▶ 레드 팜유를 사용하여 만든 수제 비누. 정제된 팜유보다 가격은 높지만, 더 안심하고 사용할 수 있다.

36 Pumpkin Seed Oil

호박씨 오일

디저트에 어울리는 달콤한 풍미의 다기능 오일

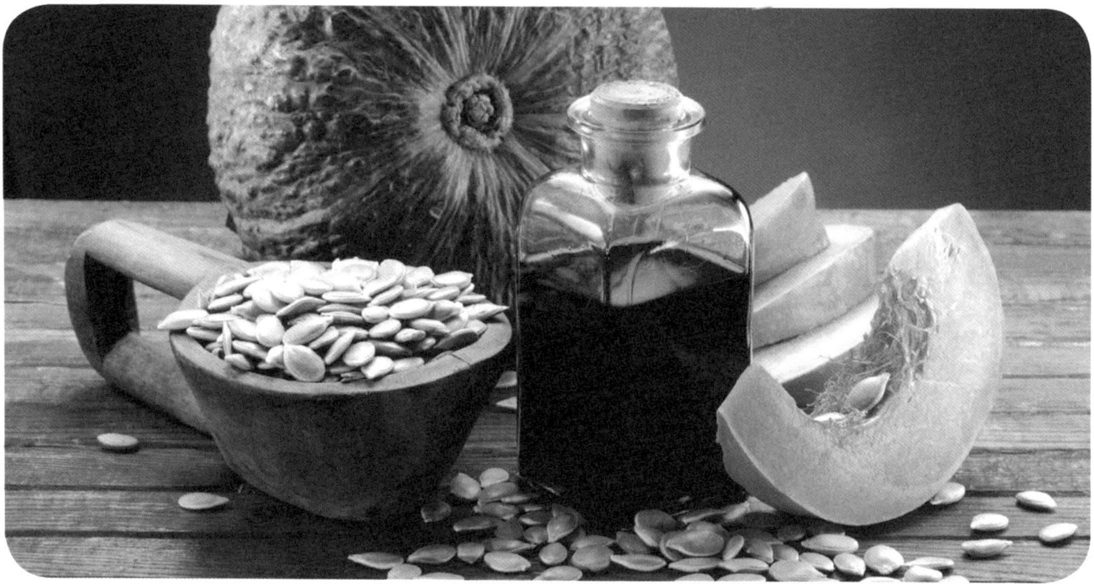

▲ 오일 중 드물게 검은색에 가까운 짙은 녹색을 띠는 것이 인상적이다.

호박씨 오일은 말 그대로 호박의 씨앗에서 얻는다. 주원료로는 서양 호박과 페포 호박 품종이 사용된다. 추출 방법은 주로 저온 압착법이며, 잘 익은 호박의 씨앗에서 섬유질을 제거하고 건조 후 압착하여 추출한다.

호박씨 오일에는 리놀산, 올레산, 비타민E, 베타카로틴, 각종 무기질 등 풍부한 영양이 들어 있다. 유럽에서는 예로부터 식용과 약용으로 이용했고, 최근에는 높은 항산화 효과로 미용 면으로도 주목받고 있다.

특히 약용 면으로 민간요법에서는 충치 예방과 구충제로 쓰이며, 독일에서는 전립샘비대증의 예방약으로 정식 승인받았다.

DATA

명칭 호박씨 오일
사용 부분 씨앗
추출 방법 저온 압착법
냄새 견과류 같은 고소하고 달콤한 향
색깔 짙은 녹색
용도 식용, 약용, 미용
효능 항산화, 구충, 강장, 전립샘 질환 예방, 호르몬 균형 조정, 항염증, 노화 방지 등

특징 검은색에 가까운 녹색으로 견과류 같은 고소하고 달콤한 냄새가 나는 것이 특징이다. 비타민과 무기질 등 영양소가 풍부한 점이 매력적이지만, 불포화지방산이 다량 함유되어 산화되기 무척 쉬우므로 주의해야 한다.

이용 방법

드레싱처럼 직접 요리에 뿌리면 색다른 맛을 즐길 수 있어, 요리의 악센트로 활용할 수 있다. 특히 아이스크림을 비롯한 디저트와도 잘 어울린다.

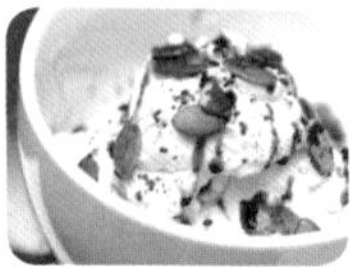

▲ 아이스크림에 뿌려 먹어도 좋다.

Pecan Nut Oil

피칸 오일

37

불포화지방산이 풍부하며 미국에서 애용되는 오일

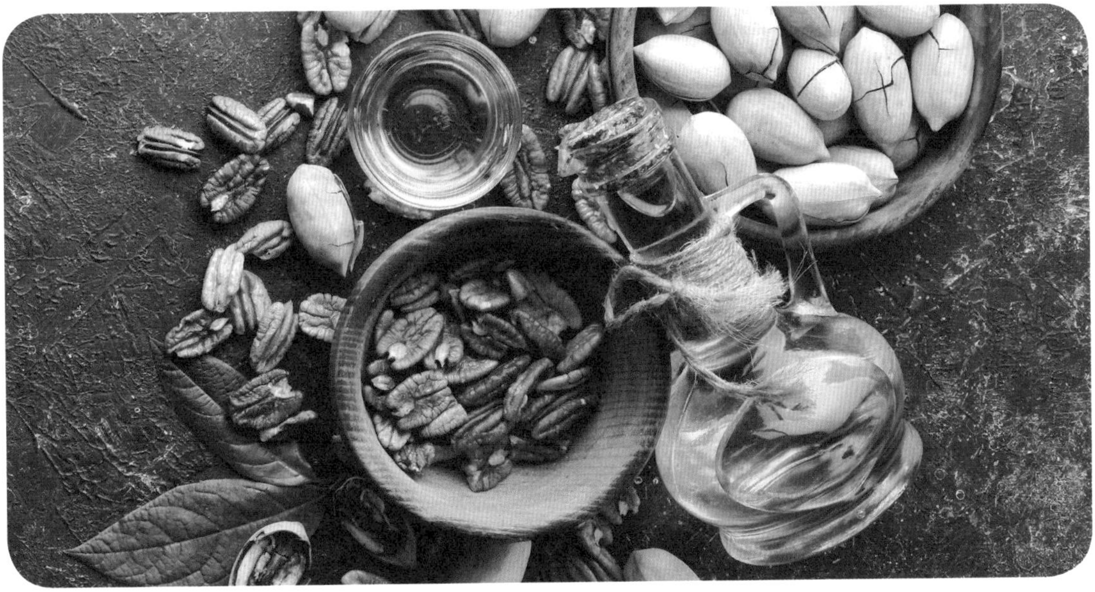

▲ 피칸 오일과 독특한 모양이 특징인 피칸.

피칸나무는 미국 중서부와 멕시코 동부가 원산지인 가래나뭇과 낙엽수다. 그 씨앗으로 식용되는 것이 피칸인데, 영양가가 우수해서 미국 건국 이전의 원주민과의 교역에서는 모피와 교환될 정도로 고가였다고 한다.

가장 큰 특징은 전체의 약 72%를 차지하는 지질이며, 버터나무란 별명으로 불릴 만큼 견과류 중에서도 지질이 특히 많다. 씨앗을 가볍게 볶아서 다진 뒤 압착하면 피칸 오일이 만들어진다.

맛이 깔끔해서 어느 음식 재료와도 잘 어울리고 발연점이 약 240℃로 높아 가열 조리에도 적합해서 미국에서는 주로 식용유로 애용되는 오일이며, 마사지나 아로마 테라피에도 쓰인다.

특징 은은하게 견과류의 풍미가 있지만, 맛은 깔끔하다. 불포화지방산이 약 90%를 차지하며 특히 올레산이 풍부하다. 비타민E와 마그네슘, 칼륨, 철 등 다양한 영양소가 들어 있다.

이용 방법

가열에 강해서 볶음이나 튀김 요리에도 사용할 수 있다. 또한 무첨가 오일은 버터 대신 토스트 등에 발라 먹어도 맛있다.

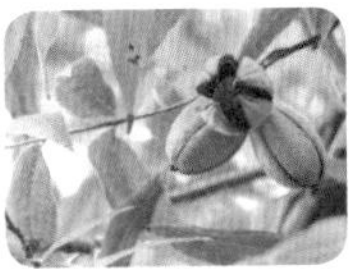

▲ 피칸의 나무와 열매.

DATA

명칭 피칸 오일
사용 부분 씨앗
추출 방법 압착법
냄새 은은한 견과류 향
색깔 옅은 노란색
용도 식용, 미용
효능 항산화, 콜레스테롤 강하, 위산 조정, 정장, 혈행 촉진, 면역력 향상 등

38 Pistachio Oil

피스타치오 오일

요리를 한 단계 업그레이드시키는 향기로운 오일

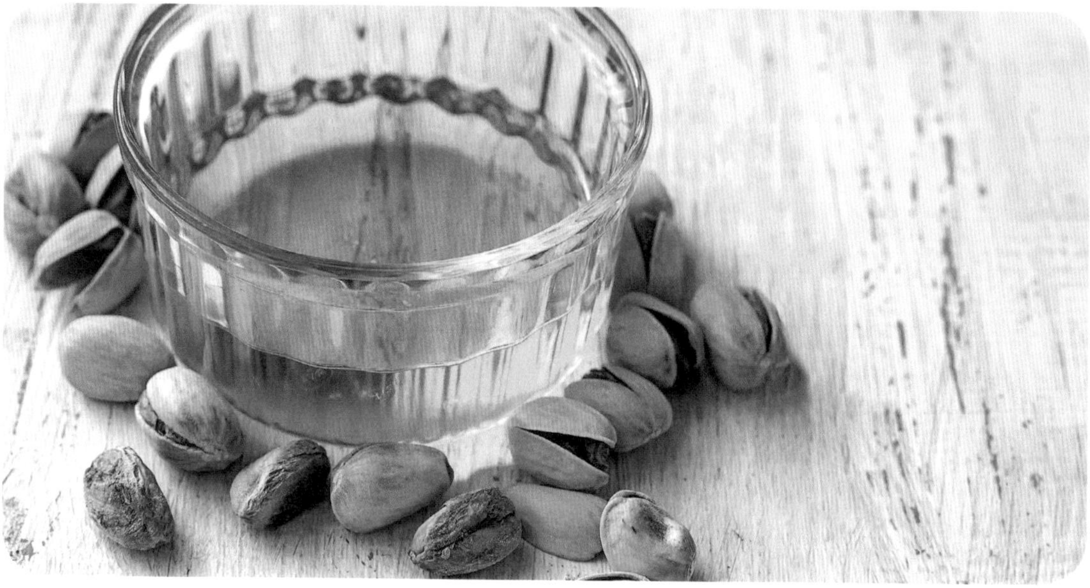

▲ 피스타치오 오일과 피스타치오. 피스타치오는 원산지와 제조 방법에 따라 다양한 풍미를 즐길 수 있다.

피스타치오는 지중해 연안이 원산지인 옻나뭇과 낙엽수로, 튀르키예의 고대 도시나 페르시아 등에서는 수천 년 전부터 피스타치오 씨앗을 식용으로 재배했다고 한다. 현재 주요 생산지는 서남아시아와 북아프리카, 그리고 미국 등의 건조지대이며 익은 씨앗을 껍질째 볶은 뒤 소금으로 간한 것을 식용으로 이용한다.

'피스타치오 그린'이라고 불리는 초록색 색깔과 그 밖의 견과류와는 다른 독특한 풍미가 있어, 견과류의 여왕이라고도 불린다. 또한 비타민이나 무기질, 섬유질 등을 다량 함유하여 영양가가 높은 것도 특징이며 아월혼자(阿月渾子)라고 불리는 생약으로 콩팥염 및 간염, 위염 등의 치료에도 이용된다.

피스타치오 오일은 껍질을 제거한 씨앗 알맹이에서 저온 압착법으로 추출한 오일로, 다른 견과류 오일에 비해 강하고 독특한 풍미가 있으며, 씨앗의 색처럼 녹색을 띤다. 산화에 강한 올레산을 다량 포함하고 있어 가열에도 강하지만, 풍미를 살리기 위해 주로 찐 채소 등의 요리에 뿌려 먹는 향미유로 사용하는 경우가 많다.

이외에 미용 용도로는 헤어 오일이나 피부 관리 제품 등에 이용된다.

DATA

명칭 피스타치오 오일
사용 부분 껍질을 제거한 씨앗 알맹이
추출 방법 저온 압착법
냄새 견과류의 독특하고 강한 향
색깔 녹색 　 용도 식용, 미용
효능 항산화, 보습, 피부 진정, 피부 개선, 콜레스테롤 강하, 동맥경화 예방, 정장, 노화 방지, 고혈압 예방, 눈의 피로 해소, 모발 개선 등

특징

가장 큰 특징은 풍부한 풍미와 짙은 녹색으로 요리 완성 단계에서 사용하기에 적합하다. 또한 90% 정도가 올레산을 비롯한 불포화지방산으로 구성되어 있으며, 비타민E를 포함한 비타민류, 칼륨, 철, 구리 등의 무기질류, 파이토케미컬(식물성 천연 물질)인 루틴과 베타카로틴이 들어 있다.

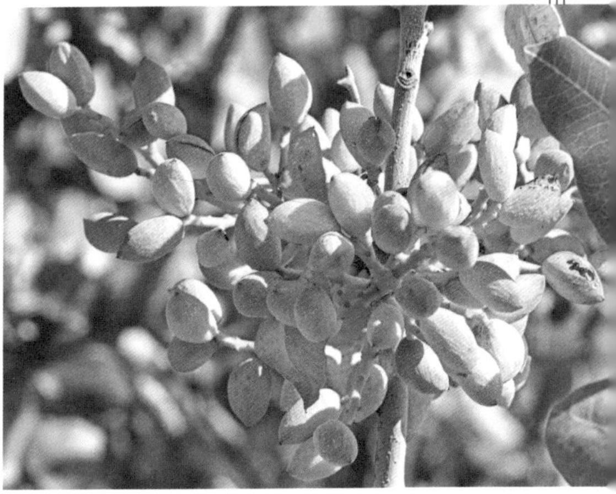

▲ 피스타치오 열매. 안에 씨앗이 들어 있다.

주성분

- 올레산
- 리놀산
- 팔미트산
- 비타민E
- 비타민A
- 비타민K
- 철
- 아연
- 베타카로틴

효능

● 생활습관병 예방

올레산이 혈중 LDL콜레스테롤 수치를 낮추어 생활습관병 예방을 돕는다.

● 노화 관리

비타민E와 비타민A의 항산화 작용이 세포의 노화를 늦추고, 기미 및 주름을 예방하는 효과가 있다.

● 고혈압 및 부종 예방

칼륨이 체내 여분의 염분을 배출함으로써 고혈압 예방과 부종 방지 효과가 있다.

● 눈의 피로 완화 및 안과 질환 예방

루틴과 베타카로틴이 눈의 피로 해소와 녹내장 등의 안과 질환 예방을 돕는다.

이용 방법

● 마사지 및 헤어 오일

이국적인 향기가 나며 질감도 적당한 피스타치오 오일을 마사지에 이용하면, 피부에 영양을 더해서 촉촉하고 부드럽게 만든다. 그리고 헤어 오일로 사용하면 촉촉하게 정돈되어 찰랑거리는 머릿결을 만든다.

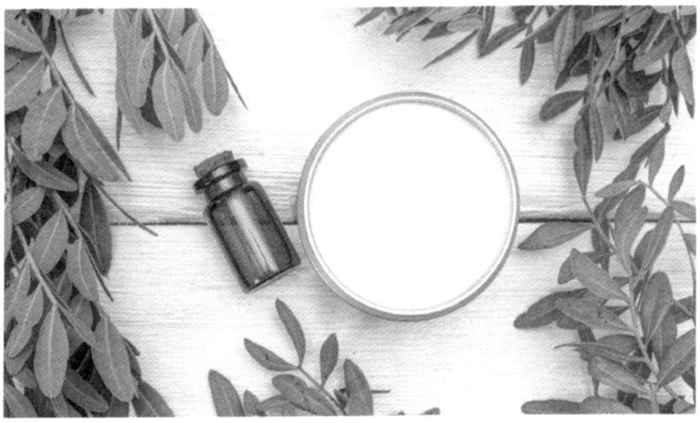

▲ 갖고 있는 크림에 소량을 섞어 써도 좋다.

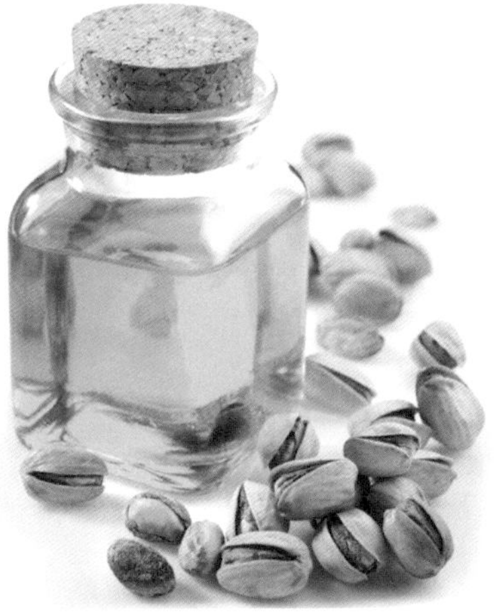

● 향미유

피스타치오 오일은 몇몇 견과류 오일 중에서도 가장 향기로운 풍미를 자랑한다. 그 향기를 살릴 수 있도록 완성된 요리에 향미유로 쓰는 것을 추천한다. 드레싱과 요리의 소스, 흰살생선이나 닭고기, 구운 돼지고기와도 잘 어울린다. 또한 아이스크림에 뿌려 먹으면 색다른 맛을 즐길 수 있는 등, 디저트와의 궁합도 좋다. 빵에 발라 먹으면 오일의 맛을 충분히 즐길 수 있다.

◀ 아름다운 녹색이 인상적인 피스타치오 오일. 향기 외에 색깔로도 요리를 즐길 수 있어 좋다.

39 Peach Kernel Oil

복숭아씨 오일

건성 피부에 적합한 저자극 오일

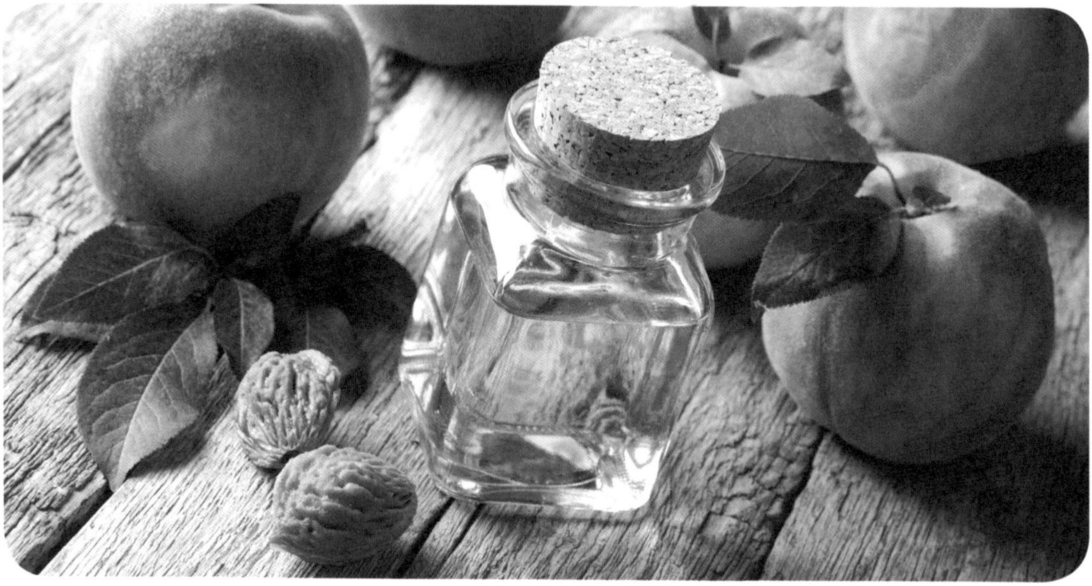

▲ 복숭아씨 오일과 복숭아 열매, 씨앗. 오일은 질감이 가벼우며 피부에 빠르게 흡수된다.

복숭아나무는 장미과 낙엽수로, 원산지 중국에서는 나쁜 기운을 물리치고 불로장생을 가져다주는 식물로 예전부터 사랑받았다. 또한 씨앗의 내핵은 도핵, 도인이라고 불리며 부인병 등을 치료하는 한방약으로 쓰인다.

복숭아씨 오일은 복숭아의 씨앗 알맹이에서 저온 압착법으로 추출한 오일로 아몬드 오일과 비슷한 성분으로 구성되어 있는데, 생산량이 적어 비교적 가격이 높은 오일이다.

올레산이 약 60~65%, 리놀산이 약 25%를 차지하는 성분 구성으로 보습 효과와 피부 진정 효과를 볼 수 있으며, 현재는 주로 마사지 오일이나 화장품, 모발 관리 제품, 세안제 등 미용 분야에서 폭넓게 쓰이고 있다.

DATA

명칭 복숭아씨 오일
사용 부분 껍질을 제거한 씨앗 알맹이
추출 방법 저온 압착법
냄새 무취에 가까움
색깔 옅은 노란색
용도 미용
효능 피부 진정, 보습, 피부 개선, 모발 개선, 항염증, 가려움증 완화, 항산화 등

특징 냄새가 없고 점성이 있는 질감이며 올레산, 리놀산의 함유율이 높다. 보습 효과가 우수하여 특히 건성 피부에 좋다.

이용 방법 민감성 피부 및 유아에게도 사용할 수 있을 정도로 자극이 적으며, 특히 피부 트러블과 건조증이 우려될 때 얼굴 마사지에 쓰면 효과를 볼 수 있다.

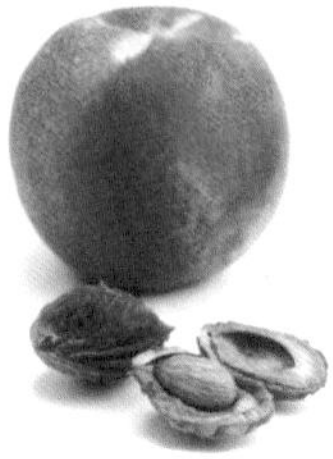

▲ 복숭아 열매와 씨앗, 내핵.

Peanut Oil

40

땅콩기름

가열 요리에 쓸 수 있으며 영양소가 균형적으로 구성된 오일

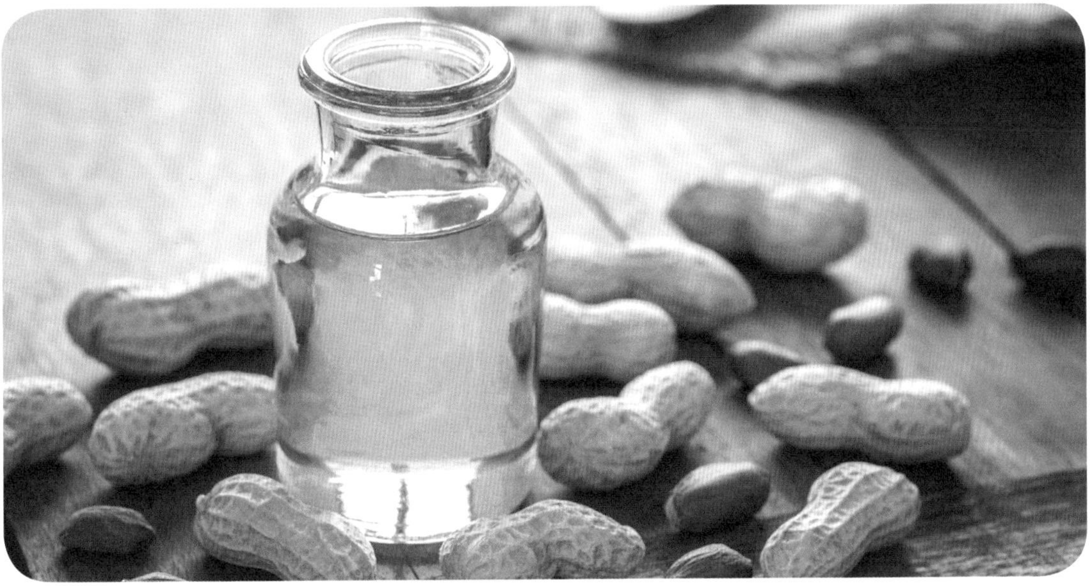

▲ 땅콩기름과 땅콩 껍데기, 씨앗인 땅콩.

땅콩의 원산지는 남아메리카로, 그 씨앗이 땅콩으로 불리며 예로부터 식용되었다. 땅콩에는 유분이 40~50%나 함유되어 있는데 이를 압착하여 얻을 수 있는 것이 땅콩기름이다.

땅콩기름은 비교적 가격이 저렴하고 고온(220℃)에도 강하다는 특징이 있어 영양 손실 없이 가열 요리에 이용할 수 있어서 식용유로 널리 보급되었으며 마가린의 원료로 사용되기도 한다. 특히 땅콩 특유의 고소한 풍미가 있어 중화요리에서는 빼놓을 수 없는 존재다.

공업 용도로는 비누나 샴푸, 도료 수지 등의 원료로 사용되며, 약용으로는 연고에도 쓰인다.

특징 땅콩 특유의 향이 있으며 가열에 강하다는 것이 특징이다. 올레산, 리놀산 등 불포화지방산이 다량 함유되어 있으며 비타민E와 아연 등의 영양소도 풍부하다.

이용 방법

식용유로 다양한 요리에 쓰일 수 있다. 가열하면 고소한 향이 살아나므로 볶음 요리에 사용하는 것을 추천한다.

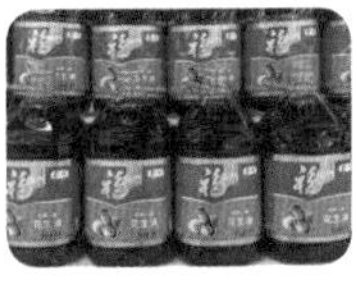

▲ 중국 식료품점에 진열된 땅콩기름(pixiaomo/Shutterstock.com).

DATA

명칭 땅콩기름

사용 부분 씨앗

추출 방법 저온 압착법, 고온 압착법

냄새 땅콩의 고소한 냄새

색깔 갈색~노란색

용도 식용, 미용, 약용, 공업용

효능 항산화, 진통, 콜레스테롤 강하, 동맥경화 예방, 고혈압 예방, 노화 방지, 항염증 등

※ 땅콩 알레르기가 있는 사람은 사용을 피할 것. 임신 또는 수유 중인 사람과 유아는 사용에 주의해야 한다.

41 Black Cumin Seed Oil

블랙 커민 시드 오일

죽음을 제외한 모든 질병에 효과적인 만능 오일

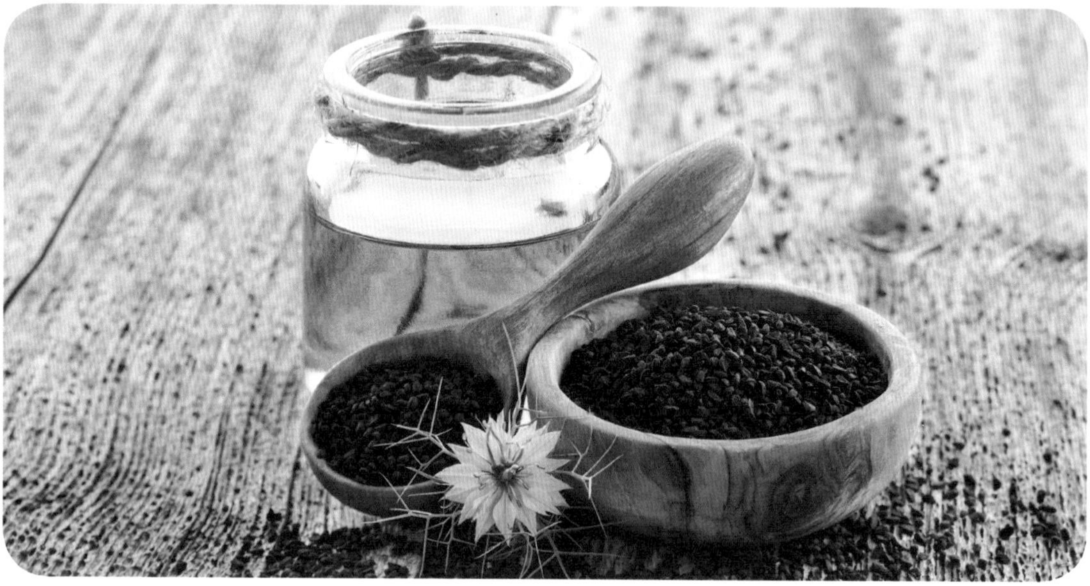

▲ 블랙 커민 시드 오일과 블랙 커민 씨앗과 꽃. 씨앗이 검은 식물이란 뜻에서 '흑종초'라고도 불린다.

블랙 커민 시드 오일은 몇 년 전부터 슈퍼 푸드로 주목받고 있다. 남유럽과 지중해 연안이 원산지인 미나리아재빗과 식물이며, 일반적으로 향신료로 알고 있는 산형과 식물 커민과는 전혀 다른 식물이다. 검은깨와 비슷한 모양의 씨앗에서는 독특한 향이 나며, 다양한 효능이 있어 '은혜의 씨앗' 또는 '축복의 씨앗'이라고도 불린다.

블랙 커민의 재배 역사는 3,000년 전까지 거슬러 올라가며, 고대 이집트의 클레오파트라와 네페르티티는 미용을 위해 블랙 커민 시드 오일을 사용했다고 한다. 또한 이슬람교의 예언자 무함마드는 블랙 커민을 '죽음을 제외한 모든 질병을 고치는 약'이라고 높이 평가했으며, 중동의 전통 의학에서는 만병통치약으로 귀히 여겨왔다. 1960년대 이후에는 세계에서 의학적 연구가 진행되었는데 편두통과 천식, 알레르기 증상 완화에 효과가 있다는 사실이 밝혀졌다.

가열 요리에는 적합하지 않아서 요리가 완성된 후 뿌리거나 드레싱 등으로 사용하거나 1작은술(약 5g)을 하루에 1~2회 마시는 것이 좋다.

DATA

명칭 블랙 커민 시드 오일
사용 부분 씨앗
추출 방법 저온 압착법
냄새 스파이시한 향
색깔 갈색~노란색
용도 식용, 약용, 미용
효능 항균, 항염증, 항산화, 구취 예방, 진통, 호흡기 질환 완화, 알레르기 질환 개선, 면역력 향상, 건망증 예방 등

특징

마그네슘, 칼슘을 비롯한 100종류 이상의 유효성분과 티모퀴논이라는 강력한 항산화 물질을 함유하여 최근에는 면역력 증강 효능으로도 주목받고 있다. 톡 쏘는 듯한 자극적인 매운맛과 쓴맛이 있고 스파이시한 향이 난다. 산화 안정성이 높은 점도 특징 중 하나다.

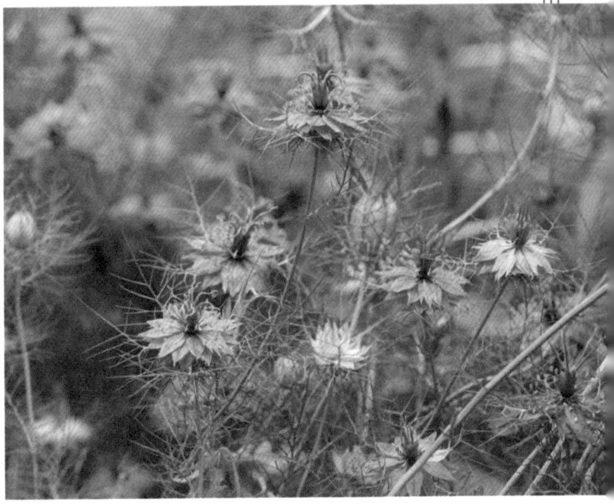

▲ 여름에 피는 가냘픈 꽃은 관상용으로서도 인기가 많다.

주성분

- 올레산
- 리놀산
- 팔미트산
- 비타민A
- 비타민B
- 비타민C
- 니겔론
- 티모퀴논

효능

▼ 대과(袋果) 안에 씨앗이 들어 있다.

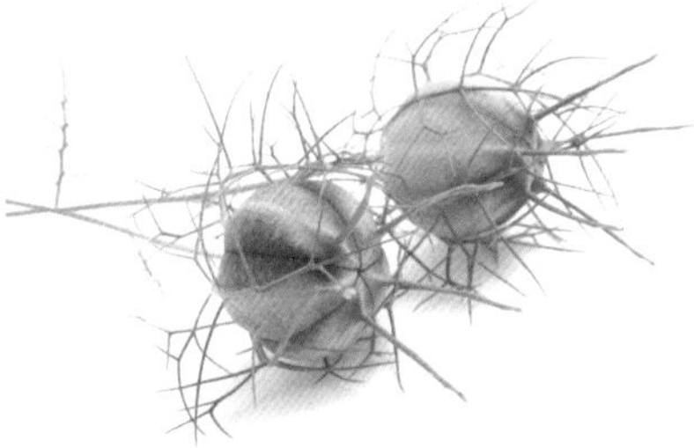

● 알레르기 증상 완화

항히스타민 물질과 비슷한 작용을 하는 니겔론이 알레르기 증상의 완화를 돕는다.

● 건망증 예방

티모퀴논이 신경 세포를 보호하여 건망증 예방을 돕는다.

● 구취 예방

구취 원인 성분을 제거하는 효과가 있다. 구강 내 위생 환경을 개선하여, 충치와 치주병 예방에도 효과적이다.

이용 방법

● 건강 보조제

블랙 커민 시드 오일로 만든 건강 보조제는 아직 생소할 수 있지만, 꾸준히 섭취하면 다양한 건강 효과를 볼 수 있다.

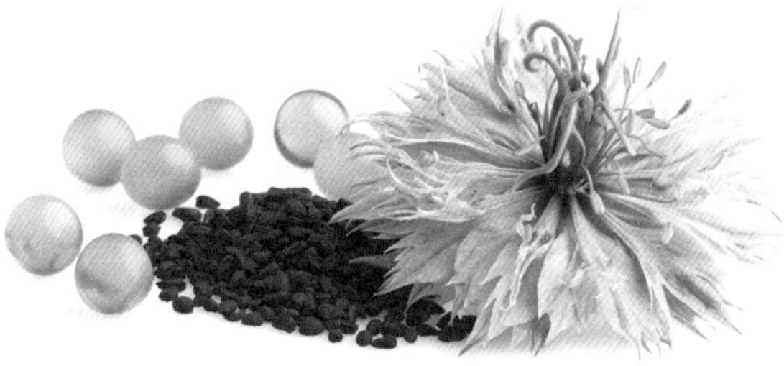

▲ 블랙 커민 시드 오일로 만든 건강 보조제.

● 큐티클 오일

손톱과 손가락 끝에 수분을 더하고 건조증 및 거스러미 생성을 방지한다. 손톱을 튼튼하게 만드는 효과도 있다.

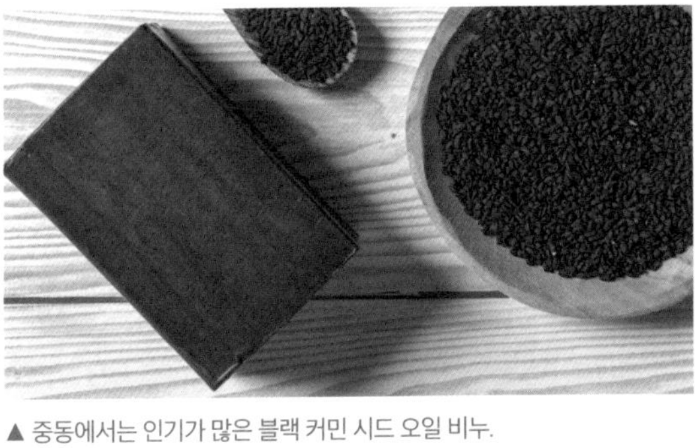

▲ 중동에서는 인기가 많은 블랙 커민 시드 오일 비누.

● 비누

블랙 커민 시드 오일을 사용하여 만든 비누는 올리브 오일이나 코코넛 오일과 배합하는 것이 일반적이다. 보습이나 수축 작용 외에도, 항균 및 항염증 효과를 볼 수 있다. 피부 재생을 촉진하는 작용도 있어, 이미 생긴 여드름을 개선하는 것은 물론 여드름 흔적도 옅게 만든다. 시판 제품은 '블랙 시드 비누'와 같은 제품명으로 판매되기도 한다. 녹은 비누가 세면대를 검게 물들일 수 있으므로 주의해야 한다.

42

Flaxseed Oil

아마씨 오일

오메가3 지방산이 풍부한 오일

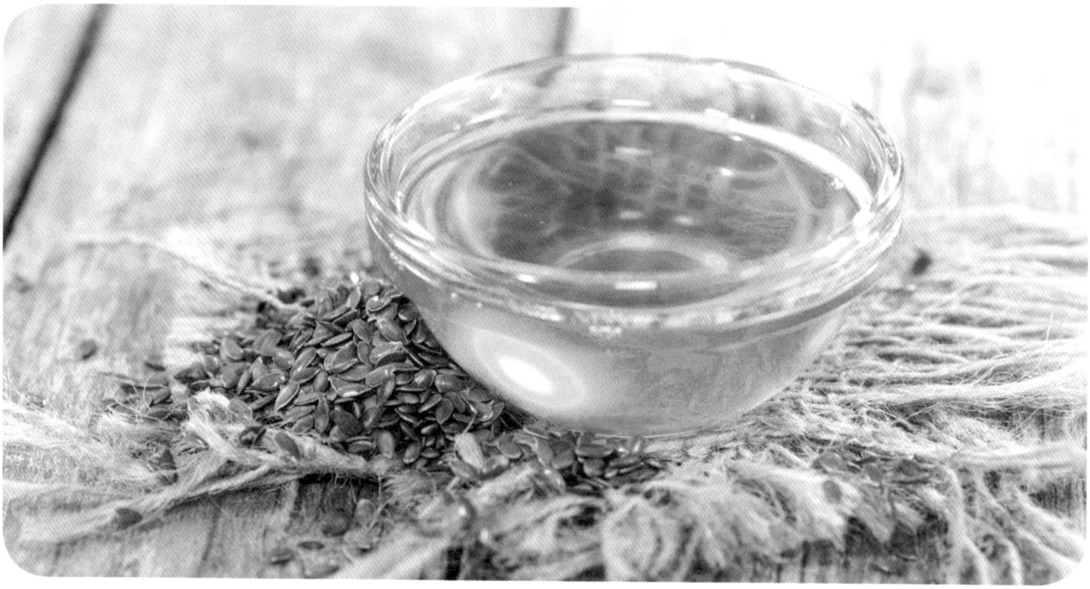

▲ 아마씨 오일과 원료인 아마의 씨앗. 일본에서는 특히 홋카이도에서 재배가 많이 이루어진다.

아마는 캅카스 지방에서 중동까지가 원산지인 아마과 한해살이풀이다. 7,000년 전에는 이미 재배된 역사가 있는 식물로, 줄기의 섬유는 의류 등에 사용되는 리넨 제품으로 만들어진다. 그 외에도 다양한 쓰임새로 이용되는 매우 유용한 식물이다.

아마씨 오일은 아마의 씨앗을 누르거나 으깨어서 용매 추출하는 방법으로 얻어지는데, 아마인유나 린시드 오일이라고도 부른다. 오메가3 지방산인 알파리놀렌산을 비롯하여 불포화지방산과 영양소를 풍부하게 함유하고 있다. 히포크라테스 시대에는 피부 질환에 효과가 있는 것으로 알려졌고, 현대에는 영양 건강 보조제로 판매되는 등 건강 면에서도 주목받고 있다.

또한 공기에 닿으면 굳는 건성유인 점을 이용하여 유화 물감의 첨가제나 퍼티, 목제품의 마감재 등으로 쓰인다.

단 산화하기 쉬우며 열에 약하다는 특징이 있고 따뜻하게 데우면 유독 성분이 발생하기 때문에, 식용으로 사용할 때는 반드시 저온 압착된 비정제 오일을 고르는 등 주의가 필요하다.

DATA

명칭 아마씨 오일, 아마인유, 린시드 오일

사용 부분 씨앗

추출 방법 저온 압착법, 압착법, 용매 추출법

냄새 비릿하게 독특한 향

색깔 노란색　　용도 식용, 공업용, 약용, 미용

효능 배변 활동 촉진, 호르몬 조정, 동맥경화 방지, 피부 트러블 개선, 항염증, 항암, 알레르기성 피부 질환 개선, 노화 방지, 혈행 개선 등

특징

비릿한 듯 특유의 향이 있다. 가장 큰 특징은 오메가3 지방산으로, 체내에서 만들 수 없는 필수지방산인 알파리놀렌산의 함유율이 식물성 유지 중 상위 3위 안에 들 정도로 많다. 단 산화하기 쉽고 가열에 약하다는 특징도 있다.

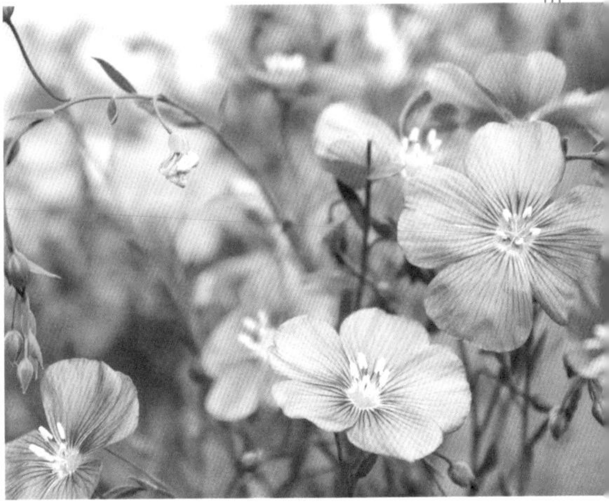

▲ 아름다운 푸른색 꽃을 피우는 아마.

주성분

- 알파리놀렌산
- 올레산
- 리놀산
- 감마토코페롤
- 비타민E
- 비타민K
- 콜린

효능

- **건망증 예방**

알파리놀렌산이 체내에서 DHA로 바뀌어 건망증 등 뇌 질환을 예방하는 효과가 있다.

- **에스트로겐 조정**

아마씨에 함유된 리그난이 에스트로겐을 조정하여 유방암과 자궁경부암 등 여성 질환의 예방을 돕는다.

- **아토피 및 알레르기 예방**

알파리놀렌산이 리놀산의 과다 섭취로 인한 아토피나 알레르기 등 염증 증상을 완화한다.

- **혈중 지방 및 콜레스테롤 강하**

혈중 지방 및 콜레스테롤 수치를 떨어뜨리고, 심장 질환과 뇌혈관 질환의 위험을 낮추는 효과가 있다.

이용 방법

- **생식**

가열에 약하므로 샐러드 드레싱이나 마리네이드 등 찬 요리에 사용하는 것이 좋다. 독특한 향이 거북할 때는 올리브 오일 등 먹기 쉬운 오일과 섞어 사용하면 된다. 특히 단백질과 함께 섭취하면 더 큰 효과를 볼 수 있어, 계란밥이나 낫또, 미소 된장국 등에 뿌려 먹으면 쉽게 영양소를 섭취할 수 있다. 권장 섭취량은 하루에 1큰술 정도다.

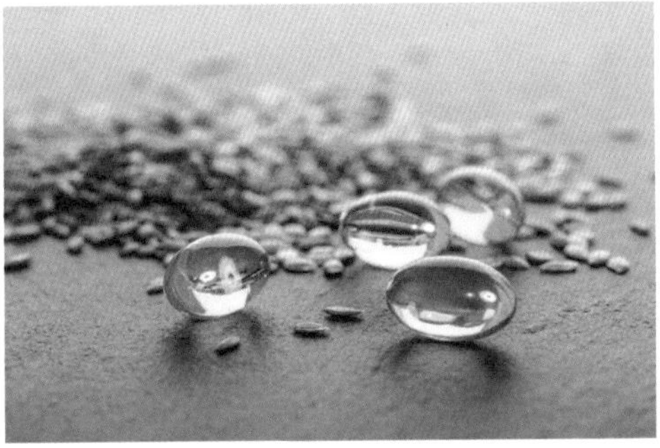

▲ 건강 보조제로 섭취해도 된다.

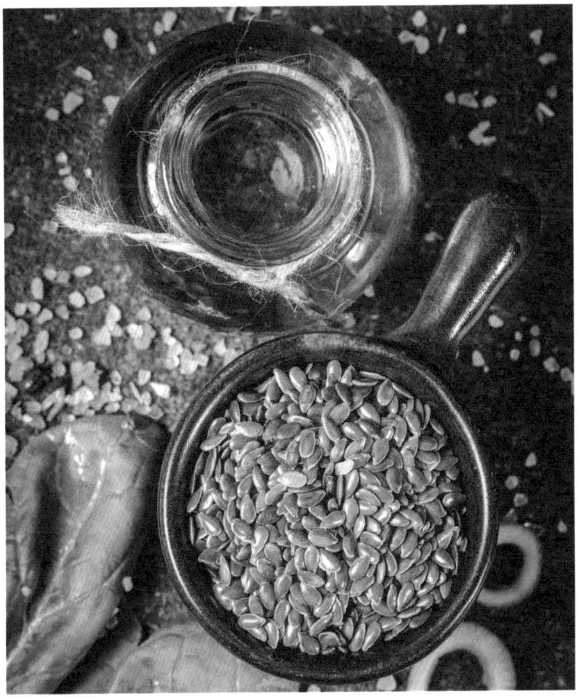

▲ 요리에 쓸 때는 생식 그대로 사용하는 것이 좋다.

43

Prune Seed Oil

자두씨 오일

달콤한 향기로 치유하는 노화 관리 오일

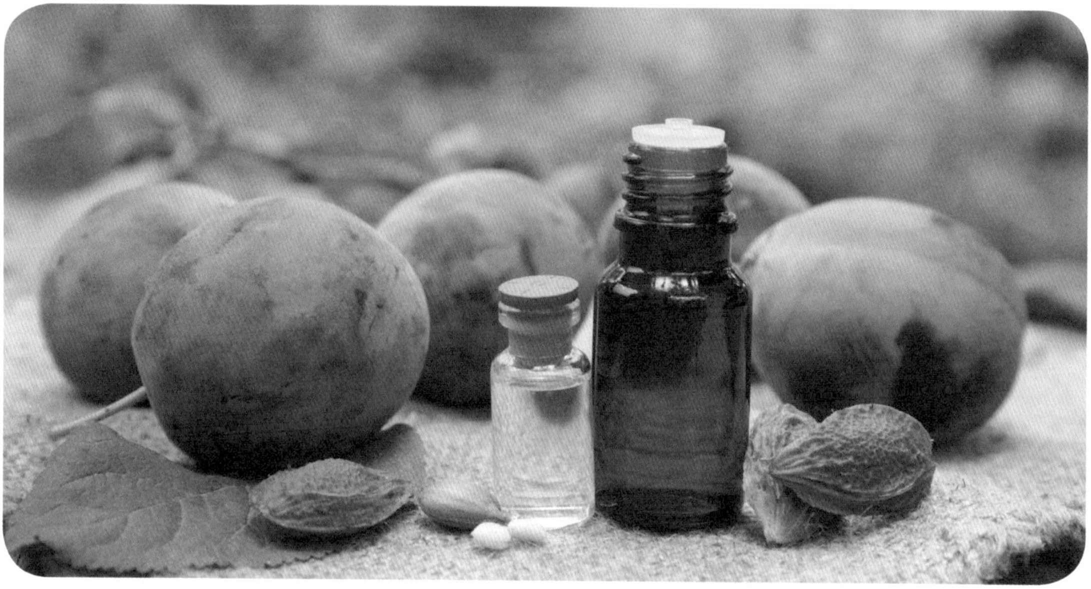

▲ 자두씨 오일과 자두 열매. 서양자두라고 부르기도 한다.

자두는 비타민과 무기질, 섬유질 등 영양가가 높아 유럽에서는 '기적의 과일'이라고 불린다. 발상지는 기원전 카스피해 연안 캅카스 지방이며 현재는 미국 캘리포니아주를 중심으로 세계 각지에서 재배되고 있다. 품종에 따라 열매 크기나 과즙의 양, 당도와 산미가 다르며, 씨앗째 건조해도 발효되지 않는 품종은 건자두로 가공된다.

열매가 감싸고 있는 단단한 씨앗 껍질 안에 씨앗이 있으며 이 씨앗을 저온 압착법으로 추출한 오일이 자두씨 오일이다. 프랑스 등 유럽 국가에서 식용 목적으로 생산하기 시작했으며, 아몬드처럼 은은하게 달콤한 향이 나서 주로 구움 과자나 디저트, 샐러드에 향을 더하는 목적으로 사용한다.

또한 올레산과 리놀산이 다량 함유되어 있어 피부 관리와 모발 관리, 전신 관리 등 미용의 용도로 폭넓게 이용된다. 특히 비타민A·E 등 항산화 물질이 풍부하여 기미와 주름, 색소침착 관리에 적합하므로 노화 관리용 로션으로도 주목받고 있다.

DATA

명칭 자두씨 오일
사용 부분 껍질을 제거한 씨앗 알맹이
추출 방법 저온 압착법
냄새 아몬드의 달콤한 향
색깔 노란색
용도 식용, 미용
효능 항염증, 항산화, 노화 방지, 피부 진정, 보습 등

특징

달콤한 아몬드 향과 가벼운 질감이 특징이다. 폴리페놀의 일종인 네오클로로겐산이 다량 들어 있어, 활성산소의 작용을 저지하는 효과가 있다. 또한 천연 비타민E인 토코페롤의 함유량도 많아서 노화 관리에 적합한 오일이라고 할 수 있다.

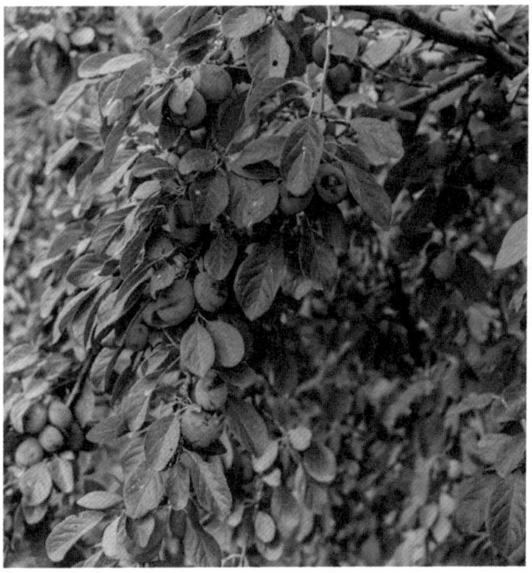

▲ 가지가 휘도록 열매를 맺은 자두나무.

주성분

- 올레산
- 리놀산
- 네오클로로겐산
- 비타민A
- 비타민C
- 비타민E

효능

● **피부 진정 효과**

올레산으로 인해 피부가 부드럽고 매끄러워지는 효과를 볼 수 있다.

● **노화 관리**

피부의 재생 주기를 촉진하여 기미와 주름, 색소침착 등의 개선을 돕는다.

● **피부 개선 효과**

비타민C가 피부를 밝게 만들고, 모공을 수축한다. 또한 자외선으로 인한 손상을 예방한다.

▼ 봄이 되면 벚꽃과 비슷하게 생긴 흰 꽃을 피운다.

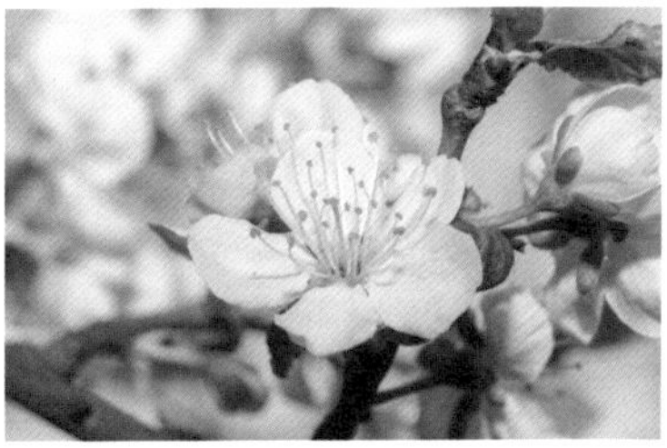

이용 방법

● **미용 오일**

토너로 피부를 정돈한 후 적당량을 얼굴 전체에 펴 바른다. 가벼운 질감이어서 끈적이지 않고 바로 피부에 흡수되므로 오일이 모공을 막을 가능성이 낮고, 모든 피부 타입에 사용할 수 있으며 자극도 거의 없어서 매일 사용하기 적합하다. 로션이나 크림 등에 섞어 쓰는 것도 좋다.

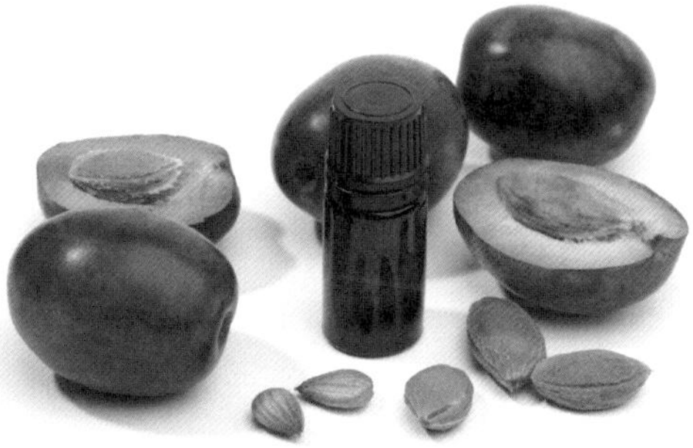

▲ 다른 캐리어 오일과의 궁합도 좋아서 사용하기 편하다.

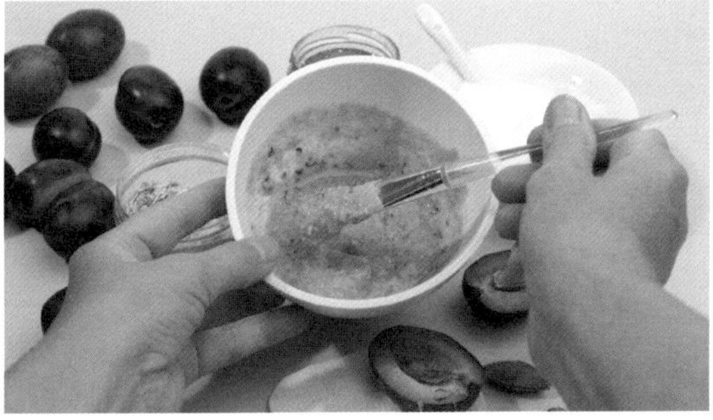

▲ 얼굴 팩은 주 1회 정도가 가장 좋다.

● **얼굴 팩**

갈아 으깬 오트밀과 요거트를 같은 비율로 넣고 자두씨 오일을 몇 방울 떨어뜨려 잘 섞는다. 피부에 바른 후 15분 정도 두었다가 미지근한 물로 정성껏 씻어내면 촉촉하고 탄력 있는 피부를 얻을 수 있다. 오트밀은 수분을 더하고 가려움증을 억제하는 항염증 효과가 있고, 요거트는 각질 제거 효과가 있어 자두씨 오일과의 시너지 효과로 다양한 피부 트러블을 개선할 수 있다. 보관했다가 사용할 수는 없으므로 한 번에 다 쓸 양만큼 만드는 것이 좋다.

44

Broccoli Seed Oil

브로콜리 시드 오일

천연 실리콘이라고 불릴 만큼 모발 관리에 적합한 오일

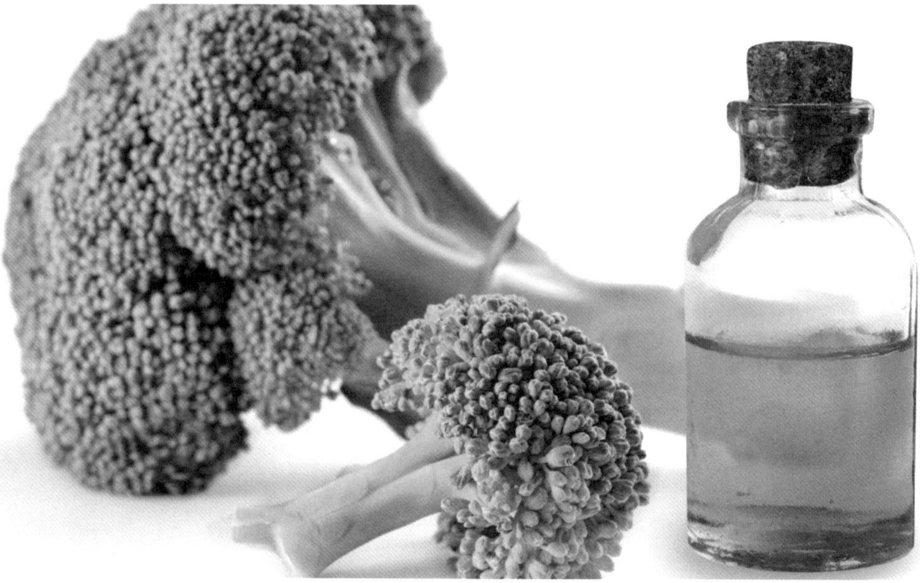

▲ 브로콜리와 브로콜리 시드 오일. 수확하지 않고 계속 키우면 다수의 노란 꽃이 핀다.

브로콜리는 지중해 연안이 원산지인 녹황색 채소로 양배추의 한 종류를 이탈리아에서 품종 개량하여 지금의 형태가 되었으며, 현재는 세계적으로 애용되고 있다.

브로콜리의 씨앗에서 저온 압착법으로 추출한 브로콜리 시드 오일은 에루크산을 비롯한 특유의 지방산 조성으로 되어 있으며 비타민A 등 영양소도 풍부하게 들어 있는 오일이다.

특히 에루크산은 샴푸 등에 있는 실리콘과 비슷한 효과가 있어, 모발과 피부에 영양과 윤기를 더하므로 '천연 실리콘'이라고 불리기도 한다. 최근 유럽과 미국에서는 브로콜리 시드 오일이 자연주의 모발 및 피부 관리 제품에 사용되는 등 주목을 받고 있다.

DATA

명칭 브로콜리 시드 오일
사용 부분 씨앗
추출 방법 저온 압착법
냄새 채소 특유의 풋내
색깔 황금색
용도 미용
효능 보습, 항산화, 항염증, 모발 개선, 모발 성장 촉진, 자외선 예방, 노화 방지, 피부 개선 등

특징 채소 특유의 풋내가 있으며 질감은 가볍고 산뜻하다. 에루크산의 함유율이 약 50%로 높은 것이 가장 큰 특징이며, 비타민A도 풍부하게 들어 있어 보습력이 우수하다.

이용 방법

머리를 감은 후 모발에 헤어 오일로 사용하면 윤기 나는 머릿결로 잘 정돈된다. 컨디셔너에 섞어 써도 좋다.

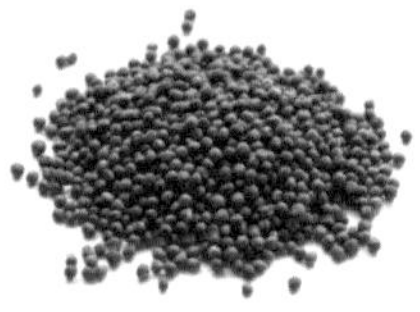

▲ 브로콜리 씨앗.

Hazelnut Oil

헤이즐넛 오일

45

질은 풍미와 쌉싸름하고 고소한 향이 고급스러운 오일

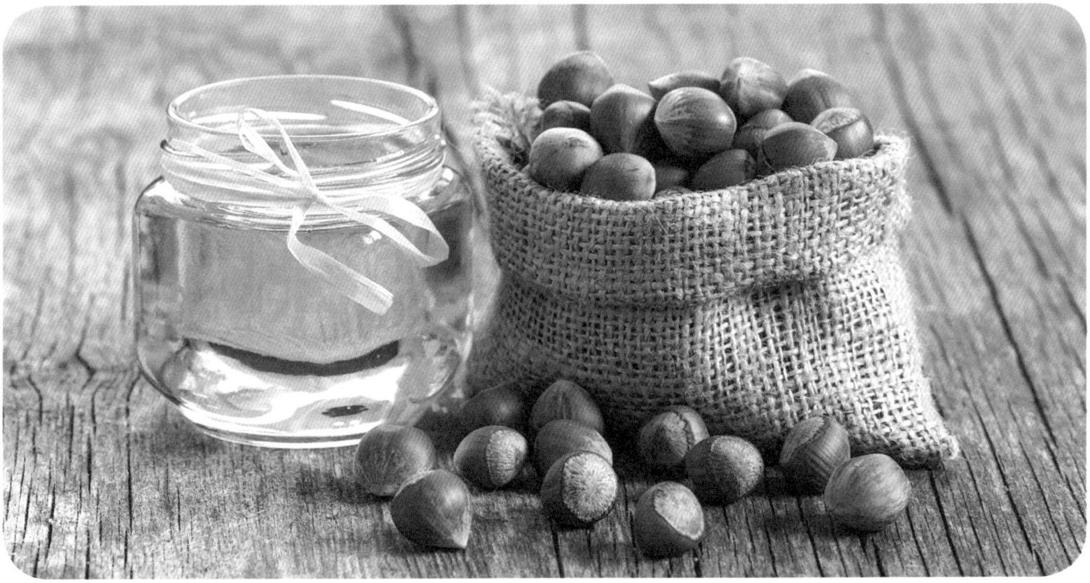

▲ 헤이즐넛 오일과 씨앗인 헤이즐넛. 튀르키예가 헤이즐넛 생산량의 75%를 차지한다.

서양개암나무는 유럽 대륙과 지중해 연안이 원산지인 낙엽수다. 씨앗인 헤이즐넛은 식용으로 쓰이며 특히 초콜릿과의 궁합이 좋아서 제과 재료에서 빠지지 않는다.

헤이즐넛 오일은 주로 저온 압착법으로 추출되는데, 1L의 오일을 추출할 때 약 2.5kg의 헤이즐넛이 필요하여 유통량이 적고 가격이 비교적 높은 편이다.

헤이즐넛 특유의 쌉싸름하고 고소한 향을 살려 요리의 풍미를 더하는 데 사용되기도 하고, 영양이 풍부하며 침투력과 보습력도 높아서 마사지 오일 등 미용 용도로도 이용된다.

특징 고소한 향과 진한 풍미가 특징이다. 비타민A·B·E, 칼슘, 마그네슘 등 영양소가 균형적으로 함유되어 있고 피부 침투력이 높으며, 올레산의 함유율이 높아 가열에도 강하다.

이용 방법

가열에 강하므로 중화요리와 고기구이에 쓰기 좋다. 드레싱과 제과에 이용하면 고소한 향이 더 살아난다.

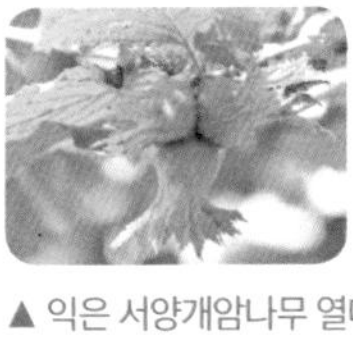

▲ 익은 서양개암나무 열매.

DATA

명칭 헤이즐넛 오일

사용 부분 씨앗

추출 방법 저온 압착법

냄새 견과류의 고소한 향

색깔 옅은 노란색

용도 식용, 미용

효능 보습, 피부 개선, 콜레스테롤 강하, 동맥경화 예방, 모공 수렴, 혈행 촉진, 혈압 강하, 모발 개선, 노화 방지 등

※ 드물지만 두드러기를 일으킬 가능성이 있으므로 민감성 피부나 알레르기가 있는 사람은 사용에 주의해야 한다.

46

Hemp Oil

대마 종자유

필수지방산이 이상적인 비율로 함유된 슈퍼 오일

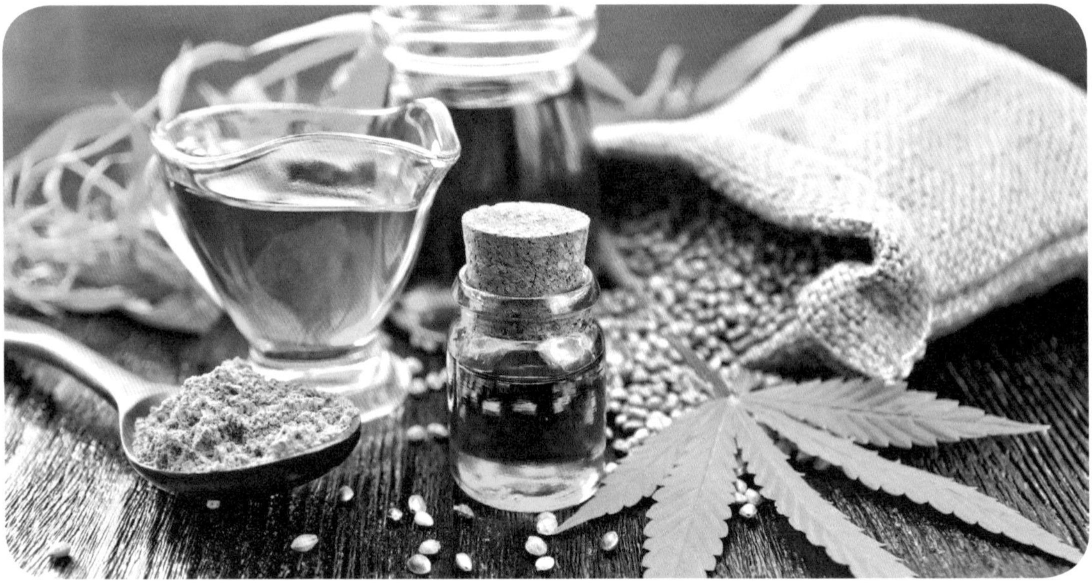

▲ 비정제 대마 종자유와 대마 잎, 씨앗, 씨앗을 껍질째 탈지한 뒤 분쇄한 대마 씨앗 분말.

대마는 중앙아시아가 원산지인 뽕나뭇과 식물이다. 인류가 재배한 식물 중 무척 오래된 작물이며 1만 년 전부터 줄기 껍질은 섬유로, 과일은 식용 및 약용으로, 씨앗에서 추출한 기름은 식용 및 연료로 쓰이는 등 다양한 목적으로 이용되었다. 동시에 대마는 마약 성분을 포함하고 있어서 엄격한 규제를 받았으나, 최근 사용 목적에 따른 가치가 재평가되고 있다.

대마 종자유란 대마의 씨앗에서 얻을 수 있는 오일로, 씨앗에는 30~40% 정도의 기름이 함유되어 있어 보통은 저온 압착법으로 추출한다. 비정제 오일은 옅은 녹색을 띠지만, 정제된 오일은 거의 투명하거나 노란색에 가깝다.

보디 케어 제품이나 윤활유, 도료, 바이오 연료, 공업용 등 무척 광범위하게 사용되며, 항균 효과도 있어서 비누나 샴푸, 세제 등의 성분으로도 쓰인다. 특히 필수지방산이 80%나 함유되어 있으며 인체가 필요로 하는 이상적인 비율로 이루어져 있어서 몇 년 전부터 슈퍼 푸드로 주목받고 있다.

DATA

명칭 대마 종자유
사용 부분 씨앗
추출 방법 저온 압착법
냄새 견과류 같은 냄새
색깔 옅은 녹색(비정제), 투명~노란색(정제)
용도 식용, 공업용, 약용, 미용
효능 콜레스테롤 강하, 항산화, 항염증, 항균, 항알레르기, 보습, 노화 방지, 동맥경화 예방, 피부 개선, 모발 개선 등

특징

비정제 오일은 옅은 녹색으로 견과류 같은 냄새가 나며, 필수지방산과 비타민, 무기질 등 영양소도 풍부하다. 가장 큰 특징은 오메가3 지방산과 오메가6 지방산이 1:3이라는 이상적인 비율로 이루어진 점이다. 단 40℃ 이상에서 성분이 손실되는 등 산화가 무척 빠르다.

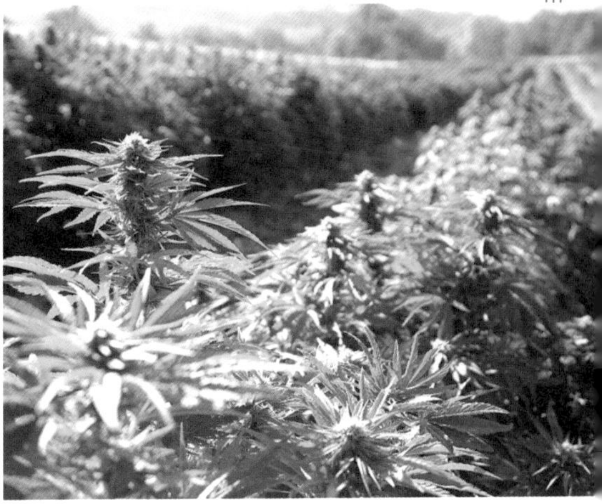

▲ 미국 오리건주의 대마밭.

주성분

- 리놀산
- 알파리놀렌산
- 감마리놀렌산
- 올레산
- 팔미트산
- 비타민A
- 비타민C
- 비타민E
- 아연
- 철

효능

● 콜레스테롤 강하

오메가 지방산이 혈중 콜레스테롤 수치를 떨어뜨려 동맥경화의 예방을 돕는다.

● 알레르기 증상 개선

알파리놀렌산이 리놀산의 과다 섭취로 인한 알레르기 증상을 개선할 수도 있다.

● 피부 개선 및 노화 관리

필수지방산과 비타민A·C·E의 조성으로 더 강한 보습력과 뛰어난 항산화 효과가 있으며, 자외선으로부터 피부를 보호하여 기미와 주름을 예방하고, 콜라겐의 생성을 촉진한다.

▼ 정제된 대마 종자유.

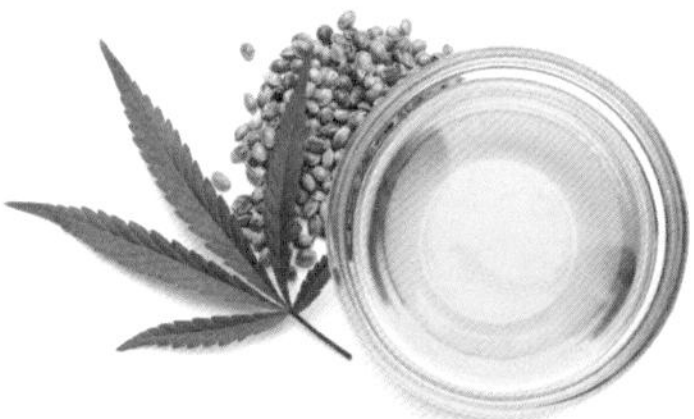

이용 방법

● 부스터 오일

산뜻한 질감으로 끈적이지 않으며 피부에 잘 스며들어서 스킨케어 전에 쓰는 부스터 오일로 이용하는 것이 좋다. 세안 후 소량의 오일을 얼굴에 펴 바르고, 평소 쓰는 스킨 케어 제품을 바르면 오일이 피부 세포를 부드럽게 하여 화장품의 흡수력을 높이므로 더 큰 보습 효과를 볼 수 있다.

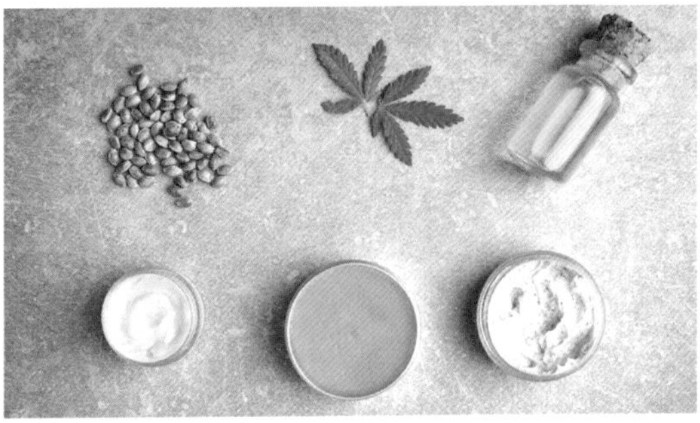

▲ 대마 종자유를 사용한 스킨 케어 제품도 다수 있다.

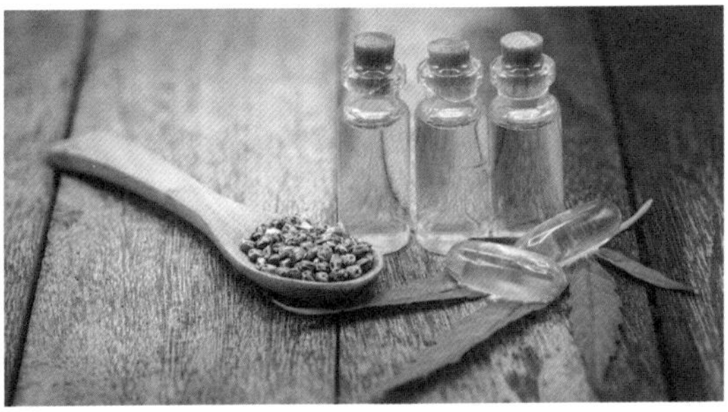

▲ 건강 보조제로 복용할 수 있는 대마 종자유 알약.

● 생식

40℃ 이상으로 가열하면 산화되므로 식용으로 사용할 때는 그대로 마시거나 드레싱 또는 마리네이드 등 생식 요리에 쓰는 것이 적합하다. 또 견과류와 비슷한 고소한 향이 있어 요리의 풍미를 더해주는 향미유로 이용하면 음식 맛을 살릴 수 있다. 된장이나 간장 등의 발효 식품과도 궁합이 좋아서 여러 요리에 사용하기 좋다. 하루 섭취량은 1큰술 정도이며, 되도록 비정제된 양질의 제품을 고르는 것이 좋다.

47

Poppyseed Oil

포피시드 오일

세계적으로도 희소한 고급 오일

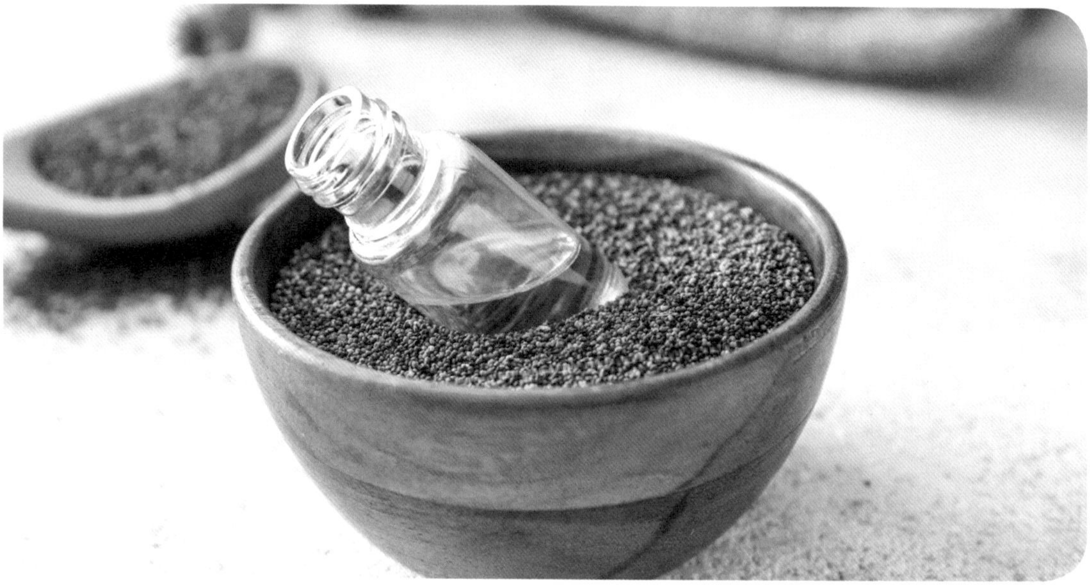

▲ 포피시드 오일과 원료인 포피시드(양귀비 씨앗).

양귀비는 지중해 연안 또는 동유럽이 원산지인 양귀비과 식물이다. 기원전 5000년경부터 재배된 역사가 있으며 당시에는 주로 약용으로 쓰였다고 한다.

열매에서 추출되는 마약 성분인 아편으로는 마약인 모르핀과 헤로인을 만들 수 있으므로 양귀비 재배는 국제적으로 엄격하게 관리되고 있다. 한편 씨앗인 포피시드는 아편 성분이 거의 들어 있지 않아 과자를 비롯하여 식용으로 애용된다.

씨앗은 45~50%의 유지를 함유하고 있으며 이것을 저온 압착법으로 추출한 것이 포피시드 오일이다. 공기 중에서 굳기 쉬운 성질이 있어서 반건성유로 분류되며 주로 유화 물감에 섞어 쓰는 보조제나 도료, 비누 등의 원료로 이용된다.

또한 양질의 오일은 식용으로 쓰이기도 하지만, 식물유 중에서도 매우 희소한 고급 오일이므로 유통이 거의 되지 않는다. 이외에 최근에는 암이나 불면증, 불임 치료에도 효과적인 것으로 알려져 연구가 진행되고 있다.

DATA

명칭 포피시드 오일, 양귀비씨 기름
사용 부분 씨앗
추출 방법 저온 압착법
냄새 은은한 견과류 냄새
색깔 옅은 노란색
용도 공업용, 미용, 식용, 약용
효능 항산화, 항염증, 보습, 노화 방지, 피부 개선, 콜레스테롤 강하, 불면증 개선, 항스트레스, 신경 안정, 진통, 항암 등

특징

옅은 노란색이며 견과류를 떠올리게 하는 은은한 향이 난다. 가장 큰 특징은 비타민E와 파이토케미컬의 일종인 식물스테롤이 풍부한 점이다. 단 불포화지방산인 리놀산이 다량 함유되어 있어 가열에 약하다는 단점도 있다.

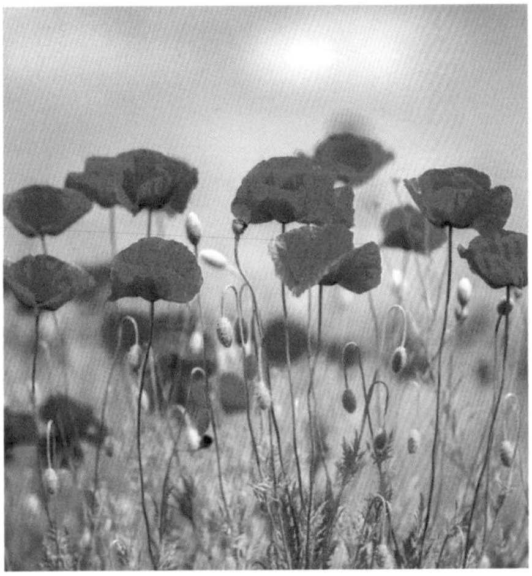

▲ 양귀비꽃.

주성분

- 리놀산
- 올레산
- 팔미트산
- 감마토코페롤(비타민E)

효능

● **생활습관병 예방**

올레산이 혈중 LDL콜레스테롤을 줄여 생활습관병의 예방을 돕는다.

● **불면증 개선 및 항스트레스 효과**

신경계를 안정시켜 불면증과 스트레스를 완화하는 효과가 있다.

● **피부 개선 효과**

비타민E가 자외선으로부터 피부를 보호하고 리놀산이 건조한 피부에 수분을 더하여 회복을 돕는다. 그리고 올레산은 피부를 부드럽게 만들어 피부 개선 효과를 볼 수 있다.

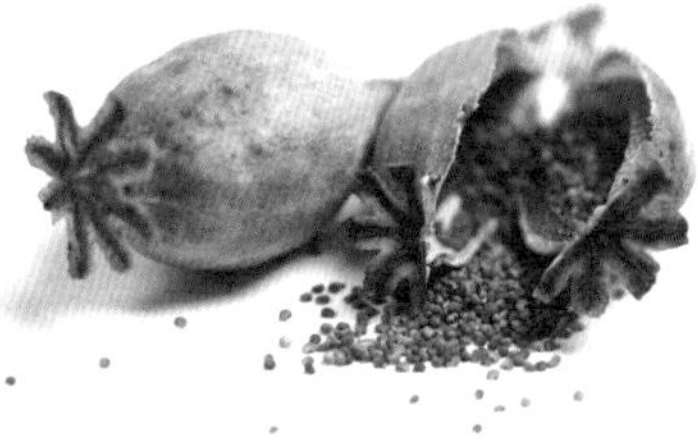

▲ 말린 열매와 씨앗인 포피시드.

이용 방법

● **생식**

포피시드 오일을 식용으로 쓸 경우 가열 요리에는 적합하지 않으므로 샐러드의 드레싱이나 소스 등 생식 요리에 이용하는 것을 추천한다. 특히 견과류 같은 고소한 향이 있어 요리의 풍미를 살리는 조미료로 이용할 수 있다. 리놀산을 60% 이상 함유하고 있으므로 과다 섭취하지 않도록 주의해야 한다.

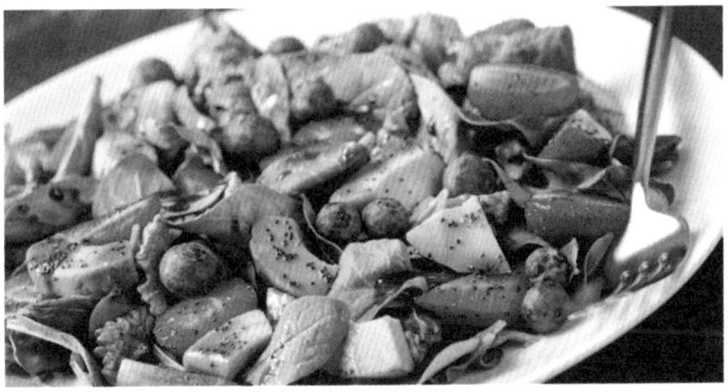

▲ 포피시드 오일과 포피시드를 섞은 발사믹 비네거 드레싱을 샐러드에 뿌려 먹는다.

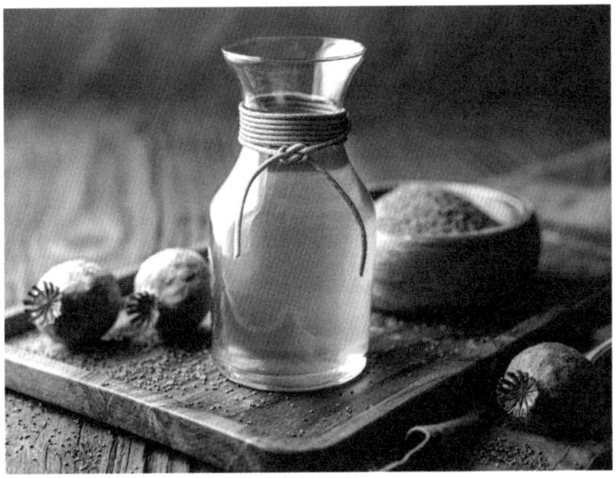

● **미용 오일**

소량의 포피시드 오일을 손에 덜어 건조나 손상이 우려되는 부분에 바르면 노화 관리와 피부 개선 효과를 볼 수 있다. 로션이나 크림에 섞어서 사용하는 것도 좋다.

● **헤어 오일**

머리를 감은 후 모발에 바르고 말리면 드라이의 열로부터 모발을 보호하고, 머리카락이 끊기거나 갈라지는 것을 방지할 수 있다.

◀ 식용 및 미용에 사용할 때는 유기농 냉압착 포피시드 오일을 고르는 것이 좋다.

48

Jojoba Oil

호호바 오일

쉽게 산화되지 않으며 미용 효과도 높은 것으로 알려진 뛰어난 오일

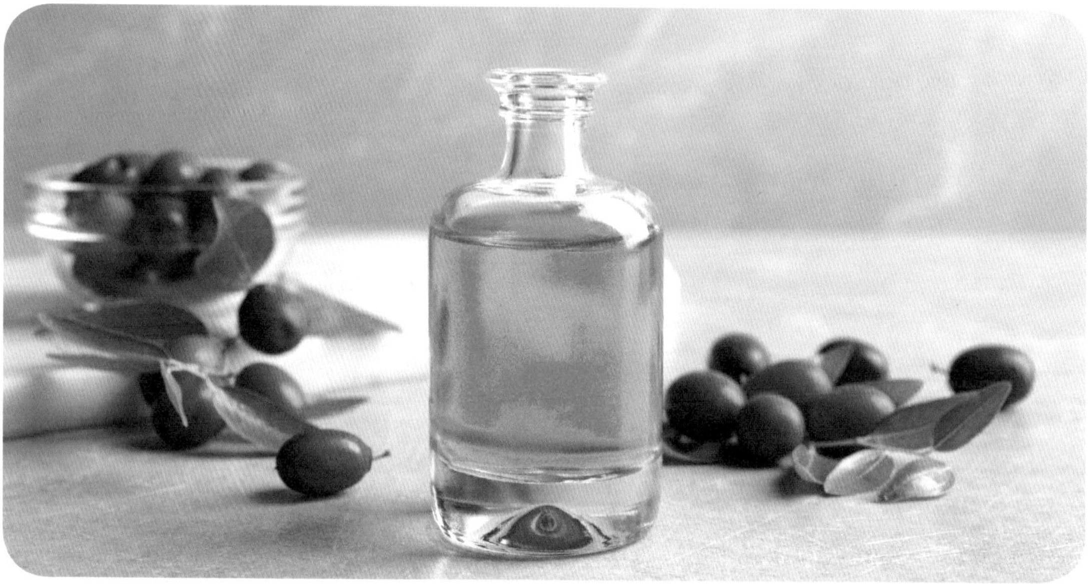

▲ 비정제 오일인 골든 호호바 오일과 원료인 호호바 씨앗.

호호바는 미국 서남부와 멕시코 북부의 사막지대가 원산지인 상록수다. 척박한 땅에서 자라기 때문에 땅속 깊이 뿌리를 박고 두껍고 단단한 표피에 싸여 수분을 축적하는 성질이 있다. 그 씨앗에서 추출한 것이 호호바 오일인데, 선주민족은 예로부터 피부 보호나 상처 치료에 사용했다고 한다.

오일이라는 이름이 붙기는 하지만 성분의 약 97%는 왁스 에스터(※)이며, 정확하게는 식물성 밀랍(왁스)으로 분류된다. 함유량이 놀라운데 어느 식물보다도 많다고 알려졌으며, 인간의 피지에도 함유된 성분이라서 피부 탄력과 보습 등 다양한 효과가 있다. 또한 산화 안정성도 높아 수년 동안 보관이 가능하다.

이런 특징이 있어 미용 및 의료, 공업 등 폭넓은 분야에서 사용되지만, 인간은 왁스 에스터를 소화할 수 없으므로 식용으로는 부적합하다.

저온 압착법으로 추출되는데, 비정제로 황금색을 띠는 '골든 호호바 오일'과 정제되어 투명한 '클리어 호호바 오일'로 두 가지 종류가 있다. 전자는 후자에 비해 미용 효과가 높고, 후자는 전자에 비해 자극이 적은 것으로 알려져 있다.

DATA

명칭 호호바 오일, 호호바 왁스
사용 부분 씨앗
추출 방법 저온 압착법
냄새 고소한 향(비정제), 무취(정제)
색깔 황금색(비정제), 투명(정제)
용도 미용, 약용, 공업용
효능 보습, 살균, 항염증, 피부 질환 개선, 소염, 항산화, 노화 방지, 피부 개선, 모발 개선, 자외선 차단, 항박테리아 등

※ 왁스 에스터: 밀랍(왁스)의 화학적 표기. 인간의 피지에도 함유되어 있으며, 고래를 비롯한 심해어에도 다량 함유되어 있어 부력 조절과 에너지 저장 기능을 겸하고 있는 것으로 알려져 있다.

특징

비정제 타입의 호호바 오일은 고소한 냄새와 황금색이라는 특징이 있으며 영양소가 풍부하다. 정제된 호호바 오일은 냄새가 없고 투명하며, 영양소의 손실은 있으나 자극이 적다는 장점이 있다. 양쪽 모두 상온에서는 액체이지만 10℃ 이하에서는 고체가 된다. 가장 큰 특징은 구성요소의 97%가 왁스 에스터인 점으로 높은 침투력과 산화 안정성이 있다.

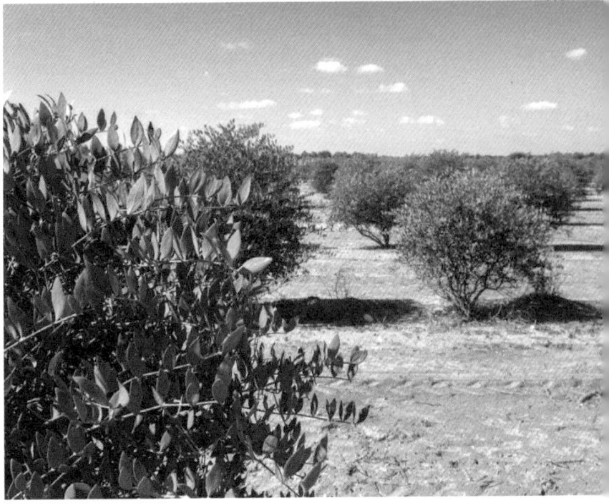
▲ 메마른 땅에서 자라는 호호바 나무.

주성분

- 왁스 에스터
- 에이코센산
- 에루크산
- 비타민A
- 비타민D
- 비타민E

효능

● 보습 및 자외선 차단 효과

왁스 에스터가 건조 및 자외선으로부터 피부를 보호한다.

● 항염증 효과

햇볕에 탄 피부의 염증을 에이코센산이 억제하는 효과가 있다.

● 노화 관리

왁스 에스터가 피부에 탄력을 더하고 비타민E의 항산화 효과로 기미와 주름을 예방하며, 신진대사를 높인다. 또 비타민A는 피부를 건강하게 유지한다.

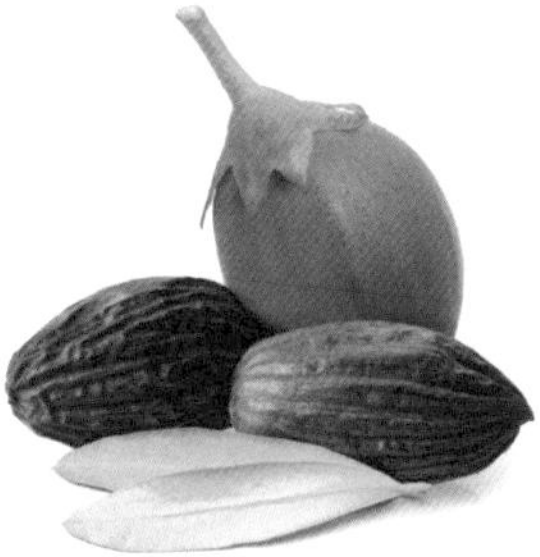
▲ 호호바 씨앗과 말린 씨앗.

이용 방법

● 자외선 차단제

호호바 오일을 직접 피부나 모발에 바르면 자극이 적은 천연 자외선 차단제의 효과를 볼 수 있다. 피부와 모발에 수분을 보충하면서 자외선으로부터 보호하며, 햇볕에 탄 피부 염증을 완화하는 효과도 있다. 단 차단지수(SPF)가 4 정도로 낮으므로 자외선이 강한 날에는 자외선 차단 제품을 따로 사용해야 한다.

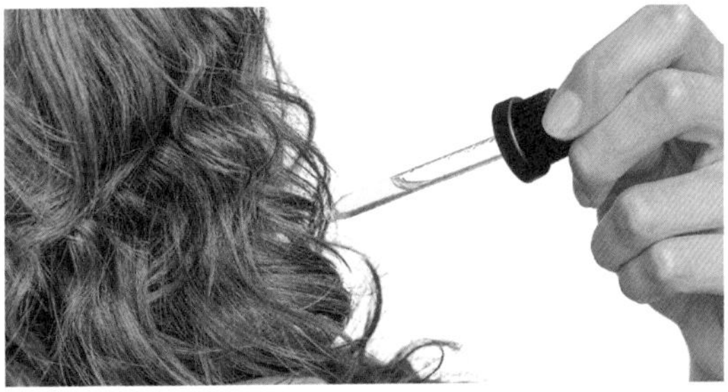
▲ 헤어 오일로 사용해도 좋다.

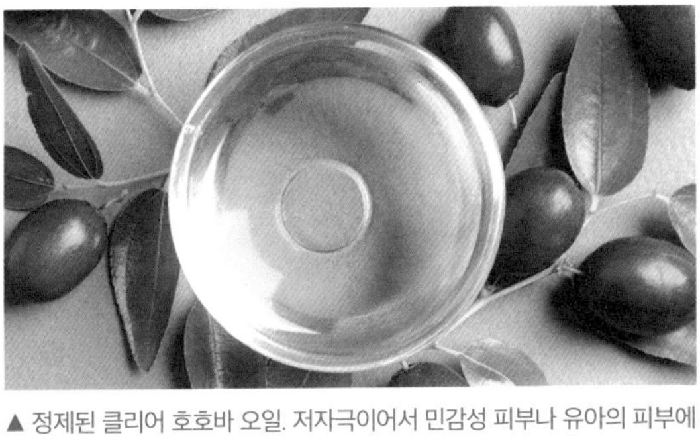
▲ 정제된 클리어 호호바 오일. 저자극이어서 민감성 피부나 유아의 피부에도 안심하고 사용할 수 있다.

● 딥 클렌징

화장을 지운 뒤 적당량의 호호바 오일을 손에 덜어 얼굴 전체를 가볍게 마사지하면 평소 쓰던 클렌징 제품이나 세안만으로는 지워지지 않는 여분의 피지와 노폐물, 각질이 분리되어 나온다. 오일에 소량의 물을 섞어 유화시키는 것이 그 비결이다. 이후 세안제로 되도록 거품을 많이 만들어 정성껏 세안하면 분리되어 나온 노폐물을 깨끗하게 제거할 수 있다.

49 Pomegranate Seed Oil

석류씨 오일

최근 주목받고 있는 최고급 프리미엄 오일

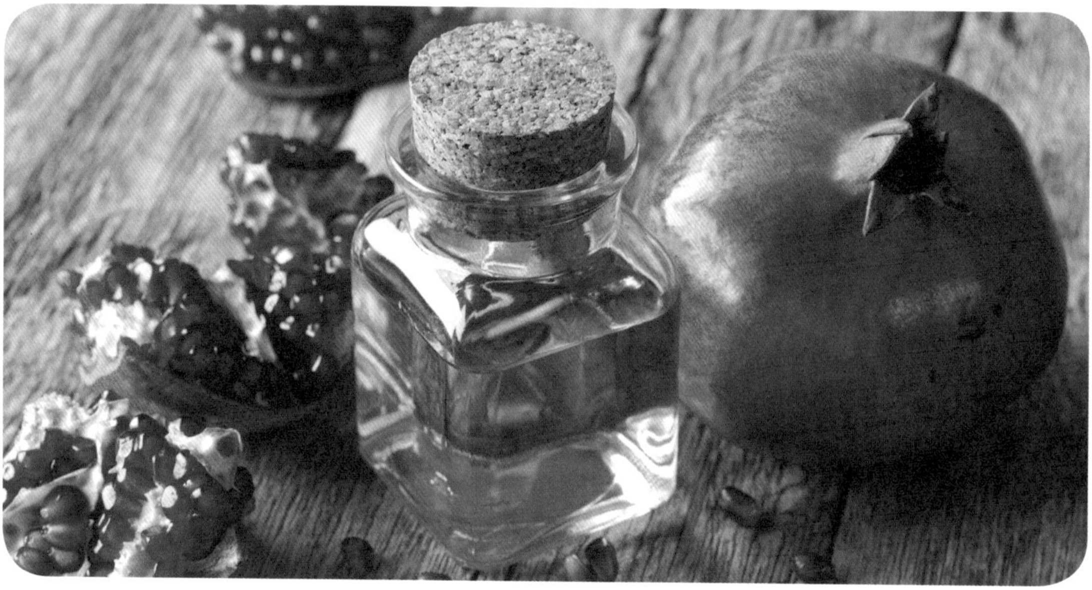

▲ 석류 열매와 씨앗에서 추출한 석류씨 오일.

5,000년 이상 전부터 재배된 역사가 있으며 원산지 페르시아(현재의 이란)를 비롯해 세계 각지에서 재배되는 부처꽃과 낙엽수다. 관상용 외에도 영양가가 높은 열매는 식용으로, 나무껍질과 뿌리껍질은 구충제 등 약용으로 다양하게 쓰여왔다.

석류씨 오일은 석류 씨앗에서 저온 압착법으로 추출하는 희소한 오일로, 퓨닉산이라고 부르는 독자적인 공액리놀렌산(오메가5 지방산)이 전체의 60~70%를 차지하는 유일무이한 지방산 조성으로 이루어졌다. 퓨닉산은 무척 드문 지방산으로 항암, 항산화, 항알레르기, 체지방 축적 억제 등 다양한 면에서 건강에 유익한 효과를 기대할 수 있으며, 현재 연구가 진행되고 있다.

또한 항산화 성분으로 알려진 폴리페놀과 안토시아닌이 풍부하며 비타민 및 무기질도 균형적으로 들어 있어 노화 관리에도 적합한 고급 오일로 주목받고 있으며, 미용 및 건강 보조제 등에도 응용되고 있다.

DATA

명칭 석류씨 오일
사용 부분 씨앗
추출 방법 저온 압착법
냄새 상큼한 과일 향
색깔 노란색~황금색 용도 미용, 식용, 약용
효능 항암, 비만 개선, 항산화, 항알레르기, 노화 방지, 보습, 피부 개선, 피부 진정, 호르몬 균형 조정, 갱년기 증상 완화 등

특징

노란색~황금색을 띠며 특유의 과일 향이 난다. 가장 큰 특징은 오메가5 긴 사슬 불포화지방산인 퓨닉산을 60~70% 이상 함유한 점인데, 이 점 때문에 열에 약하고 산화되기 무척 쉽다는 단점도 있다. 폴리페놀, 비타민C, 비타민B1, 무기질도 풍부하며 대두 이소플라본과 같은 식물성 에스트로겐 물질도 함유하고 있다.

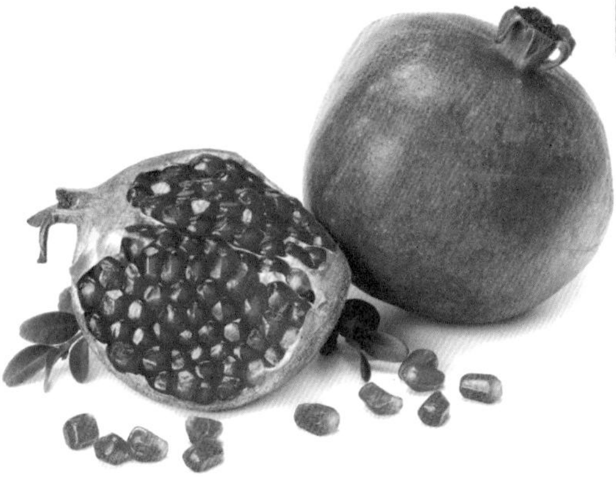

▲ 석류 씨앗은 먹을 수 있는 부분인 '가종피'라고 불리는 부속물에 싸여 있다.

주성분

- 퓨닉산
- 알파엘레오스테아르산
- 리놀산
- 올레산
- 폴리페놀
- 비타민C
- 비타민B1
- 안토시아닌

효능

● **항암 효과**

퓨닉산 작용으로 인해 세포 증식이 억제되어 항암 효과를 볼 수 있다.

● **비만 개선 효과**

퓨닉산이 체내 지방조직의 무게를 줄여서 비만 개선 효과를 볼 수 있다.

● **항염증 작용**

퓨닉산이 염증을 억제하고 피부염 및 알레르기 등 체내 염증이 원인이 되는 증상에 효과를 볼 수 있다.

● **노화 관리**

퓨닉산이 피부 세포를 활성화하여 콜라겐 생성을 돕고 노화에 따른 증상 개선 효과를 볼 수 있다.

이용 방법

● **마사지 오일**

보습력이 뛰어나며 피부를 매끄럽게 만드는 효과가 있다. 마사지 오일로 사용할 때는 점성이 조금 높아 끈적일 수 있으므로 호호바 오일 등 다른 오일에 20% 비율로 섞으면 더 편하게 사용할 수 있다. 손바닥으로 오일을 따뜻하게 데운 뒤 바르면 피부에 잘 스며든다.

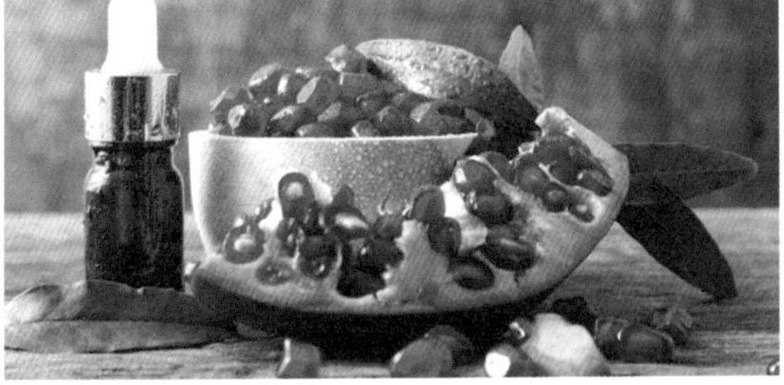

▲ 산화하기 무척 쉬운 석류씨 오일. 차광 용기에 넣어 냉장 보관하면 조금 더 오래 쓸 수 있다.

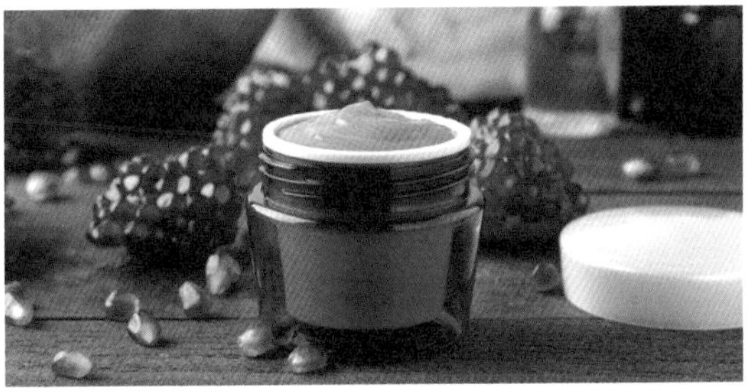

▲ 석류씨 오일을 사용한 크림.

● **미용 오일**

취침 전이나 목욕 후 소량의 오일을 손에 덜어, 건조하거나 기미와 주름이 있는 부분을 중심으로 원을 그리듯 부드럽게 마사지하면 피부에 탄력과 수분을 더할 수 있다.

● **식용유**

올리브 오일이나 참기름 등 다른 오일과 섞어서 사용하는 것도 좋다. 단, 식용 등급의 오일을 골라야 한다.

50 Borage Oil

보리지 오일

감마리놀렌산을 가장 많이 함유한 식물유

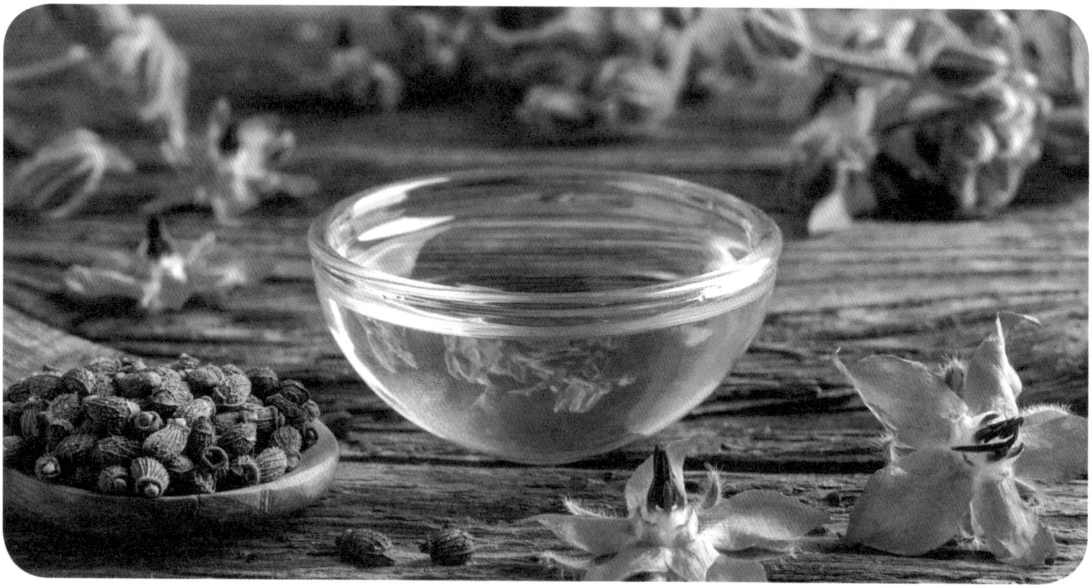

▲ 보리지 꽃과 씨앗, 보리지 오일. 별 모양으로 피는 꽃은 마돈나 블루라고 불리는 푸른색을 띠는 것이 특징이다.

보리지는 남유럽이 원산지인 지칫과 식물이다. 허브의 일종으로 스프나 샐러드의 장식으로 쓰이며, 예로부터 약용으로 이용됐다.

특히 강장 효과가 있다고 알려져 중세 유럽에서는 기사가 전쟁에 나가기 전 투지를 불태우기 위해 보리지 허브차를 마셨다고 한다. 이 효과는 실제로 과학적으로도 입증되어 우울 증상의 치료에 쓰이는 등 현대에도 인정받고 있다.

보리지 오일은 보리지의 씨앗에서 저온 압착법으로 추출한 것으로, 현재는 주로 캐리어 오일이나 건강 보조제에 이용된다.

가장 큰 특징은 모유에 포함된 필수지방산 중 하나인 감마리놀렌산을 16~23% 함유한 점이다. 이 함유율은 식물유 중에서 가장 높으며, 비슷하게 감마리놀렌산을 다량 함유한 달맞이꽃 종자유의 2배나 된다. 감마리놀렌산은 아토피와 알레르기 증상 등에 큰 효과가 있다고 알려져, 보리지 오일에 관한 연구도 진행되고 있다.

DATA

명칭 보리지 오일

사용 부분 씨앗　　추출 방법 저온 압착법

냄새 풋내에 가까운 독특한 향

색깔 무색에 가까움~옅은 노란색

용도 미용, 약용

효능 상처 치유, 보습, 항염증, 노화 방지, 알레르기 및 아토피성 피부염 완화, 호르몬 균형 조정, 피부 개선, 항우울, 혈행 개선, 강장 등

특징

풋내에 가까운 독특한 냄새가 나고, 점성은 조금 높다. 가장 큰 특징은 필수 지방산 중 하나인 감마리놀렌산을 20% 이상 함유한 점인데, 이 때문에 영양소가 파괴되기 쉬운 불안정성이 있으며 무척 산화되기 쉽다는 단점도 있다. 이를 방지하기 위해 산화방지제 역할을 하는 밀 배아유를 더해 유리 차광 용기에 넣어 냉장 보관하고 되도록 빨리 소비하는 것이 좋다.

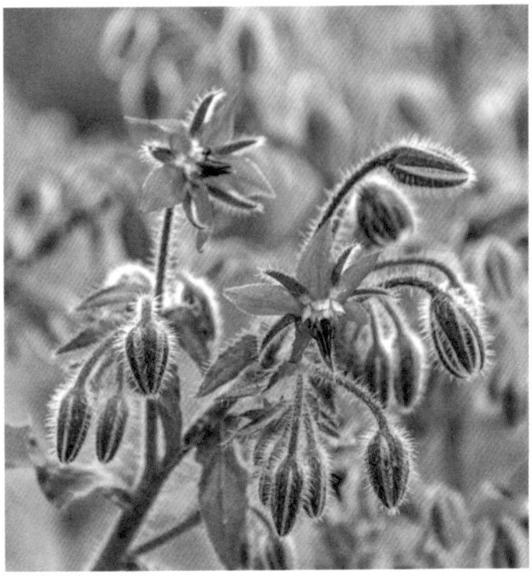
▲ 풀 전체가 하얀 털로 덮여 있는 보리지.

주성분

- 리놀산
- 감마리놀렌산
- 올레산
- 팔미트산
- 비타민A
- 비타민D

효능

● **피부 개선 효과**
감마리놀렌산이 피부의 수분량을 늘리고 건조증 및 염증 등의 개선을 돕는다.

● **아토피 및 알레르기 증상 개선**
감마리놀렌산이 아토피 등으로 인한 피부 염증을 줄이는 효과가 있다.

● **호르몬 균형 조정**
감마리놀렌산이 여성 호르몬의 균형을 조정하여 생리전증후군 및 생리통, 갱년기 장애 등 여성 질환의 증상을 완화하는 효과를 볼 수 있다.

▼ 오일의 원료가 되는 씨앗.
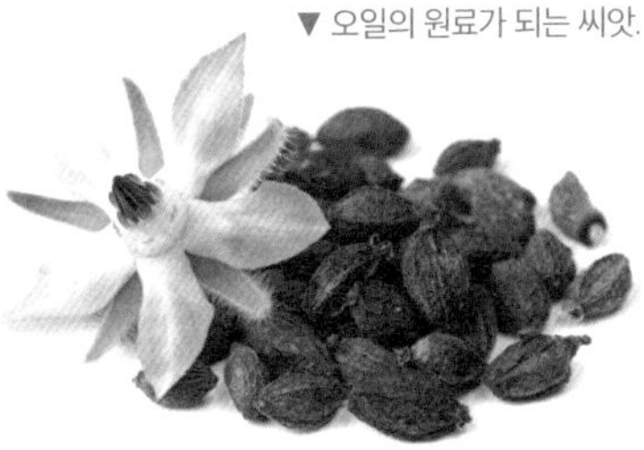

이용 방법

● **여드름용 미용 오일**
세안 후 소량의 보리지 오일을 여드름이나 뾰루지 등, 특히 염증이 우려되는 부분에 발라두면 감마리놀렌산의 작용으로 염증 부분이 회복되며, 보습 및 피부 보호를 돕는다.

▶ 연질 캡슐의 건강 보조제.
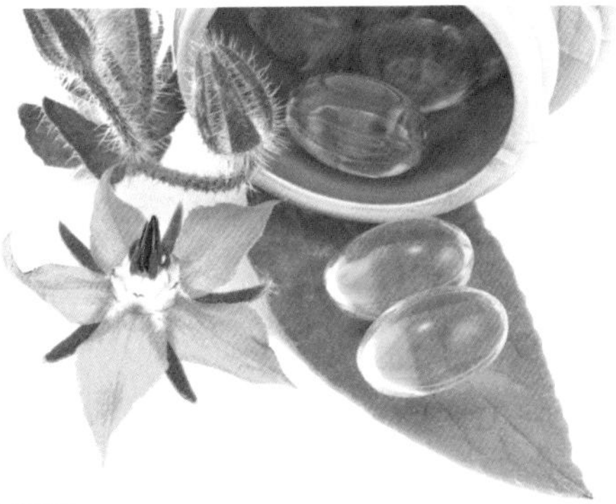

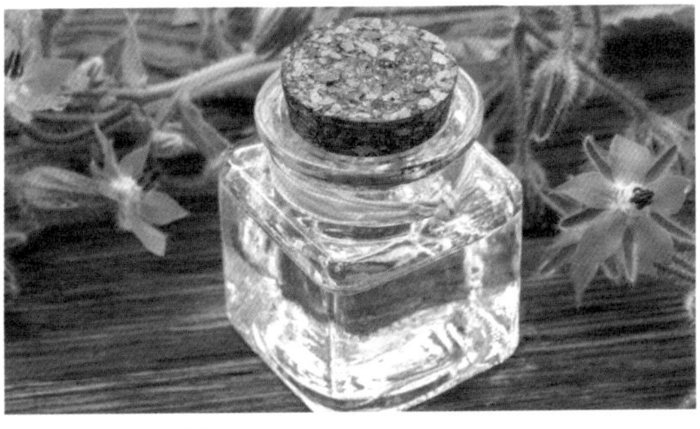
▲ 거의 투명한 타입의 보리지 오일.

● **건강 보조제**
피부 트러블과 여성 질환의 증상 개선을 돕는다. 복용 방법을 지켜서 섭취해야 한다.

● **마사지 오일**
점성이 조금 높으므로 호호바 오일 등 다른 캐리어 오일에 10~20% 정도의 비율로 섞으면 사용하기 편해진다. 보습 효과와 피부 개선 효과 외에도 신경 안정 및 강장 효과를 볼 수 있다.

51 Macadamia Nut Oil

마카다미아넛 오일

팔미트올레산 고함유! 노화 관리에 최적인 오일

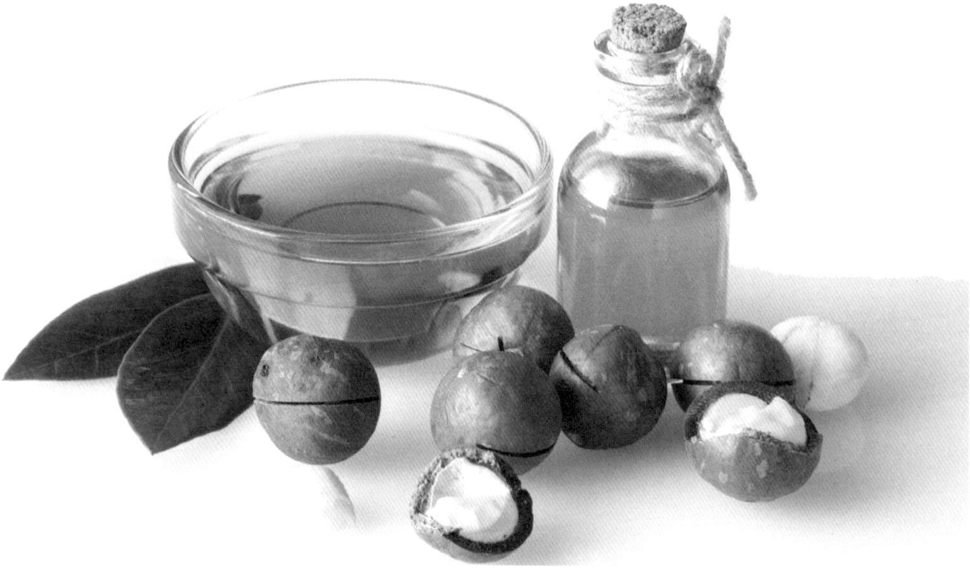

▲ 껍질이 붙어 있는 마카다미아넛과 그 씨앗에서 추출한 오일.

마카다미아 나무는 호주가 원산지인 프로테아과 상록수다. 열매는 마카다미아넛이라고 불리는데 주로 과자의 재료 등 식용으로 쓰인다.

마카다미아넛은 전체의 약 75%가 지방이며, 이것을 압착하여 얻을 수 있는 것이 마카다미아넛 오일이다. 은은한 견과류 향과 자연적인 단맛이 있어 식용으로 쓰이는 한편, 배니싱 오일(사라지는 오일)이라고 불릴 정도로 빠르게 흡수되는 성질이 있어 캐리어 오일로도 자주 사용된다.

또한 '젊음의 지방산'이라고 불릴 정도로 풍부한 영양소를 함유하고 있으며 항산화 효과와 침투성도 높아서 특히 노화 관리에 적합한 오일로 주목받고 있다.

DATA

명칭 마카다미아넛 오일
사용 부분 열매
추출 방법 저온 압착법, 압착법
냄새 은은한 견과류 향(비정제), 무취(정제)
색깔 노란색(비정제), 무색(정제)
용도 미용, 식용
효능 보습, 피부 진정, 상처 치유, 신경 안정, 배변 활동 촉진, 피부 개선, 혈행 개선, 당뇨병 예방, 뇌졸중 예방 등

특징 은은한 견과류 향과 특유의 단맛이 있으며 산화와 열에 강하고 질감은 가볍다. 팔미트올레산의 높은 함유율이 가장 큰 특징이며 침투성도 무척 높다고 알려져 있다.

이용 방법

피부에 직접 바르는 것이 가장 큰 효과를 볼 수 있는 사용 방법이다. 단독으로 온몸에 사용할 수 있으며, 핸드크림으로 사용해도 좋다.

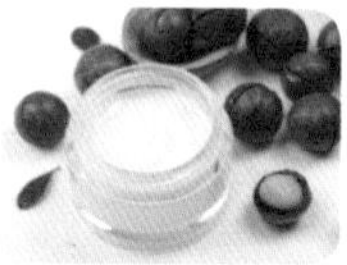

▲ 건조한 피부에 수분을 전달한다.

Mustard Oil

머스터드 오일

52

알싸하게 자극적인 맛이 특징인 인도의 전통 오일

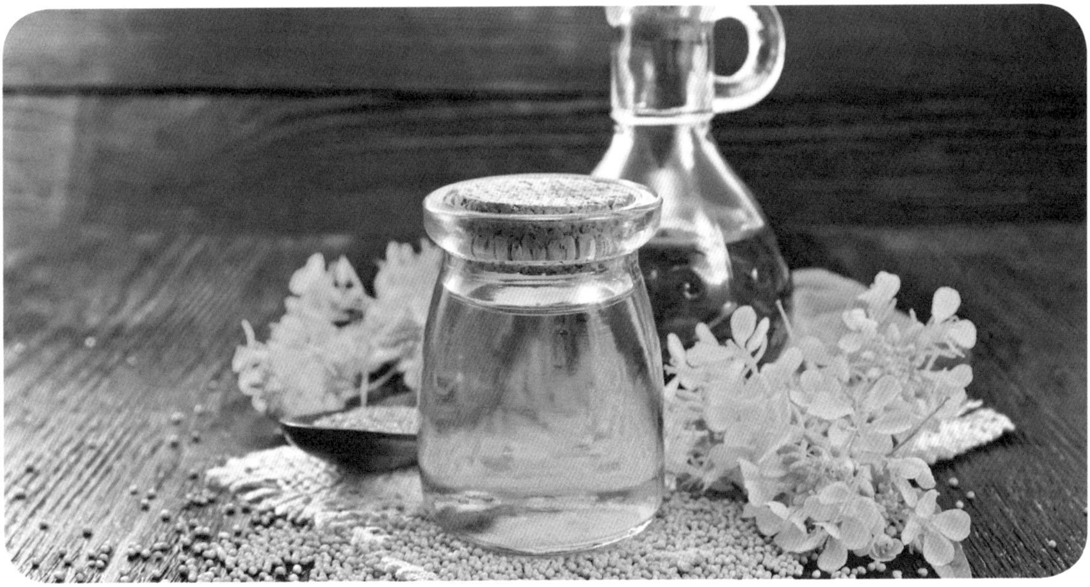

▲ 백개자꽃과 씨앗.

갓과 백개자는 십자화과 식물이다. 씨앗과 분말은 머스터드의 원료가 되며, 허브와 스파이스를 배합한 수많은 머스터드 제품이 세계 각지에 존재한다.

씨앗에는 약 30%의 지방분이 있는데 이것을 압착하여 얻을 수 있는 것이 머스터드 오일이다. 특유의 알싸한 풍미가 있어 인도를 비롯한 네팔과 방글라데시 등에서는 오래전부터 가정요리에 사용하는 전통적인 오일이다.

또한 인도의 전통 의학 아유르베다에서도 심신 안정 효과가 있다고 여겨, 마사지 등에 사용했다. 단 에루크산의 함유율이 높아서 서양에서는 식용으로 사용하지는 않는다.

특징 머스터드 특유의 매운맛과 풍미가 있으며 색깔은 노란색이거나 갈색을 띤다. 산화에 강하지만 에루크산 농도가 42%로 높아서 서양에서는 마사지 오일로 사용한다.

이용 방법

머스터드 오일로 두피 마사지를 하면 모발 성장을 촉진하고 흰머리와 탈모를 예방하는 효과를 볼 수 있다.

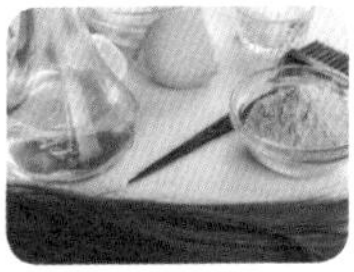

▲ 모발과 두피를 건강하게 유지한다.

DATA

명칭 머스터드 오일
사용 부분 씨앗
추출 방법 저온 압착법
냄새 특유의 자극적인 향
색깔 노란색~갈색 용도 식용, 미용, 약용
효능 항산화, 항균, 항염증, 상처 치유, 진통, 가려움증 완화, 모발 성장 촉진, 소화 촉진, 혈행 개선, 보습, 치은염 및 치주병 예방, 비염 개선 등

53 Mango Butter

망고씨 버터

피부 진정 작용이 뛰어나며 보관이 편리한 버터

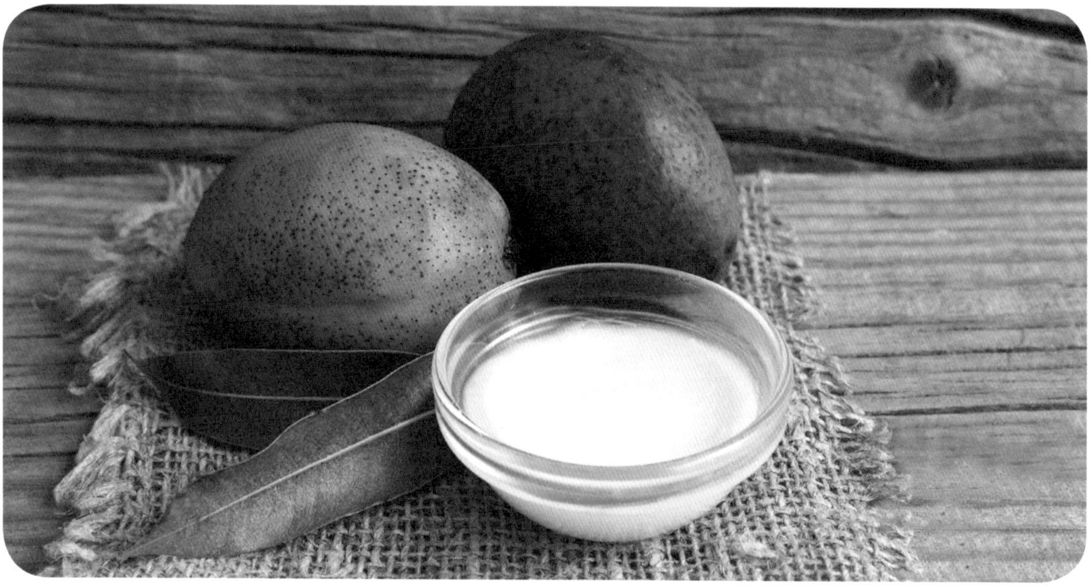

▲ 망고와 망고씨 버터. 상온에서는 반고체 상태여서 버터라는 이름이 붙는다.

열대 과일의 대표 격인 망고는 옻나뭇과 상록수의 열매다. 미얀마와 인도의 국경 지대에서 약 4,000년 전부터 재배되었으며 불교에서는 성스러운 나무로, 힌두교에서는 만물을 지배하는 신인 쁘라자빠띠의 화신으로 여겨왔다. 중국에서는 망고 열매를 말린 생약을 몽과(檬果)라고 부르며 기침약이나 소화제, 이뇨제 등으로 사용한다.

망고씨 버터는 망고의 씨앗에서 저온 압착법으로 추출한 유지다. 녹는점은 약 31℃로 피부에 닿으면 자연스럽게 녹아 부드럽게 흡수된다. 시어 버터와 비슷하지만 시어 버터보다 조금 단단하고 알갱이가 있는 질감을 가진 것이 특징이다. 올레산과 스테아르산을 풍부하게 함유하여 피부를 부드럽게 하는 진정 효과와 보습력이 뛰어나므로 단단해진 각질 관리에 적합하다. 또한 망고씨 버터에는 항염증 및 항산화 효과가 있는 천연 폴리페놀 화합물인 망기페린이 함유되어 있어 노화 관리에도 도움이 된다.

자극이 적어 민감성 피부에도 사용할 수 있지만, 옻 알레르기가 있는 사람은 사용을 자제해야 한다.

DATA

명칭 망고씨 버터
사용 부분 씨앗
추출 방법 저온 압착법
냄새 무취에 가까움
색깔 노란빛이 도는 흰색
용도 식용, 미용, 약용
효능 보습, 항산화, 항염증, 노화 방지, 피부 진정, 피부 개선 등

특징

올레산과 스테아르산, 팔미트산이 주성분이며 노란빛이 도는 유지로 쉽게 산화되지 않는다. 끈적이지 않고 피부 침투성도 좋아 사용하기 편한 것도 특징이다. 또한 계피산 화합물이 자외선 B파를 흡수하므로 자외선 차단 효과도 볼 수 있다.

주성분

- 올레산
- 스테아르산
- 팔미트산
- 비타민A
- 비타민C
- 비타민E

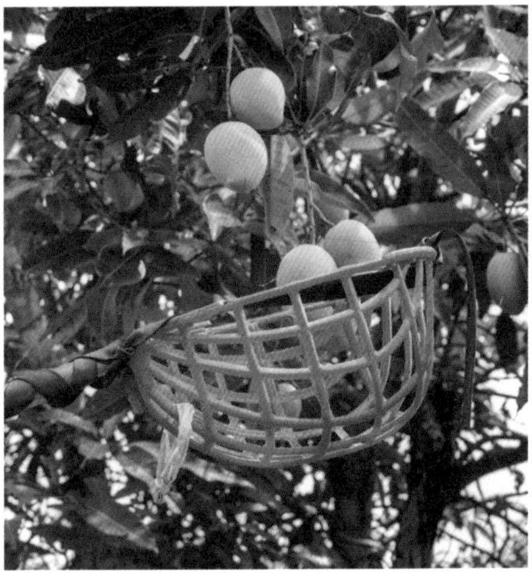

▲ 망을 사용하여 수확하는 망고.

효능

● **피부 진정 효과**

피부의 수분 증발을 억제하여 피부를 부드럽게 하는 효과가 있다.

● **잔주름 관리**

망기페린으로 인해 잔주름이 눈에 띄지 않게 하는 효과를 볼 수 있다.

● **자외선으로 인한 피부 손상 방지**

기미의 원인인 자외선 B파로 인한 피부 손상을 방지하는 효과가 있다고 알려져, 선 오일로 사용하면 얼룩지지 않게 태닝할 수 있다.

▼ 망고 단면.

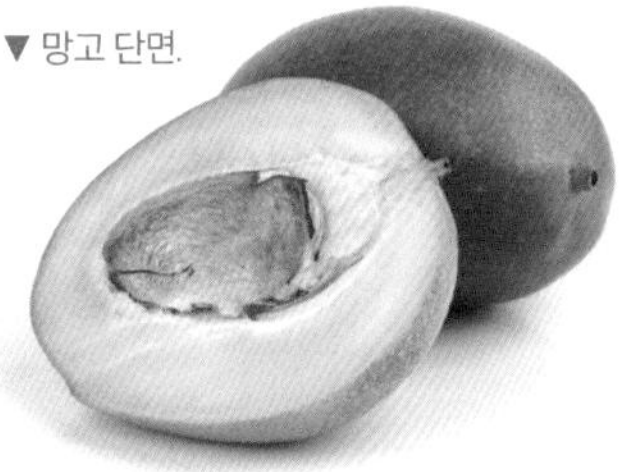

이용 방법

● **슈가 스크럽**

망고씨 버터와 굵은 설탕을 잘 섞으면 스크럽이 완성된다. 소량을 손에 덜어 피부가 건조한 부분을 중심으로 원을 그리듯 부드럽게 문지르고 미지근한 물로 씻어내면 된다. 오래된 각질 제거와 보습 효과가 있다고 알려졌다. 매일 사용하면 피부에 부담이 될 수 있으므로 주 1~2회 정도 사용하는 것이 좋다.

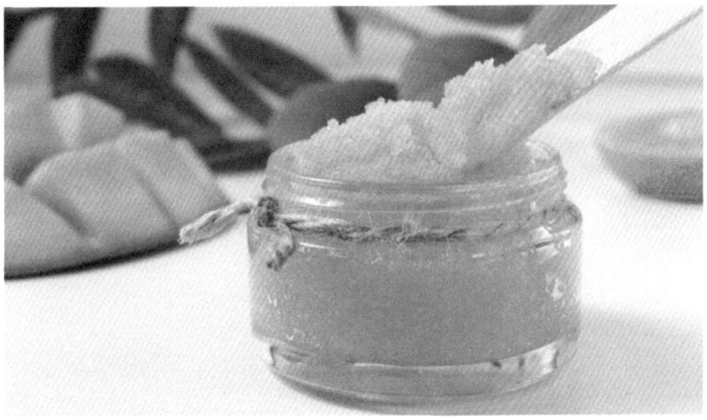

▲ 망고씨 버터와 설탕을 섞은 수제 스크럽.

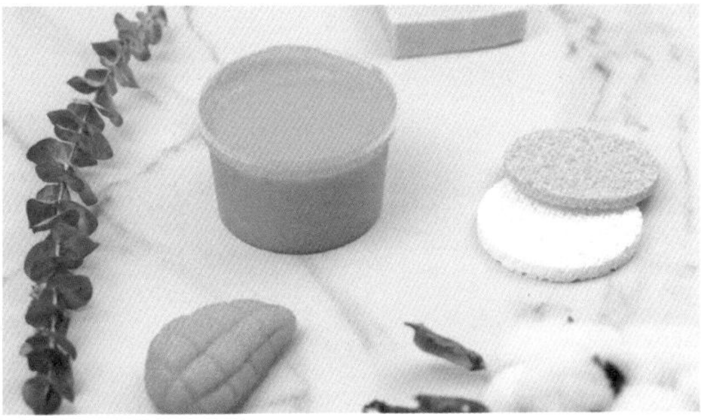

▲ 망고씨 버터가 배합된 수제 비누.

● **수제 비누**

보습 효과가 뛰어나 촉촉하고 순한 세정에 적합한 비누를 만들 수 있다. 가을·겨울은 물론 자외선과 냉방의 영향으로 피부가 건조한 여름에 사용하는 것도 추천한다. 망고씨 버터만으로는 비누를 만들기에 지나치게 부드러우므로 코코넛 오일이나 팜유, 시어 버터 등과 섞어서 만드는 것이 일반적이다. 아쉽게도 망고의 달콤한 향은 나지 않기 때문에 에센셜 오일을 몇 방울 섞어서 취향에 맞는 향이 나게끔 만들어도 좋다.

54

Milk Thistle Oil

밀크씨슬 오일

독소 배출 효과를 볼 수 있으며 약용 허브로 인기가 높은 오일

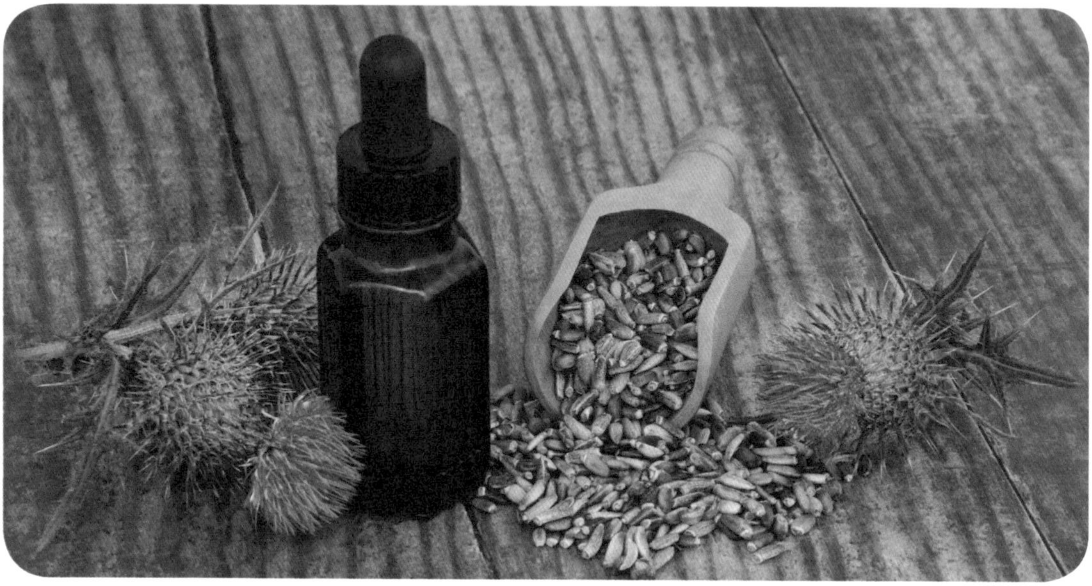

▲ 여러 유럽 국가에서 밀크씨슬(흰무늬엉겅퀴)은 '성모 마리아의 선물'이라고 여겨 '마리아 엉겅퀴'라고도 불린다.

밀크씨슬은 우리말로 하면 흰무늬엉겅퀴로, 남유럽과 아시아가 원산지인 국화과 식물이다. 잎에 우유가 쏟아진 것처럼 흰 모양이 있다는 뜻에서 밀크씨슬이라고 부른다. 여린 잎과 껍질을 벗긴 줄기는 채소로 식용되며, 열매는 허브차로 음용된다.

씨앗에 들어 있는 실리마린이라는 성분에는 간세포를 재생하는 효과가 있어, 유럽에서는 2,000년 전부터 민간요법에서 간 질환 치료에 사용되었다. 또한 독뱀에 물렸거나 독버섯을 먹었을 때 해독제로도 쓰였다. 현재는 간 기능을 지키는 건강 보조제로서, 알코올을 많이 섭취하는 사람을 중심으로 인기가 높아지고 있다.

밀크씨슬 오일은 시장 유통량이 많지는 않지만, 실리마린에는 항산화 효과가 있으며 진피 콜라겐을 늘려 피부 주름이나 탄력성을 개선하는 효과가 있어서 화장품의 배합 성분으로 주목받고 있다. 또한 항균 및 항염증 효과가 있어서 여드름과 주사(얼굴의 중앙부위에 생기는 만성 충혈성 질환-옮긴이), 습진 등으로 고민하는 사람들에게 특히 추천한다. 오일 사용과 건강 보조제 섭취를 같이하면 더 큰 효과를 볼 수 있다.

DATA

명칭 밀크씨슬 오일

사용 부분 씨앗

추출 방법 저온 압착법

냄새 은은한 향

색깔 노란색

용도 식용, 미용, 약용

효능 간 기능 개선, 당뇨병 예방, 소화 불량 개선, 보습, 항산화, 항균, 항염증, 피부 개선 등

특징

가장 큰 특징은 실리마린이라고 하는 플라보노이드(폴리페놀의 일종)가 다량 함유된 점이다. 실리마린이 간 속 글루타티온 수치를 상승시켜 해독 효소 생성을 활성화하므로, 간 기능 향상과 함께 피부 개선 효과도 볼 수 있다. 또한 당뇨병과 소화 불량 개선에도 좋다고 알려져 있다.

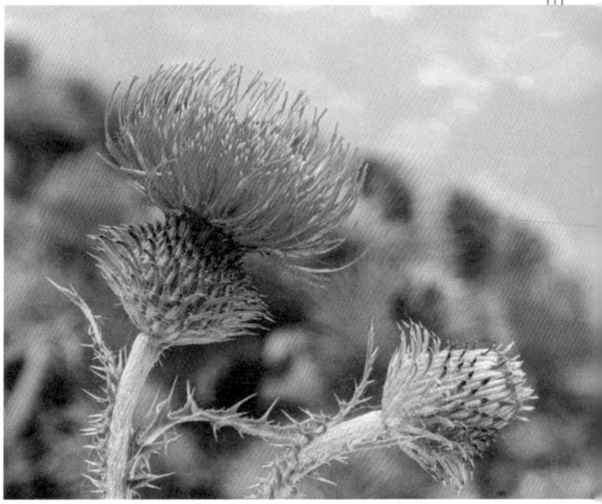

▲ 의료용 허브로 유명한 밀크씨슬.

주성분

- 올레산
- 팔미트산
- 비타민E
- 리놀산
- 비타민C

효능

● **피부 재생 효과**

화상 및 상처, 가려움증과 습진 등으로 손상된 피부의 재생을 돕는다.

● **피부 개선 효과**

글루타티온의 생성을 촉진하여 기미 예방 및 개선에 효과적이다.

● **간 기능 보호**

경구 섭취 시 간세포의 회복과 보호를 촉진한다. 아세트아미노펜 등의 약물로 인한 독성 간염 예방에도 도움이 된다.

▼ 작은 씨앗에서 오일을 착유한다.

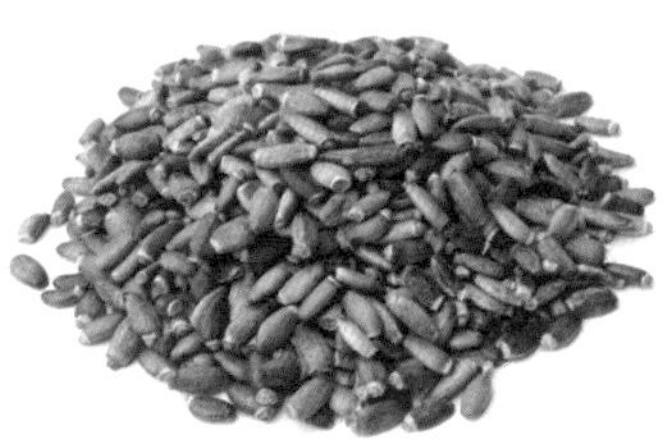

이용 방법

● **건강 보조제**

밀크씨슬 엑기스가 배합된 건강 보조제는 간 기능을 높이고 쓸개즙 분비를 촉진하는 효과가 있으며, 알코올성 간 장애, 간염, 간경변증 등 간 질환 개선에 도움이 된다. 또한 체내에서 합성되는 항산화 물질인 글루타티온의 생성을 촉진하며 활성산소를 억제하는 효과도 있어서 동맥경화와 당뇨병 같은 생활습관병의 예방을 돕는다.

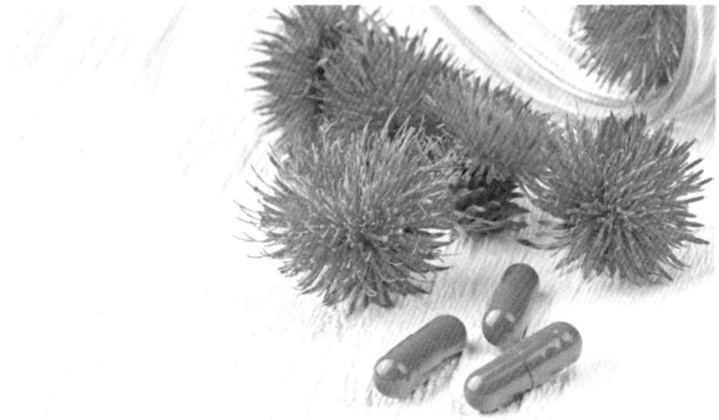

▲ 실리마린이라는 이름으로 판매되는 경우도 많다.

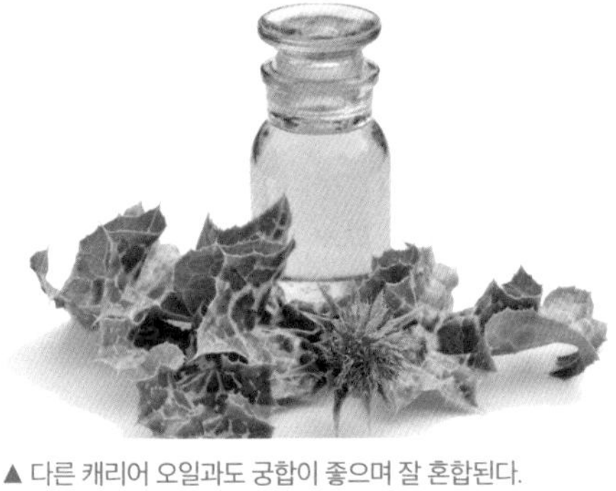

▲ 다른 캐리어 오일과도 궁합이 좋으며 잘 혼합된다.

● **피부 관리**

얼굴 전체에 사용할 때는 올리브 오일이나 아몬드 오일 등에 섞어서 사용한다. 보습 크림이나 토너, 자외선 차단제 등 다양한 화장품 용도로 적합하다.

● **모발 관리**

자외선으로 인한 손상과 환경 오염 물질로부터 두피와 모발을 보호한다. 또한 세포 재생을 개선하는 작용도 있어 모발 성장을 촉진하고 탈모 예방에도 효과적이다.

55

Cottonseed Oil

면실유

비타민E가 풍부한 고급 식용유

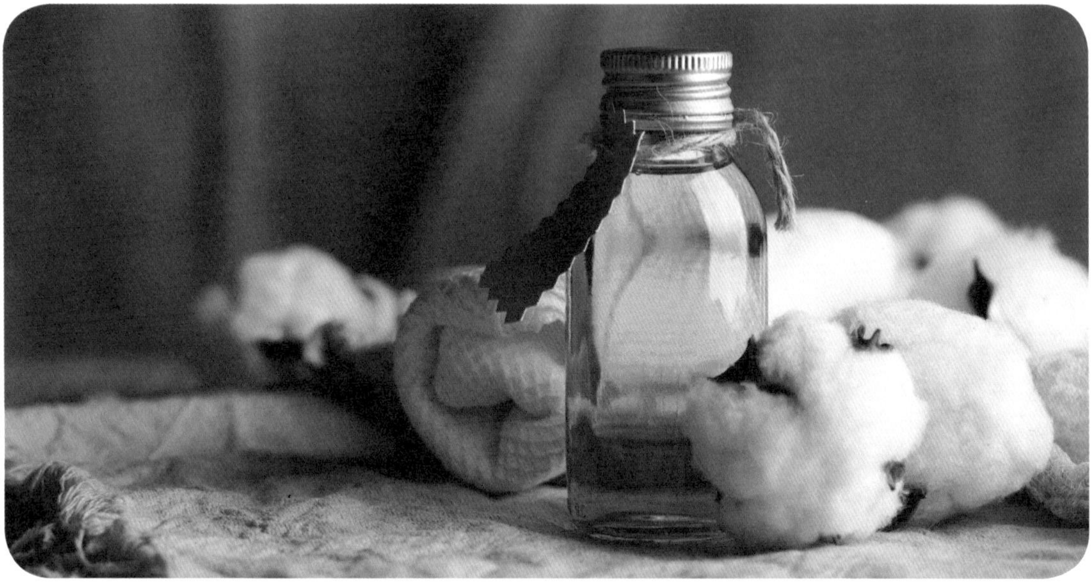

▲ 목화 씨앗에서 얻는 면실유.

목화는 세계 각지의 열대 및 아열대 지역이 원산지로, 약 40종이 존재하는 아욱과 목화속의 여러해살이풀이다. 섬유에 덮여 있는 씨앗에서는 의류의 원료가 되는 목면을 얻을 수 있어 수천 년 전 인더스 문명 시대에 이미 재배된 역사가 있다.

씨앗에는 25% 정도의 지방분이 함유되어 있으며 이것에서 얻는 것이 면실유다. 일반 가정에서 사용되는 일은 거의 없지만 저렴한 가격에 맛도 깔끔하며, 산화와 가열에도 강한 장점이 있어 비누나 크림 등의 화장품, 윤활제나 제광액(리무버), 식용유 등으로 사용된다. 가열 후 식은 뒤에도 맛이 떨어지지 않으므로 통조림이나 냉동식품, 마요네즈, 마가린 같은 가공식품 등 세계적으로 다양한 제품의 원료로 쓰인다. 또한 맛이 부드럽고 고급스러워 호텔 및 고급 레스토랑 등에서도 이용된다.

면실유의 추출 방법은 고온 압착법이나 용매 추출법으로 추출한 후 고도로 정제한 것이 대부분이어서 되도록 품질 좋은 제품으로 눈여겨 고르는 것이 좋다.

DATA

명칭 면실유

사용 부분 씨앗

추출 방법 압착법, 용매 추출법, 저온 압착법

냄새 무취에 가까움

색깔 옅은 노란색

용도 식용, 공업용

효능 항산화, 노화 방지, 호르몬 균형 조정, 피부 개선, 혈행 개선, 생활습관병 예방, 피로 해소 등

특징

무취에 가깝고 맛도 깔끔하며, 비타민E가 풍부하게 들어 있어 산화에 강한 것이 특징이다. 발연점은 약 230℃로 가열 조리에도 강하다. 한편 고온 압착법이나 용매 추출법을 통해 추출한 뒤 고도로 정제한 제품이 대부분이어서, 영양분이 손실되거나 유해 물질이 포함될 가능성과 유전자 조작 품종이 원료로 사용될 가능성이 있다. 또한 목화에는 남성의 불임 및 용혈성 빈혈을 일으킬 수 있다고 알려진 고시폴이라는 독성 성분이 들어 있으며, 생활습관병의 위험을 키울 수 있는 리놀산의 함유율도 높다. 단 적당량을 사용하면 문제가 되지 않으므로 매일 섭취하거나 과다 섭취하는 것을 피하고 용량에 주의해서 사용해야 한다.

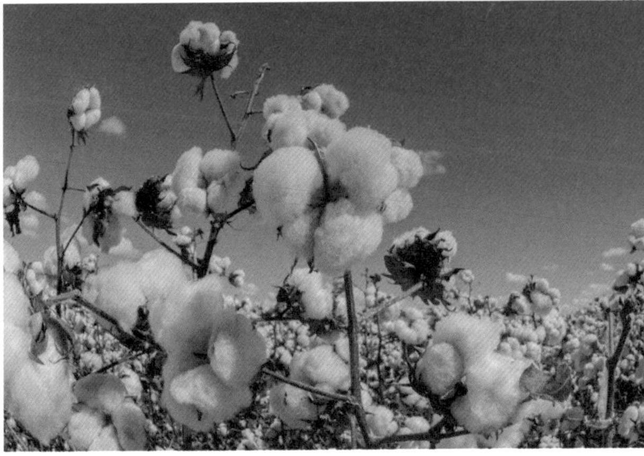

▲ 면실은 '코튼 볼'이라고도 불린다.

주성분

- 리놀산
- 팔미트산
- 올레산
- 비타민E
- 비타민K
- 콜린

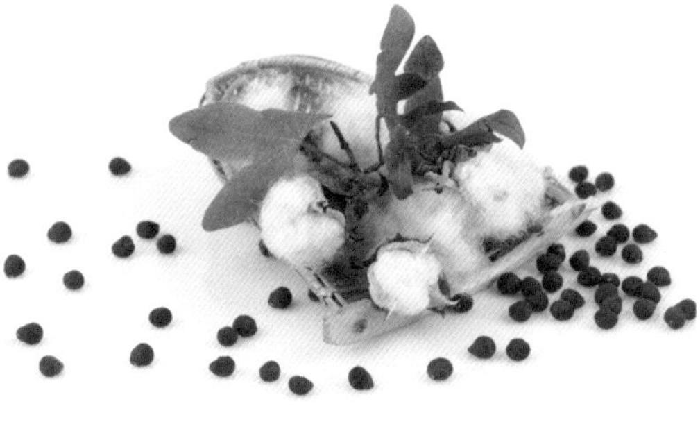

▲ 면실에 싸인 씨앗.

효능

● **피부 회복 효과**

식물성 왁스의 일종인 옥타코사놀에 운동 기능을 높이는 효과가 있어, 피로 해소를 돕는다.

● **호르몬 균형 조정 작용**

비타민E가 여성 호르몬의 균형을 조정하여 생리통 및 생리불순, 생리전증후군의 개선 효과를 볼 수 있다.

● **혈행 개선 효과**

비타민E가 모세혈관을 확장하여 혈행을 개선하고 수족냉증이나 어깨결림, 두통 등 혈행 불량으로 인한 증상을 완화하는 효과가 있다.

이용 방법

● **다양한 요리에 쓰이는 숨은 조미료**

다른 오일에 비해 맛이 가볍고 산뜻해서 생식은 물론 구움 과자나 튀김 요리까지 폭넓게 사용할 수 있다. 고급스러운 풍미와 부드러운 맛이 특징으로 평소 만들던 요리에 숨은 조미료로 사용하면 음식의 맛을 한 단계 끌어올릴 수 있다. 기름도 잘 빠져서 바삭한 튀김을 만들 수 있으므로 튀김 전문점과 고급 레스토랑에서도 사용한다. 드레싱 재료로도 좋다.

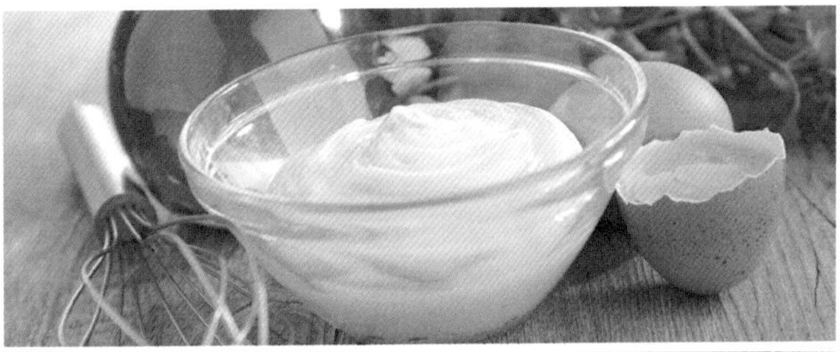

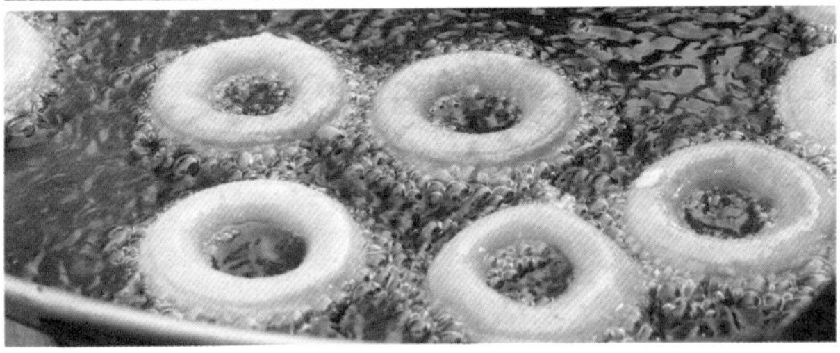

▶ (위) 마요네즈 원료에 면실유를 쓰면 깔끔한 맛을 낼 수 있다.
▶ (아래) 넉넉한 면실유로 튀기는 도넛.

Moringa Oil

모링가 오일

슈퍼 푸드에서 얻는 높은 피부 개선 효과의 고급 오일

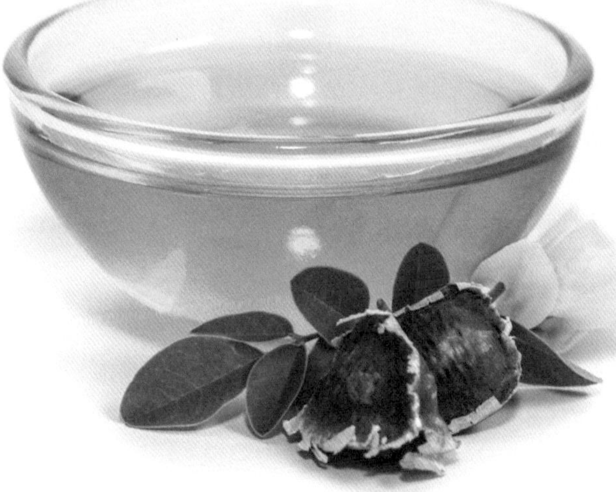

▲ 기적의 나무라고 불릴 정도로 영양가가 높은 모링가.

모링가는 인도 서북부 히말라야산맥이 원산지로 열대 및 아열대 지역에서 재배되는 나무다. 채소로 식용되기도 하며, 인도의 전통 의학인 아유르베다에서는 다양한 효능을 가진 약초로 이용한다. 또한 풍부한 영양소를 균형적으로 함유하고 있어, 슈퍼 푸드로 주목받고 있다.

모링가 씨앗에서 얻는 오일은 고대 이집트의 클레오파트라도 애용했을 정도로 자생지 및 유럽에서는 예로부터 고급 미용 오일로 사용되었다.

현대에는 식용 및 바이오 연료로도 쓰이며, 특히 강한 항산화와 미용 효과가 있는 것으로 알려져 고급 화장품 및 모발 관리 제품 등에 쓰이는 경우가 많다.

DATA

명칭 모링가 오일
사용 부분 씨앗
추출 방법 저온 압착법 등
냄새 무취에 가까움
색깔 옅은 노란색
용도 미용, 식용, 공업용
효능 항산화, 항염증, 피부 진정, 보습, 면역 형성, 항균, 노화 방지, 진통, 모발 개선, 피부 개선 등

특징 냄새가 거의 없고 맛도 깔끔하며 질감은 가벼운 것이 특징이다. 가장 큰 특징은 유화 작용을 하는 베헨산을 함유한 점으로, 수분과 오일을 유화시켜 피부에 잘 스며들게 하는 부스터 오일의 역할을 한다.

이용 방법

마사지 오일로 사용하면 보습 및 노화 관리, 여드름과 습진 완화, 관절 통증과 부종 및 염증에 효과가 있다.

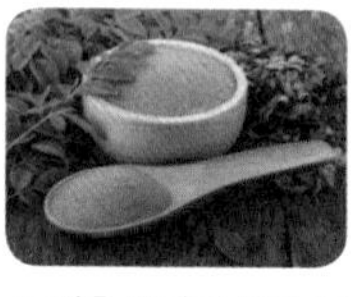

▲ 잎을 분말로 만든 모링가 파우더.

Raspberry Seed Oil

57

라즈베리 시드 오일

자외선 방지 효과가 우수한 천연 자외선 차단제

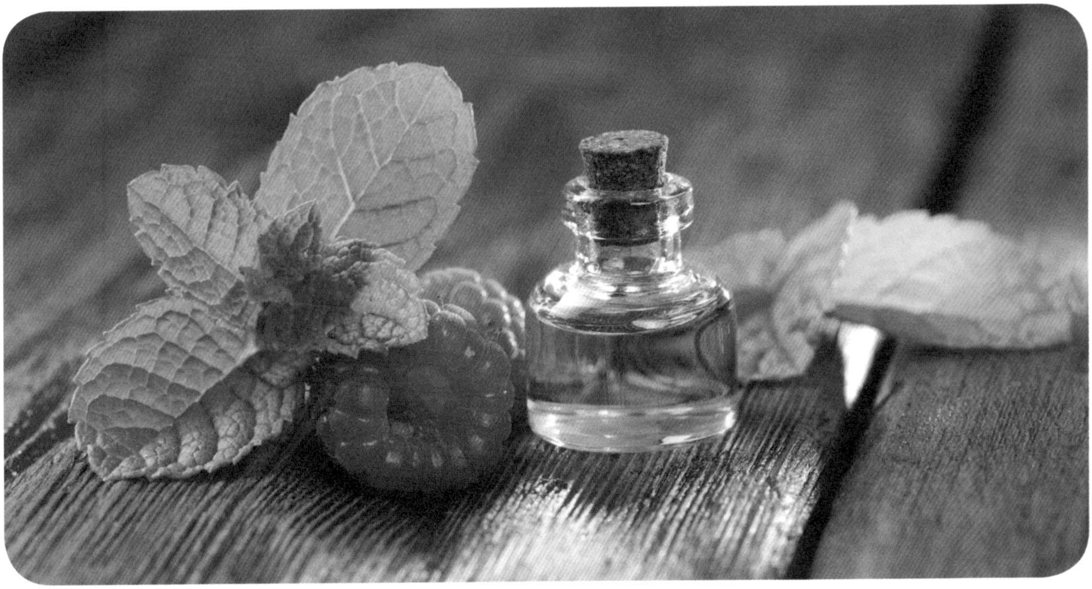

▲ 라즈베리 시드 오일에서는 열매의 새콤달콤한 향은 나지 않는다.

라즈베리는 유럽과 북아메리카가 원산지이며 현재는 세계 각지에 다양한 재배품종이 존재하는 장미과 산딸기속 식물이다. 열매는 뛰어난 풍미와 단맛 그리고 신맛이 있어 잼이나 제과, 주스, 리큐어 등에 자주 이용된다.

라즈베리 시드 오일은 라즈베리 씨앗에서 얻을 수 있는 오일로, 저온 압착법과 용매 추출법으로 추출된다. 항산화 효과가 있으며 인간 피부의 세라마이드와 가장 가까운 성분인 라즈베리 세라마이드가 들어 있어서 미용 효과가 뛰어나므로 주로 미용 용도로 쓰인다. 자외선 흡수 효과도 높아서 자외선 차단제로도 쓸 수 있다. 단 오일이 자외선으로 인해 산패되면 색소침착의 원인이 될 수 있으므로 취급에는 주의가 필요하다.

특징 노란색이며 묵직한 질감에 흙내 비슷한 독특한 향이 난다. 식물유 중 최상위급에 해당하는 높은 비타민 함유량과 SPF28~50(PA++)으로 높은 자외선 차단 효과, 라즈베리 세라마이드 등의 성분을 함유한 것이 특징이다.

이용 방법

단독으로 자외선 차단제로 이용할 수 있으나 오일이 자외선에 산패되는 현상을 막기 위해서는 그 위에 별도의 자외선 차단 제품을 덧바르는 것이 좋다.

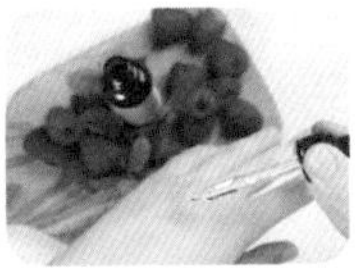

▲ 피부의 부담이 적다.

DATA

- 명칭 라즈베리 시드 오일
- 사용 부분 씨앗
- 추출 방법 저온 압착법, 용매 추출법
- 냄새 흙내나 풋내 같은 독특한 냄새
- 색깔 노란색
- 용도 식용, 미용
- 효능 자외선 방지, 항산화, 노화 방지, 피부 개선, 보습, 항염증 등

58 Rapeseed Oil

유채유

튀김 요리와 뛰어난 궁합으로 자주 사용되는 식용유

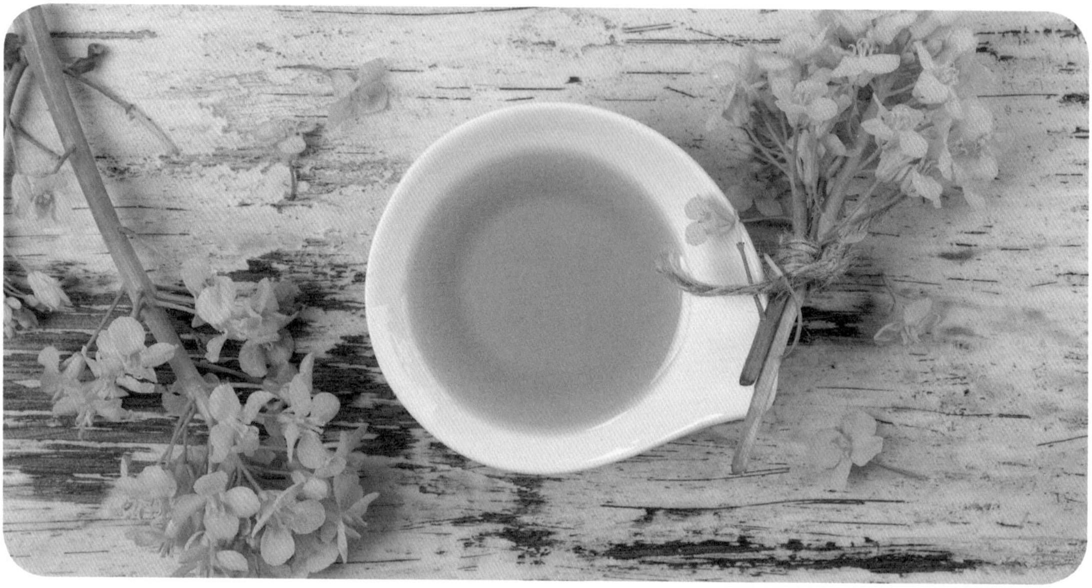

▲ 유채꽃과 유채유.

유채는 북유럽에서 시베리아까지 걸친 해안지대가 원산지인 십자화과 식물이다. 씨앗에는 35~40% 정도의 유지가 함유되어 있어 예로부터 유지용 식물로 재배되었다.

현재는 팜유와 콩기름에 이어 세계에서 생산량이 3번째로 많은 식물유다. 특히 일본에서는 가장 많이 생산되는 친숙한 기름으로, 에도시대에는 등불용 연료로 쓴 역사가 있다. 튀김 요리 등에 쓰면 독특한 풍미가 나서 동아시아에서는 옛날부터 식용으로 이용되었다.

한편 인체에 유해한 에루크산과 글루코시놀레이트가 함유되어 있어 미국에서는 식용이 금지된 적도 있다. 그래서 이러한 유해 성분이 들어가지 않도록 개량한 카놀라 품종으로 추출하여 만든 것이 카놀라유다.

또한 용매 추출법으로 추출한 뒤 고도로 정제한 제품이 많으며, 유전자 조작 원료를 사용하는 경우가 있으므로 저온 압착법으로 추출한 비정제 제품을 고르는 것이 좋다.

DATA

명칭 유채유

사용 부분 씨앗

추출 방법 저온 압착법, 용매 추출법 등

냄새 특유의 고소한 향(비정제), 무취(정제)

색깔 노란색

용도 식용

효능 콜레스테롤 강하, 건망증 예방, 항산화, 항혈전, 골다공증 예방, 동맥경화 예방, 노화 방지 등

특징

깔끔한 풍미로 열에 강하고 쉽게 산화되지 않으며, 기름 특유의 냄새도 나지 않아 다양한 요리에 사용할 수 있다. 단 암을 일으킬 수 있는 에루크산을 다량 함유한 품종을 사용한 제품과 영양분 손실이 있는 용매 추출법으로 추출된 고도 정제 제품, 유전자 조작 원료가 사용된 제품 등도 많다. 에루크산이 없는 품종으로 착유한 제품과 전통적인 저온 압착법으로 추출한 비정제 고품질 제품을 고르는 것이 좋다.

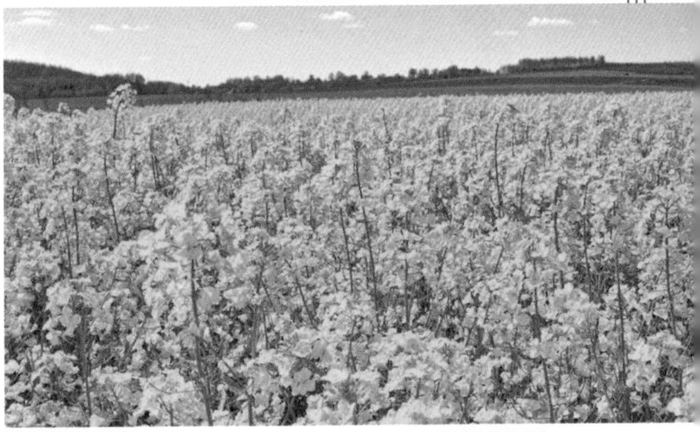

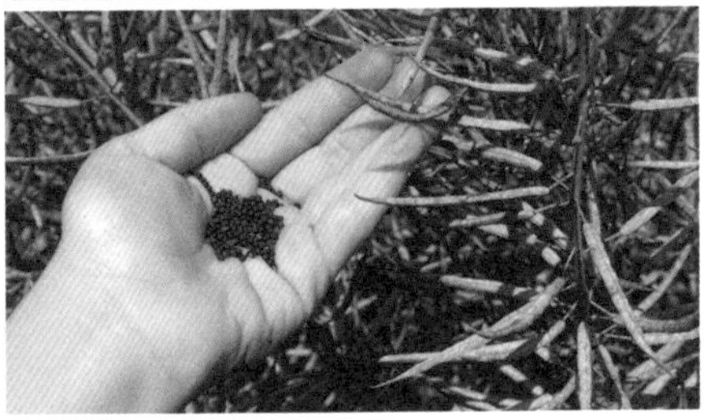

▲ (위) 프랑스 서북부 노르망디 지방의 유채꽃밭.
▲ (아래) 채취한 검은 씨앗.

주성분

- 리놀산
- 올레산
- 알파리놀렌산
- 팔미트산
- 에루크산
- 비타민E
- 비타민K

효능

- **혈중 콜레스테롤 강하 효과**

올레산이 다량 함유된 고품질의 오일은 혈중 콜레스테롤 수치를 떨어뜨려서 혈전 예방을 돕고, 심장혈관을 보호하여 심근염의 위험을 줄인다.

- **뼈 강화**

비타민K가 뼈에 칼슘을 밀착시켜 튼튼한 뼈를 만들고, 골절 및 골다공증의 예방을 돕는다.

- **항산화 효과**

비타민E의 항산화 효과로 활성산소의 공격을 억제하여 암 및 생활습관병을 예방한다.

- **혈행 개선 효과**

알파리놀렌산이 혈액을 맑게 하여 동맥경화 및 뇌경색, 심근경색, 고혈압 등을 예방하는 효과가 있다.

이용 방법

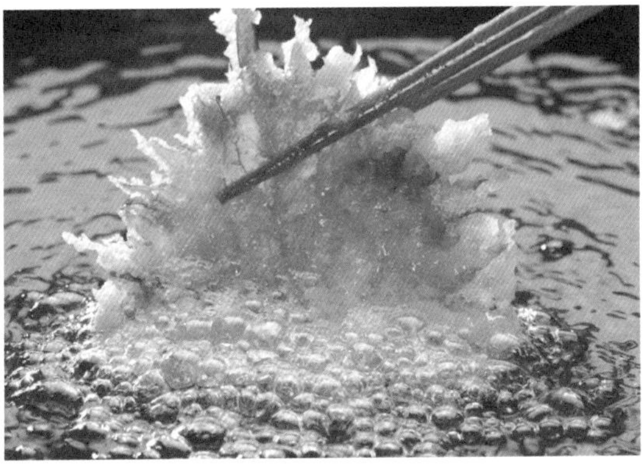

▲ 유채유로 튀긴 차조기 튀김.

- **다양한 요리용 오일**

유채유는 맛이 깔끔하고 기름 특유의 냄새도 거의 없으므로 느끼한 것을 선호하지 않는 사람이 사용하기에 좋다. 드레싱으로 사용해도 좋고, 가열해도 거의 산화되지 않으므로 특히 채소 튀김 등에 쓰면 재료의 맛을 한층 살릴 수 있다. 또한 제과에 쓸 때는 버터 대신 사용하면 촉촉하고 부드러운 빵이나 쿠키를 만들 수 있다.

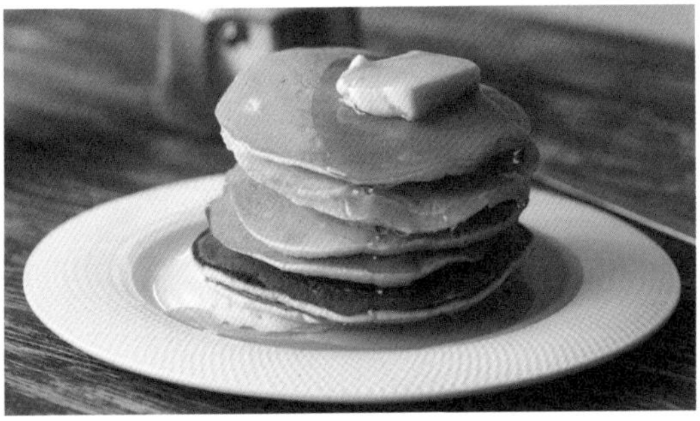

▶ 팬케이크 반죽에 유채유를 넣어 구우면 부드럽게 구워진다.

59 Rose Hip Oil

로즈힙 오일

비타민C를 풍부하게 함유하여 피부 개선 효과를 볼 수 있는 오일

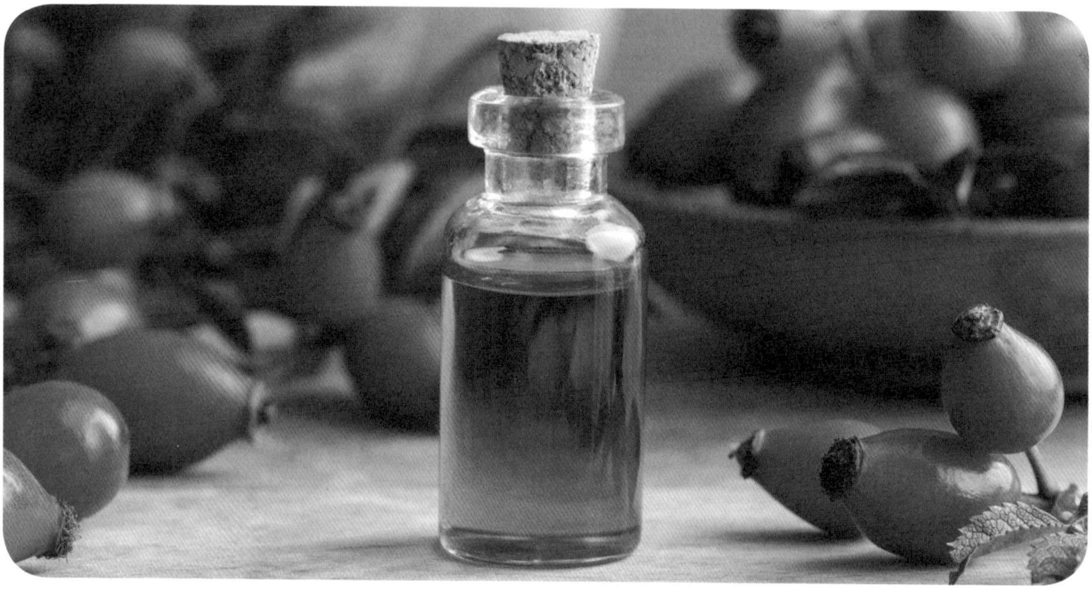

▲ 전쟁 중 영국에서는 비타민C 보급을 위해서도 로즈힙 오일을 사용했다.

로즈힙이란 장미꽃이 핀 뒤에 열리는 열매의 총칭으로 비타민과 무기질, 칼슘 등의 영양소가 풍부하며 레몬의 10배 이상 되는 비타민C 함유량으로 인해 비타민C 폭탄이라고도 불린다. 이러한 특징이 있어 유럽에서는 예로부터 허브로 이용했다. 또 장미에는 수많은 품종이 있는데 로즈힙 생산을 위해서는 안데스산맥 부근의 산악지대에서 자생하는 개장미 등이 사용된다.

로즈힙 오일은 로즈힙 안에 있는 딱딱한 껍질에 싸인 씨앗에서 추출한다. 씨앗을 건조 및 분쇄한 후에 저온 압착법으로 추출한 비정제 제품과 용매 추출법으로 추출한 정제 제품이 있는데, 각각 성분과 성질에 차이가 있다.

열매와 같이 풍부한 영양소를 함유하고 있어 유럽에서는 민간요법으로 상처나 화상 치료에 사용했고 식용으로는 잼 등으로 이용했다. 최근에는 특히 로즈힙 오일의 높은 미용 효과가 주목받아 페이셜 크림의 원료 등으로 널리 쓰이고 있다.

DATA

명칭 로즈힙 오일
사용 부분 씨앗
추출 방법 저온 압착법, 용매 추출법
냄새 쌉싸름한 특유의 풋내
색깔 노란색~주황색
용도 식용, 미용, 약용
효능 피부 재생, 피부 진정, 상처 치유, 항염증, 노화 방지, 보습, 모공 수렴, 피부 개선, 항균 등

특징

풀과 나무를 예로 들 수 있는 쌉싸름한 특유의 향이 있으며 열매에 포함된 카로티노이드의 영향으로 조금 붉은 기가 도는 색깔이다. 비타민C를 비롯하여 풍부한 영양을 함유하고 있으나, 산화하기 무척 쉽다는 단점이 있다.

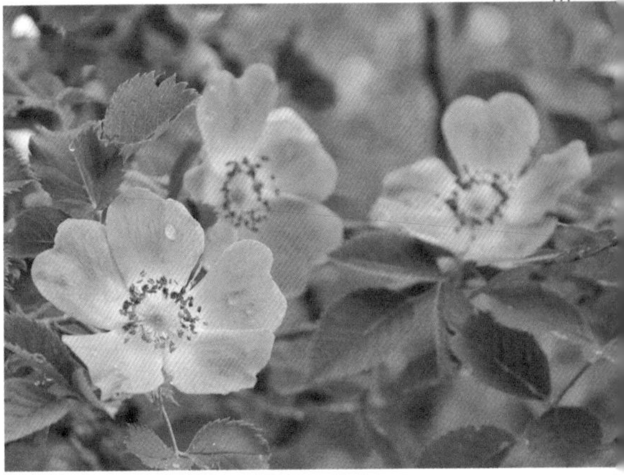

▲ 개장미는 높이 약 2~4m 정도의 관목으로 약 5cm 정도의 분홍색 꽃이 핀다.

주성분

- 리놀산
- 알파리놀렌산
- 올레산
- 팔미트산
- 비타민C
- 베타카로틴(비타민A)

효능

● **피부 개선 효과**

비타민C가 멜라닌 생성을 억제하여 기미를 예방하고 콜라겐 생성을 돕는 효과가 있다.

● **노화 관리**

베타카로틴(비타민A)과 비타민C의 작용으로 주름을 개선하고, 약해진 피부를 회복하는 효능이 있다.

● **피부 재생 및 상처 치유 효과**

리놀산 등의 필수지방산이 피부를 재생시키고 상처로 생긴 흉터의 치유를 돕는다. 또 피부 재생을 촉진하며 여드름 등 염증을 진정시키는 효과가 있어 건강한 피부를 유지한다.

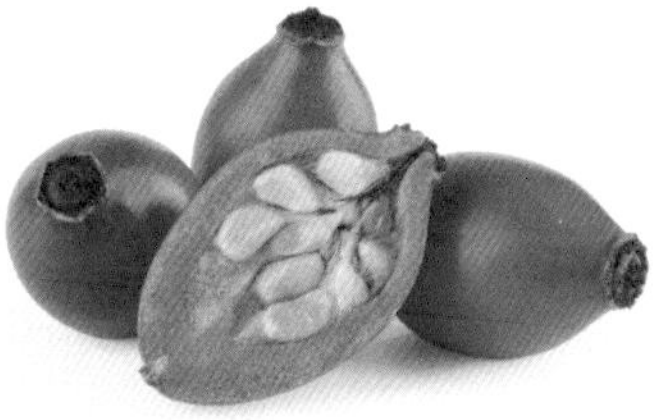

▲ 로즈힙은 약간의 산미가 있지만 그대로 먹을 수 있다.

이용 방법

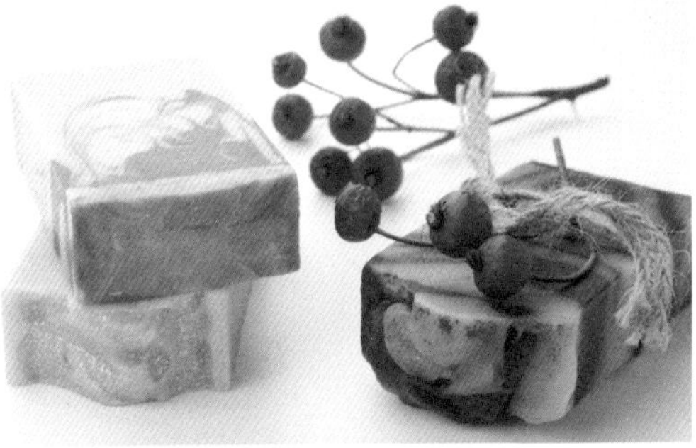

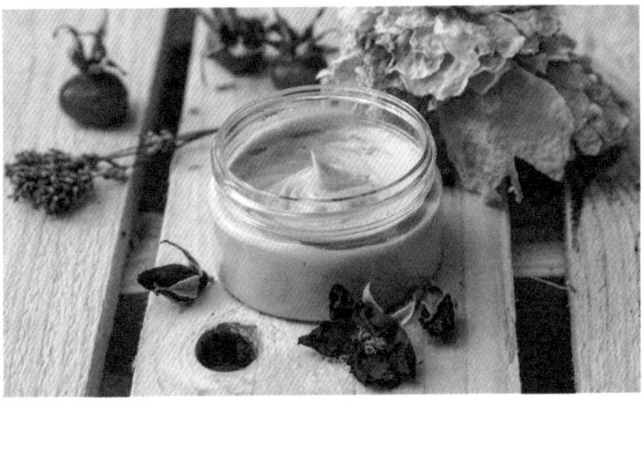

● **수제 비누**

비누의 재료로 이용되며 비타민C가 듬뿍 든 피부 개선 기능 비누를 만들 수 있다. 분홍색을 내는 로즈 클레이나 말린 로즈힙을 섞어도 좋다.

● **얼굴 마사지 오일**

두세 방울의 오일을 손가락 끝으로 따뜻하게 데운 뒤 얼굴을 마사지하면 피부 재생을 촉진하고 여드름 등의 트러블을 개선하는 효과를 볼 수 있다.

● **미용 오일**

페이셜 케어 마지막 단계에서 몇 방울을 손에 덜어 주름 및 건조한 부분에 바르는 미용 오일로 사용할 수 있다.

◀ (위) 분홍색으로 보기에도 예쁜 수제 비누.

◀ (아래) 로즈힙 오일과 라벤더를 배합한 보디크림.

60

Laurus Oil

월계수 오일

에센셜 오일 성분이 있어 향기가 좋은 고급 오일

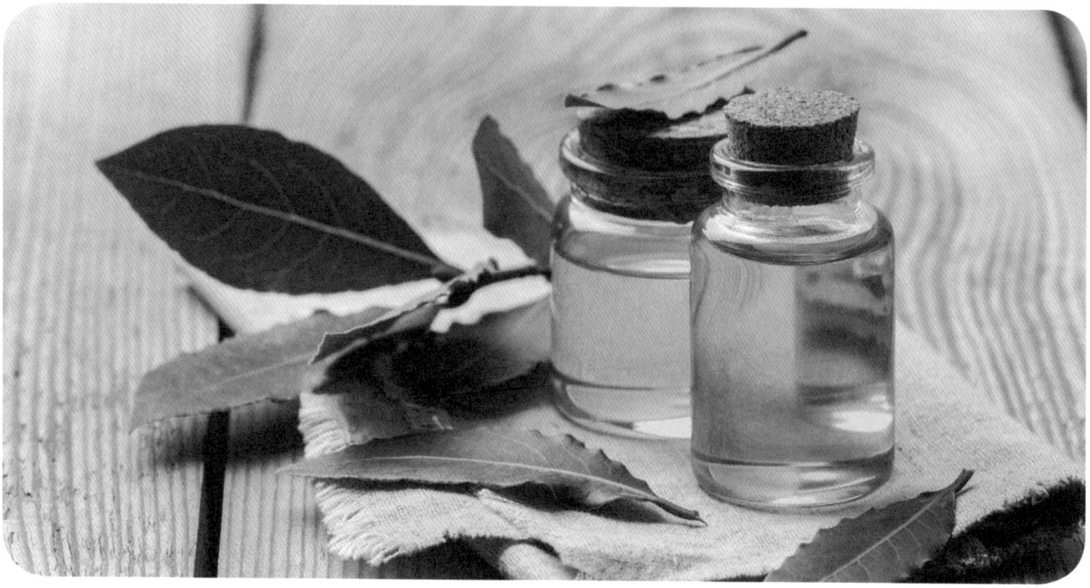

▲ 선명한 노란빛의 월계수 오일.

월계수는 지중해 연안이 원산지인 녹나뭇과의 상록수다. 향이 나는 잎에는 시네올 등 항균 효과가 있는 에센셜 오일 성분이 있어 고대부터 약초로 이용되었으며, 고대 그리스에서는 여린 나뭇가지를 엮어 만든 월계관이 승리의 영광을 상징했다.

말린 월계수 잎은 요리 등에 향신료로 쓰이고 잎에서 추출한 에센셜 오일은 아로마 테라피 등에 이용된다. 그리고 검은 열매에는 30~40%의 지방분과 1% 정도의 에센셜 오일 성분이 있는데 이것을 압착하여 얻을 수 있는 것이 월계수 오일이다. 에센셜 오일 성분으로 인해 스파이시한 향이 강한 것도 특징이다.

월계수 오일은 주로 지중해 연안과 튀르키예, 시리아에서 생산되는데, 산림에 자생하는 월계수에서 떨어진 열매만을 주워 기름을 추출하기 때문에 수확량이 적고 귀한 고가의 오일이다. 생산지에서는 예로부터 약용 및 방향제 그리고 마사지 오일과 두피 케어 오일로 사용하는데, 반 이상은 비누의 원료로 쓰인다.

DATA

명칭 월계수 오일

사용 부분 열매　　추출 방법 저온 압착법

냄새 스파이시한 우디 향

색깔 짙은 초록색~짙은 노란색

용도 미용, 약용

효능 항균, 항바이러스, 방부, 피부 개선, 탈취, 강장, 진통, 비듬 방지, 보습, 콜레스테롤 강하, 항염증, 면역력 향상, 항산화, 신경 안정 등

특징

갈색빛이 도는 녹색이나 노란색으로 베타오시멘, 시네올, 알파피넨 등 에센셜 오일 성분에서 유래한 스파이시한 향이 특징이다. 모유에도 함유된 라우르산과 에센셜 오일 성분의 작용으로 항균 효과를 볼 수 있다.

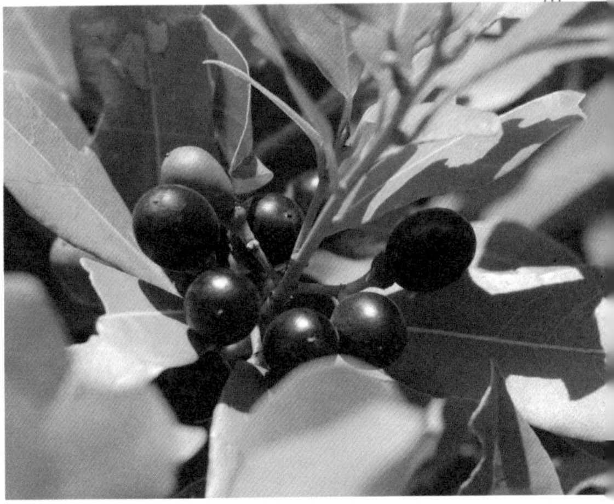

▲ 올리브와 비슷하게 생긴 검고 작은 열매.

주성분

- 올레산
- 라우르산
- 리놀산
- 팔미트산
- 베타오시멘
- 시네올
- 알파피넨

효능

● **항균 및 항바이러스**

라우르산과 에센셜 오일 성분의 항균 및 항바이러스 작용으로 체내에 침입한 세균 및 병원균을 퇴치하는 효과가 있다.

● **콜레스테롤 수치 강하**

올레산과 리놀산이 콜레스테롤 수치를 떨어뜨리고 동맥경화 및 심질환을 예방한다.

● **비듬 방지 및 모발 성장**

올레산의 보습 효과가 두피 건조를 예방하고, 라우르산과 에센셜 오일의 항균 작용으로 비듬 방지 및 모발 성장 촉진 효과를 볼 수 있다.

● **면역력 향상**

라우르산이 면역력을 높이고 세포의 기능을 조정하는 효과를 볼 수 있다.

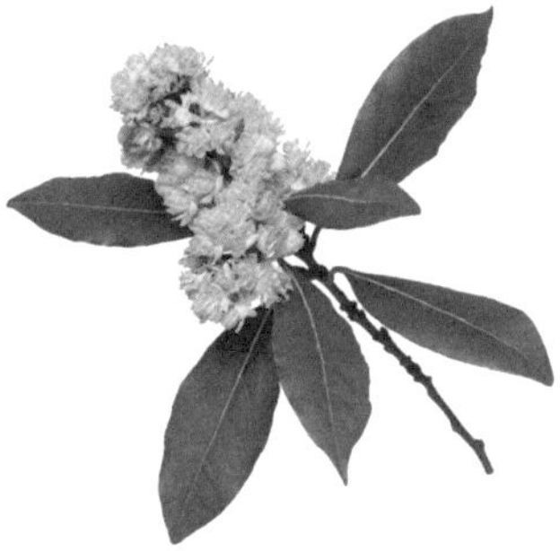

▲ 봄이면 노란 꽃을 피우는 월계수.

이용 방법

● **만능 수제 비누**

올리브 오일에 월계수 오일을 섞어 비누를 만들면 단단하고 풍부한 향이 나는 비누가 완성된다. 몸과 얼굴은 물론 머리에 샴푸로도 사용할 수 있으며 가려움증과 비듬을 억제하여 건강한 두피를 만든다. 또한 식기용 세제로 사용하면 기름때가 잘 제거되고 손이 거칠어지는 것도 막는다. 또한 방충 및 항균 효과가 있어 옷장 안에 두어도 좋다.

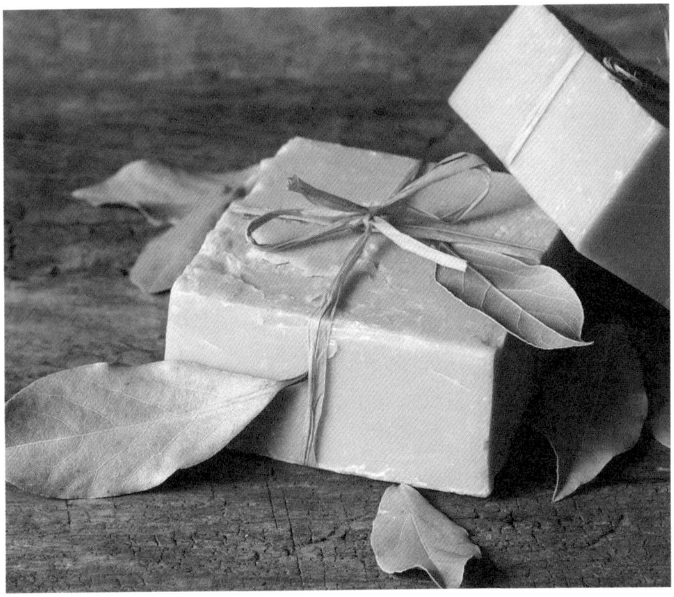

▲ 월계수 오일과 올리브 오일을 배합한 비누. 월계수 오일의 비율이 높을수록 사용감이 산뜻하다.

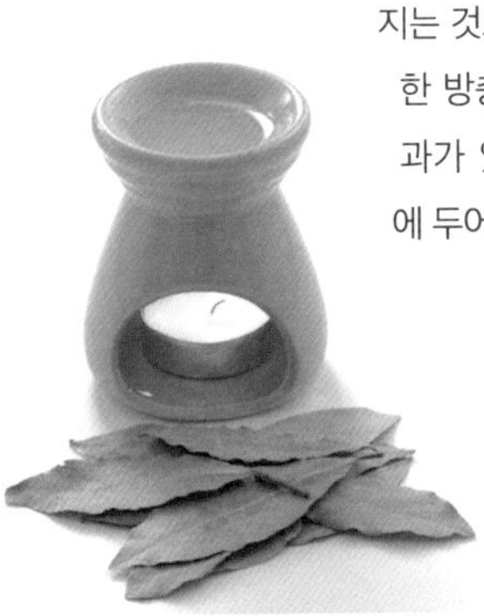

◀ 아로마 오일로도 인기가 많은 월계수 오일.

Column

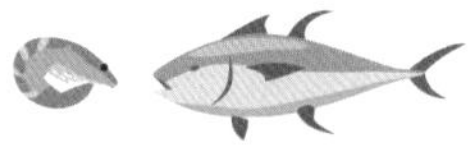

동물성 유지

Animal Oil and Fat

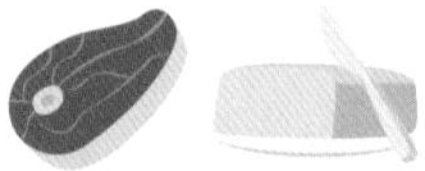

어유

어유(Fish Oil)란 원료인 정어리와 꽁치 등의 생선을 조려서 나온 즙의 기름을 분리한 것이다. 불포화지방산이 다량 함유되어 있어 녹는 점이 낮으므로 상온에서 액체 상태다. 오메가3 지방산인 EPA와 DHA가 함유되어 있어 동맥경화와 당뇨병 등 생활습관병을 예방하는 건강 보조제로 인기가 많다.

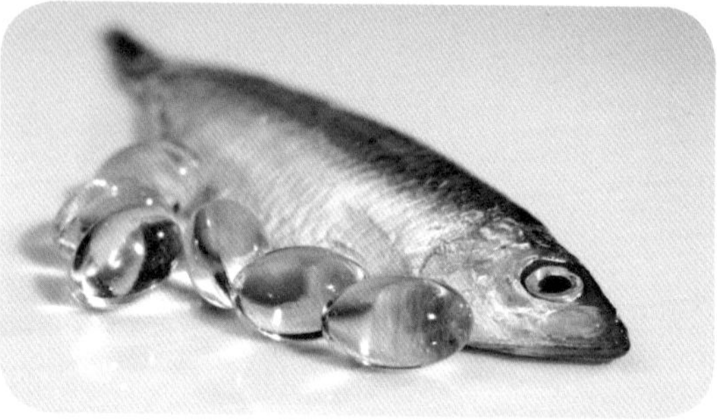

▶ 정어리와 어유로 만든 건강 보조제.

DATA

명칭 어유

원료 정어리, 꽁치, 고등어 등

색깔 노란색

주요 용도 마가린이나 쇼트닝의 원료, 건강 보조제 등

효능 생활습관병, 항스트레스, 항염증, 항알레르기, 건망증 예방 등

주성분

- 팔미트산
- 스테아르산
- 에이코사펜타엔산(EPA)
- 도코사헥사엔산(DHA)

이용 방법

조리에 이용할 때는 어유를 단독으로 쓰면 생선 비린내가 나기 때문에, 레몬 등 풍미를 낼 수 있는 부재료를 함께 사용하는 것이 좋다. 특히 에스닉 요리와의 궁합이 좋다.

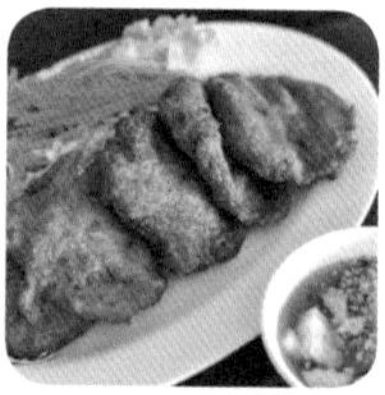

크릴 오일

새우와 비슷한 갑각류 플랑크톤인 남극 크릴새우에서 추출한 기름이다. 남극 크릴새우는 고래와 물범 등 남극 바다에 서식하는 생물의 에너지원으로, 오메가3 지방산과 항산화 성분인 아스타잔틴을 풍부하게 함유하고 있다. 어유와는 다르며 물에 녹는 성질이 있어서 체내 흡수율이 높다는 특징이 있다.

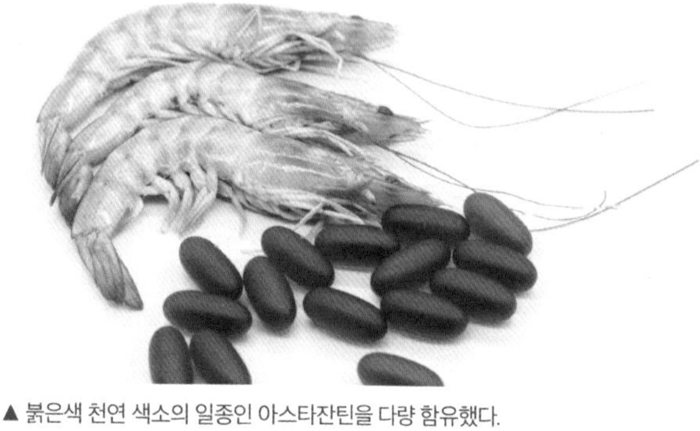

▲ 붉은색 천연 색소의 일종인 아스타잔틴을 다량 함유했다.

DATA

명칭 크릴 오일

원료 남극 크릴새우

색깔 붉은색

주요 용도 건강 보조제

효능 생활습관병 예방, 항스트레스, 항염증, 항알레르기, 건망증 예방, 생리전증후군 개선 등

스쿠알렌

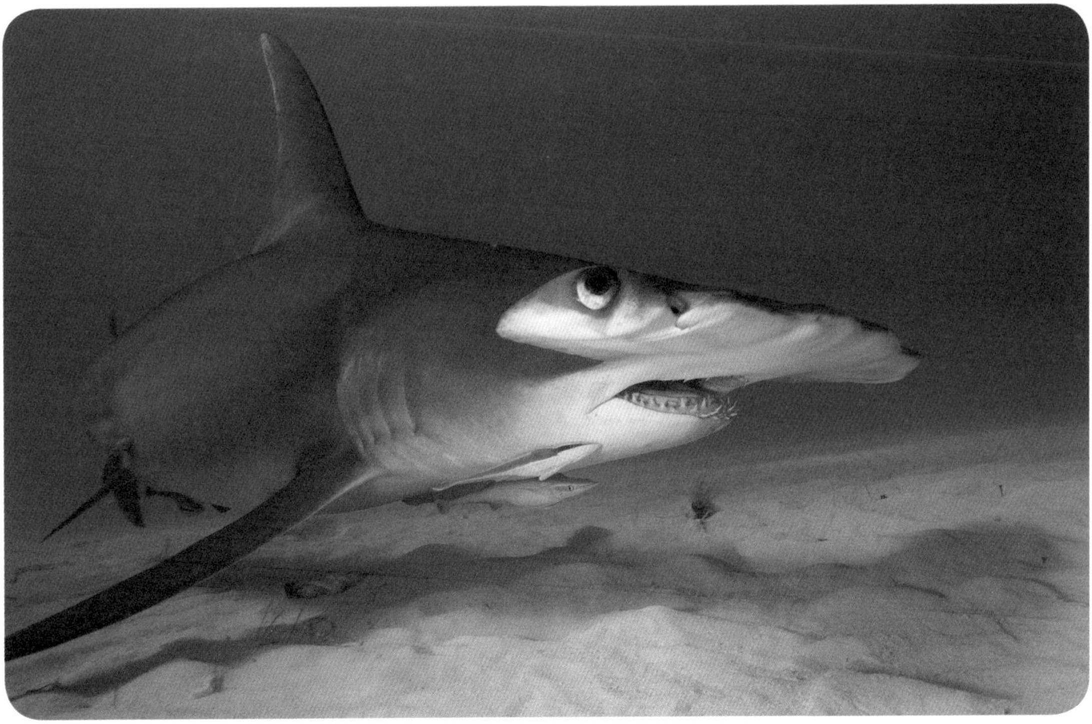

▲ 망치 모양의 머리가 특징인 귀상어. 스쿠알렌은 다양한 심해 상어의 간에서 얻는다.

심해 상어는 부레가 없는 대신 기름이 가득 채워진 커다란 간으로 부력을 유지한다. 이 간유에 다량 함유된 스쿠알렌은 불포화지방산의 일종으로, 면역 반응을 높이는 효과와 신진대사를 촉진하는 효과가 있다고 알려져 백신 성분 및 건강식품에 사용되고 있다. 또한 스쿠알렌은 인간의 피지에도 함유되어 있어, 피부 수분량을 유지하고 피부를 부드럽게 하는 기능을 한다. 스쿠알렌 오일은 스쿠알렌에 수소를 첨가하여 산화하기 어려운 상태로 만든 것이다. 보습력과 피부 침투성이 높아 진정 효과가 뛰어나므로 미용 오일로서 인기가 높다.

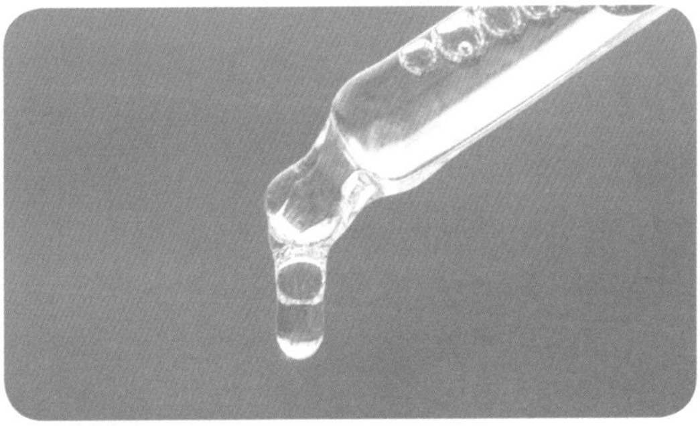

▲ 끈적이지 않고 산뜻하다.

특징

피부에 잘 스며들며 자극이 적다. 올리브 오일이나 아보카도 오일 등 식물성 스쿠알렌 오일도 있다.

이용 방법

토너를 얼굴 전체에 스며들게 한 뒤 스쿠알렌 오일 몇 방울을 손바닥에 떨어뜨려 얼굴 전체에 부드럽게 펴 바른다. 모든 피부에 사용할 수 있다.

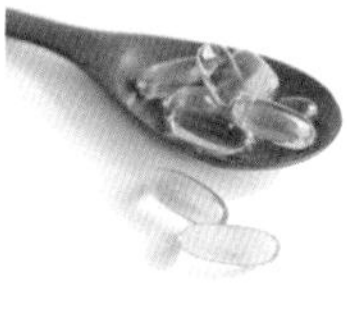

▲ 스쿠알렌 건강 보조제.

DATA

명칭 스쿠알렌

원료 심해 상어의 간

색깔 무색투명

주요 용도 백신, 건강 보조제, 화장품 등

효능 신진대사 활성화, 면역 기능 향상, 간 기능 개선, 항산화, 보습, 피부 진정, 피부 개선, 노화 방지 등

기 버터

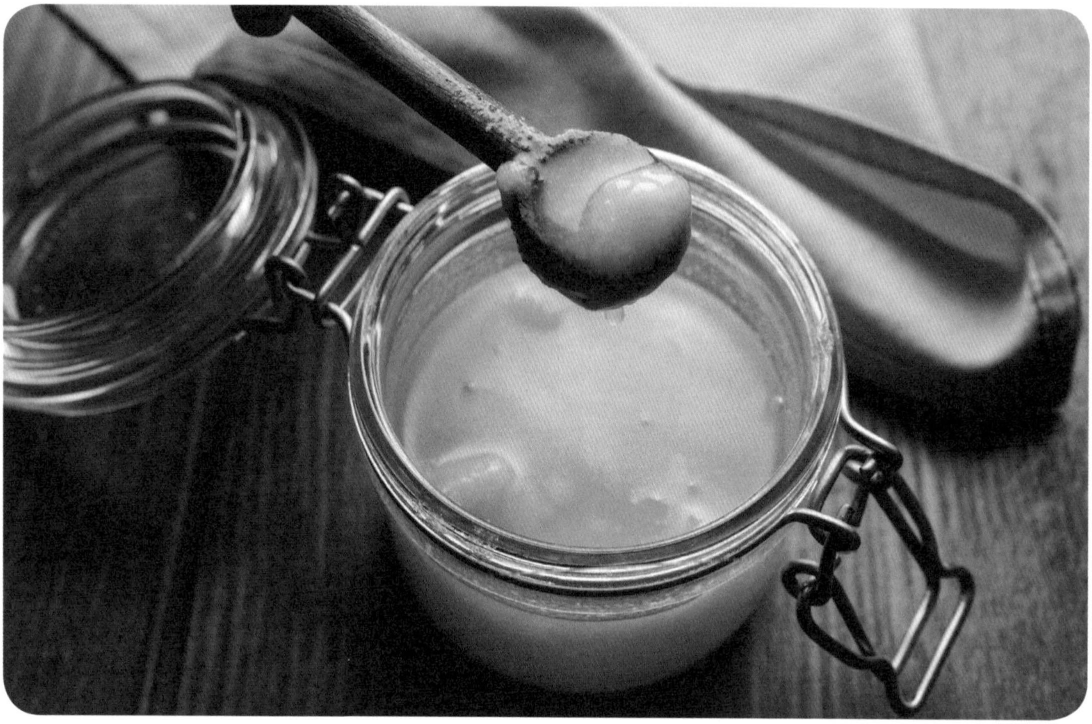

▲ 아유르베다에서 기름 중 '가장 깨끗한 기름'으로 여기는 기 버터.

기 버터는 인도 발상의 버터 오일로, '마칸(makhan)'이라고 불리는 발효 무염 버터를 끓여서 녹인 뒤 침전물을 제거하여 만든다. 예로부터 아유르베다나 종교행사 등에 사용되었다. 특징은 특유의 고소한 향이며 쉽게 부패하지 않아 상온에서 보관할 수 있다. 일반 버터와 비교하면 오메가6인 리놀산이 적고 지방으로 축적되기 어려운 중쇄지방산이 다량 함유되어 있다. 또한 유제품 특유의 성분인 뷰티르산이 다량 함유되어 있어서 비피두스균 등의 유익균 및 면역 세포를 늘리는 효과가 있다. 지용성 비타민도 풍부하여 건강에 유익하고 쓰임새도 다양한 오일이다.

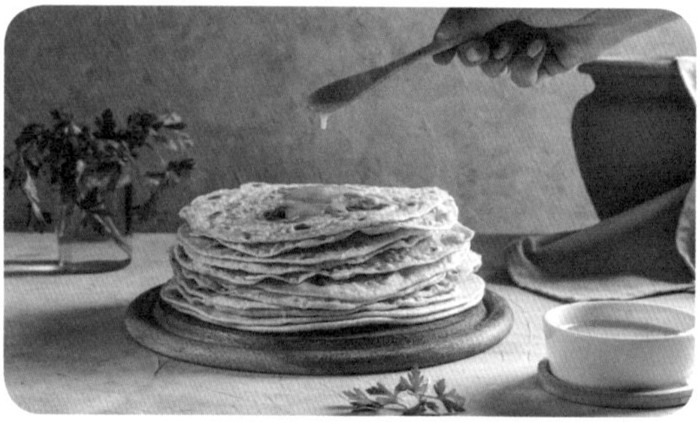

▲ 인도 빵 중 하나인 차파티에 기 버터를 바르는 모습.

특징

특유의 고소한 향이 있다. 가열 조리로 인해 카세인과 유당이 제거되므로 유당불내증이 있는 사람도 섭취할 수 있다.

이용 방법

식용유 외에도 미용 오일이나 마사지 오일로 이용할 수 있다. 항염증 효과가 있어 바르는 약으로 사용할 수도 있다.

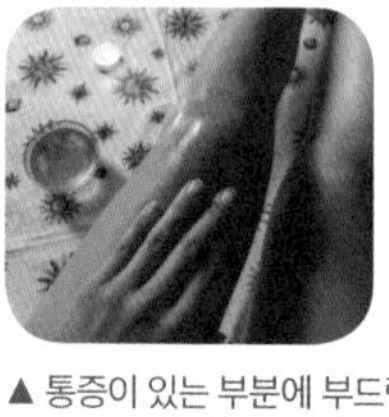

▲ 통증이 있는 부분에 부드럽게 바른다.

DATA

명칭 기 버터

원료 버터

색깔 노란색

주요 용도 식용유, 외용약, 화장품 등

효능 다이어트, 면역 기능 향상, 소화 기능 개선, 눈의 피로 개선, 변비 해소, 항산화, 항염증, 보습, 상처 치유, 피부 개선 등

마유

마유는 말의 피하지방이 원료인 동물성 기름이다. 기원은 정확하지 않지만, 5~6세기경 중국 의학서인 《명의별록》에 마유 이용법이 기록되어 있어 오래전부터 피부 질환의 외용약으로 사용한 사실을 알 수 있다. 주성분은 올레산이며 리놀산과 알파리놀렌산도 다량 함유되어 있어 피부 침투성이 뛰어나고 진정 효과를 볼 수 있다.

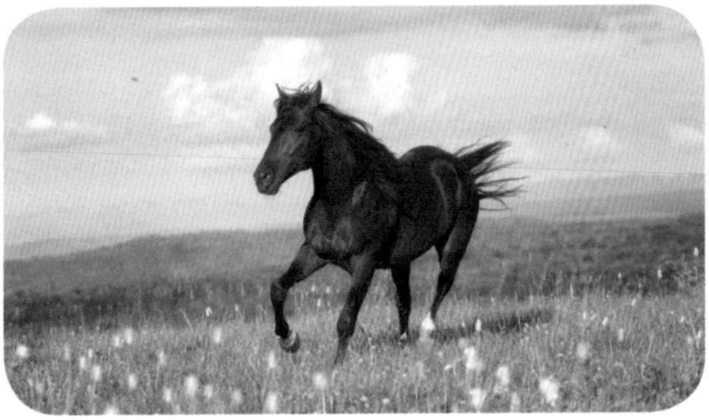

▶ 말갈기에서 양질의 지방을 얻을 수 있다.

DATA

명칭 마유
원료 말의 지방
색깔 흰색~옅은 노란색
주요 용도 화장품 등
효능 항산화, 항균, 항염증, 보습, 피부 진정, 상처 치유, 피부 개선, 모발 개선 등

주성분

- 올레산
- 팔미트산
- 리놀산
- 알파리놀렌산
- 팔미트올레산

이용 방법

자극이 적어서 유아부터 성인까지 폭넓게 사용할 수 있다. 개봉한 후에는 냉장 보관하고 빨리 소비하는 것이 바람직하다. 가벼운 화장이나 피지 노폐물도 제거할 수 있으므로 클렌징 오일로 사용해도 좋다.

라드

돼지 복부 등 지방이 많은 부위에서 얻을 수 있는 반고체 기름으로 튀김이나 볶음 요리 외 제과에도 자주 사용된다. 포화지방산 함유량이 많아 조리 시 가열해도 연기가 적게 나며 독특한 맛과 풍미가 난다. 또한 라드는 사람의 피지 지방산 조성과 유사하여 피부에 잘 스며들기 때문에 보습 크림으로 사용할 수도 있다.

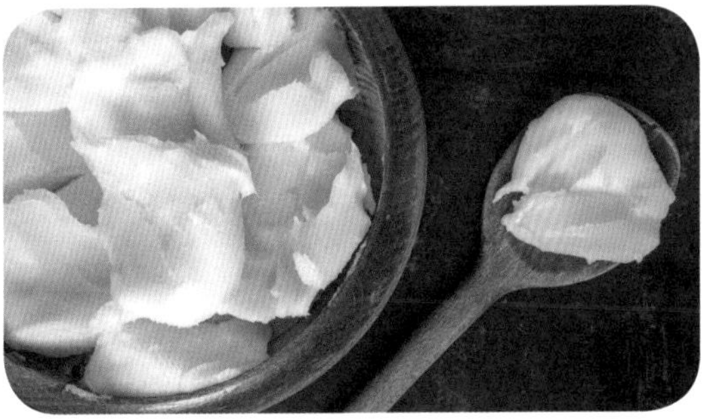

▶ 녹는점은 28~48℃로 상온에서는 부드럽다.

DATA

명칭 라드, 돼지기름
원료 돼지 지방
색깔 흰색
주요 용도 마가린이나 쇼트닝의 원료, 식용유, 절삭유 등
효능 소화 기능 개선, 변비 해소, 피부 진정, 피부 개선, 보습 등

주성분

- 올레산
- 팔미트산
- 스테아르산
- 리놀산
- 비타민D

이용 방법

대만과 홍콩에서는 밥 위에 라드를 올리고 간장을 뿌린 '라드 밥'을 먹는다. 옛날부터 밭일 중 새참으로 먹던 소박한 음식이다.

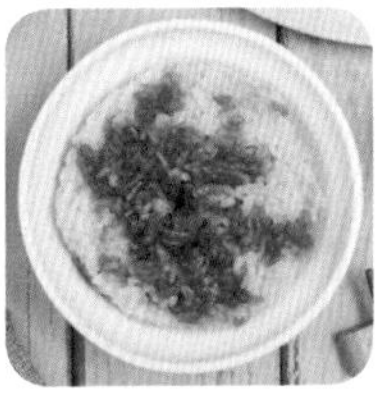

▲ 라드 밥.

Oil for Cooking

오일과 음식

몸을 건강하게 만드는 오일. 오일의 기초를 공부했으니
이제 오일을 사용한 음식을 만들어보자.

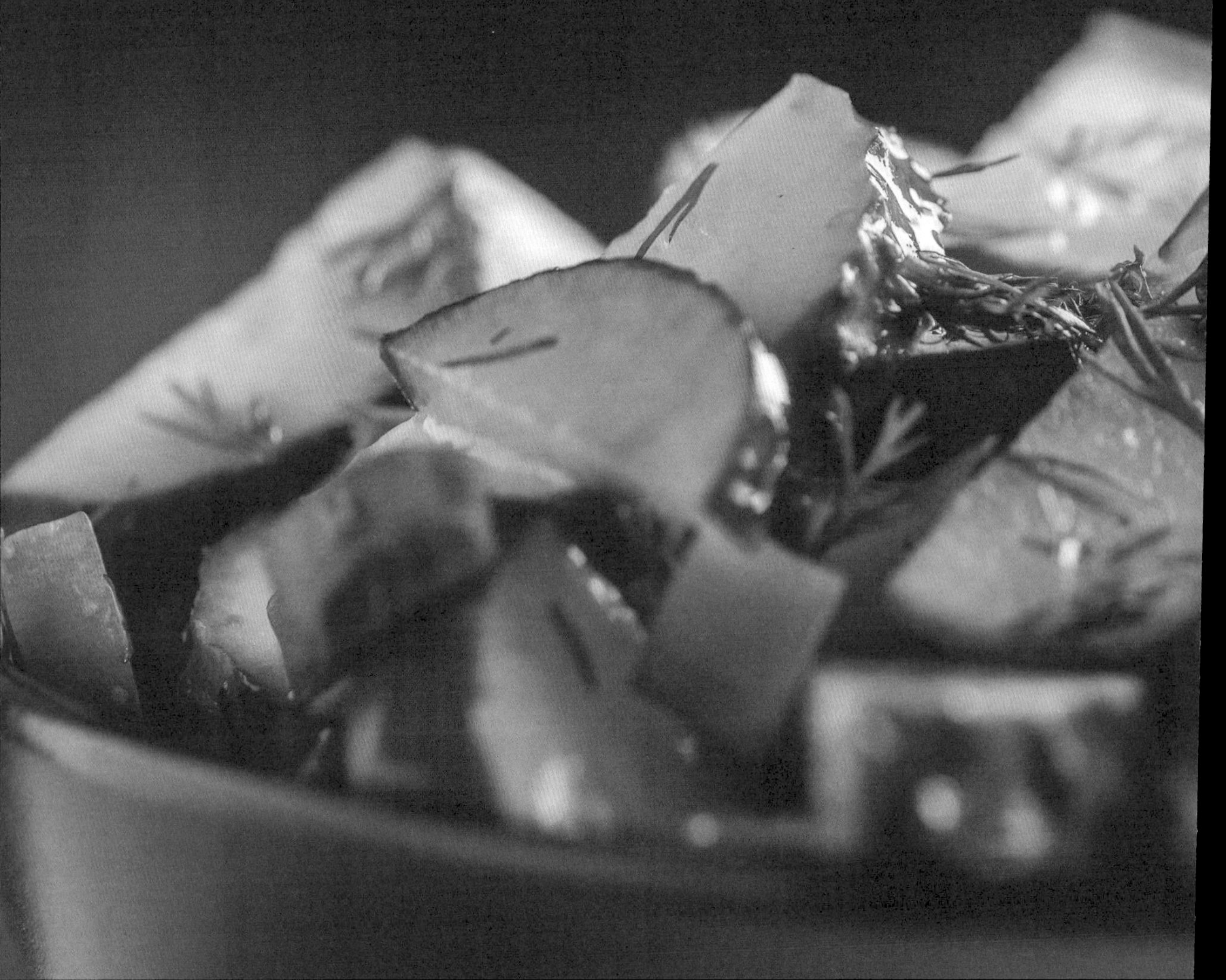

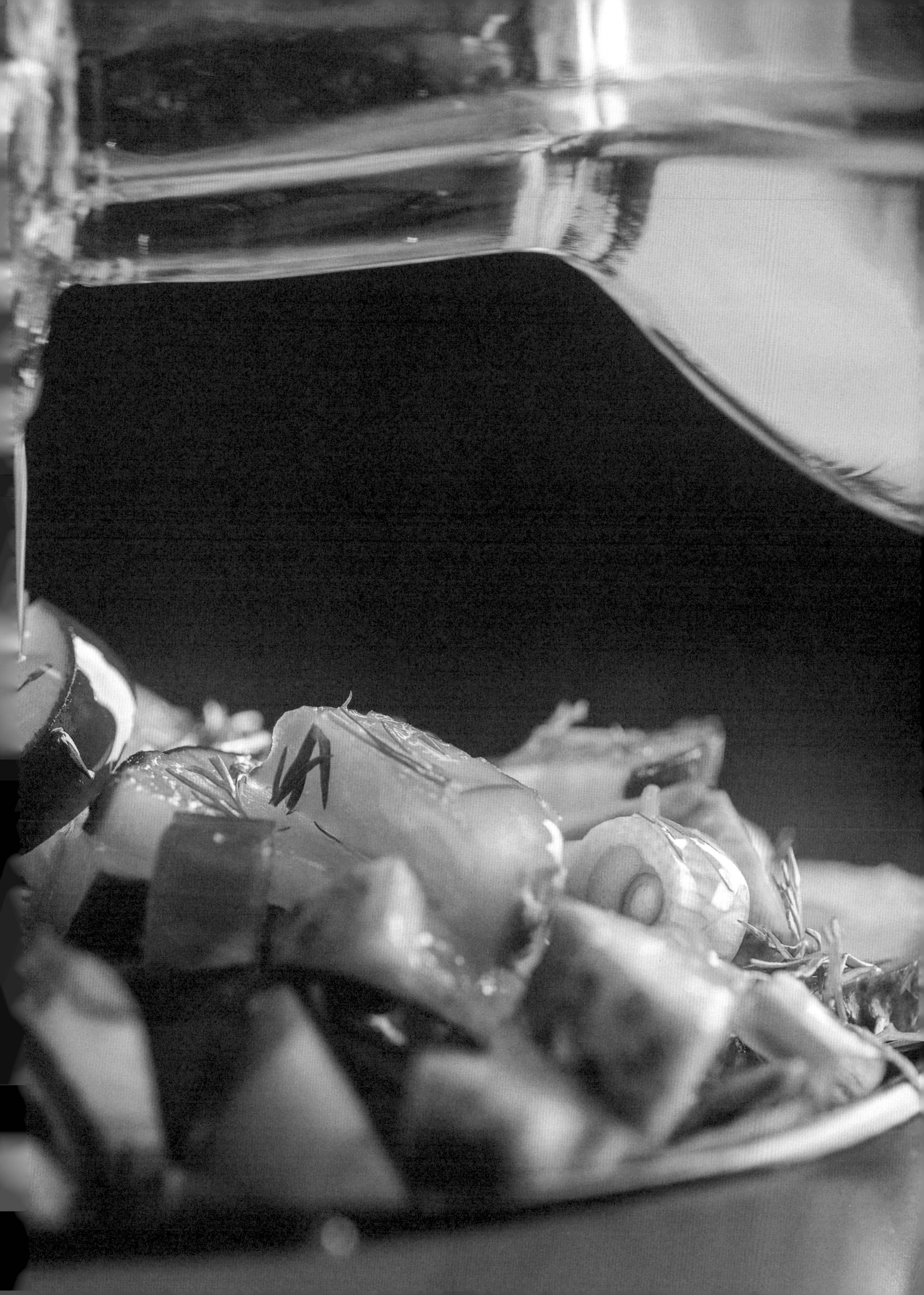

토마토 브루스케타 [아마씨 오일]

만드는 법

1 1cm 크기로 자른 방울토마토, 아마씨 오일, 소금, 후추를 잘 섞어 냉장고에서 차게 만든다. 방울토마토의 수분량이 많을 때는 체에 담아서 물기를 뺀다.

2 바게트에 버터를 얇게 바르고 토스터에 넣어 노릇하게 굽는다. 다 구워지면 자른 마늘 단면을 빵에 문지른다.

3 2의 바게드에 1을 올린다.

4 바질과 치즈 가루를 토핑해서 완성한다. 바질이 없는 경우에는 이탈리안 파슬리로 대체해도 좋다.

재료

- 방울토마토 … 1/4컵
- 아마씨 오일 … 1/4컵
- 소금 … 적당량
- 후추 … 적당량
- 마늘 … 1쪽
- 버터 … 적당량
- 바질 … 적당량
- 치즈 가루 … 약간
- 바게트 … 적당량

NOTE

바질과 마늘은 신선한 것을 사용하는 것이 좋다.

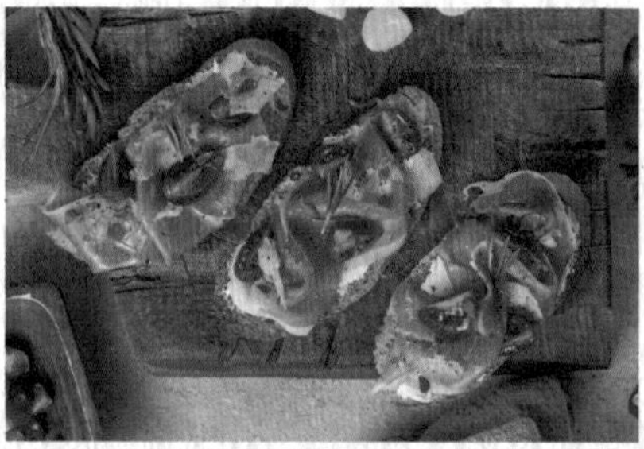

◀ 생햄을 사용한 브루스케타. 과일과 삶은 달걀, 아보카도나 새우 등 취향에 맞는 재료를 올려서 응용해도 좋다. 먹음직스러워 보이는 전채 요리나 안주를 만들 수 있다.

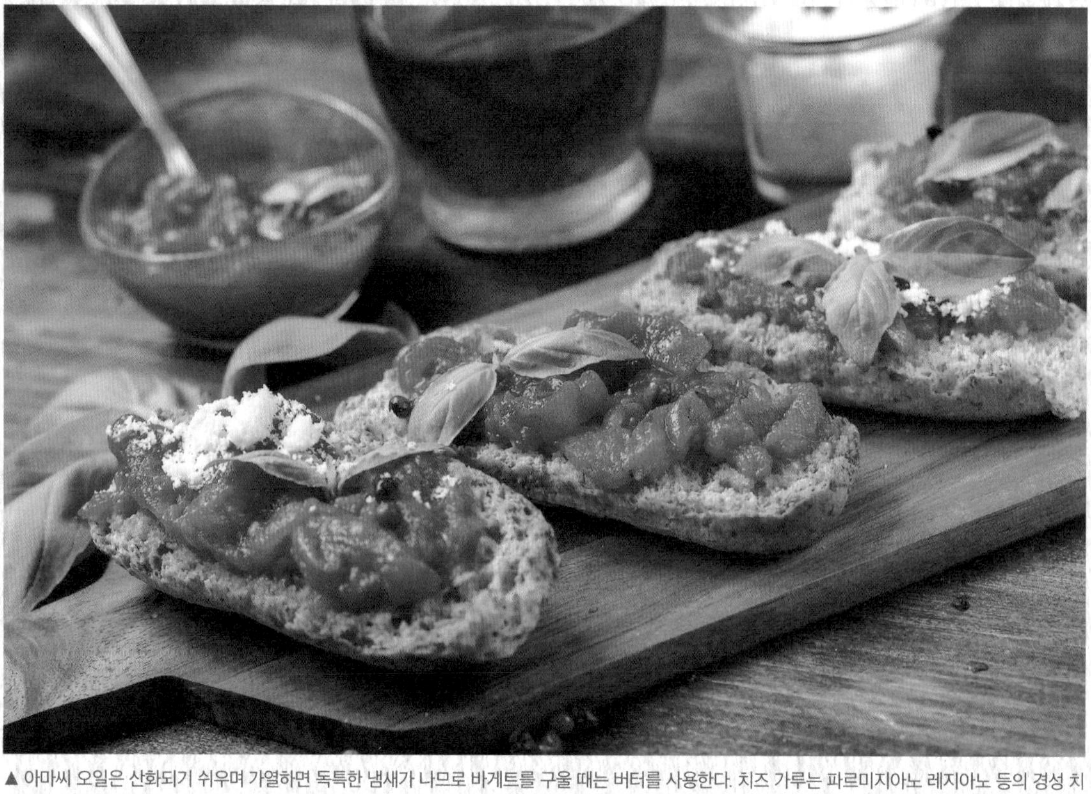

▲ 아마씨 오일은 산화되기 쉬우며 가열하면 독특한 냄새가 나므로 바게트를 구울 때는 버터를 사용한다. 치즈 가루는 파르미지아노 레지아노 등의 경성 치즈가 좋다.

레몬과 아보카도 오일을 넣은 드레싱 [아보카도 오일]

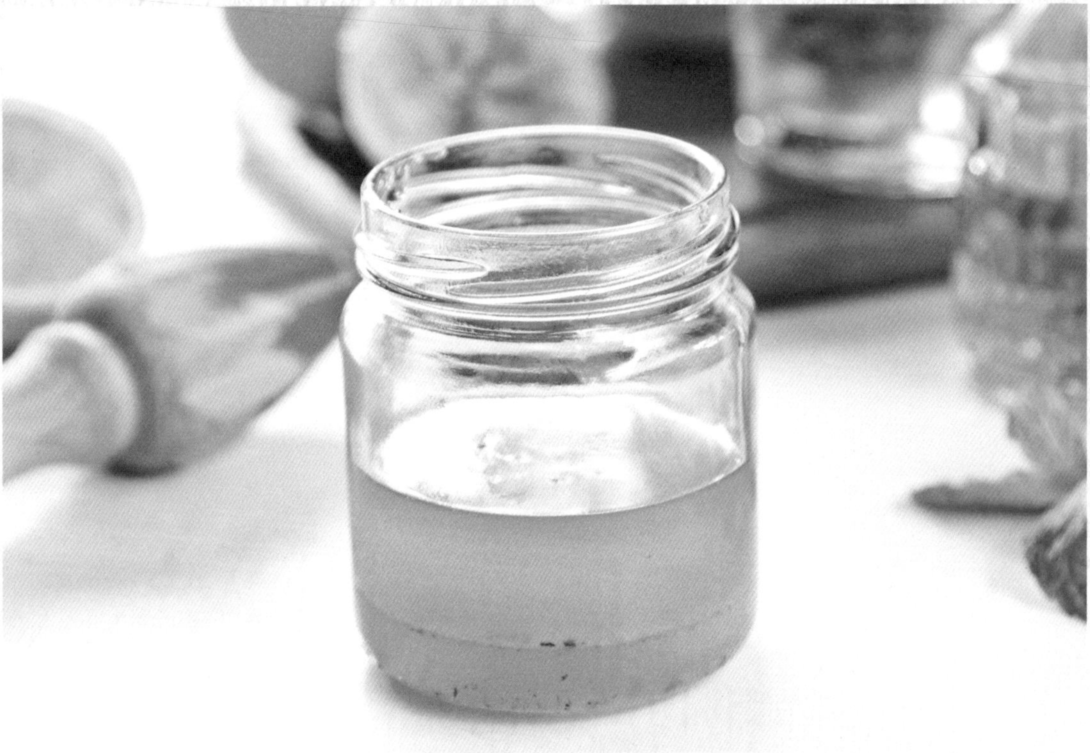

▲ 부드러운 풍미의 아보카도 오일은 레몬 드레싱의 베이스로 쓰기에 적합하다. 신선한 채소 샐러드 및 파스타 샐러드와도 잘 어울리는 두루두루 쓰기 편한 드레싱을 만들 수 있다.

만드는 법

1 용기에 레몬즙을 짜서 넣고 레몬 껍질과 다진 마늘(분량의 반)을 넣는다.

2 1에 아보카도 오일과 홀그레인 머스터드, 소금, 후추와 오레가노를 넣고 뚜껑을 꽉 닫은 후 잘 흔들어 유화시킨다.

3 맛을 보고 남은 다진 마늘을 넣는다. 신맛이 조금 과할 때는 설탕이나 꿀을 더해 조절하고, 입맛에 맞게 만들어지면 완성이다. 사용하고 남은 드레싱은 냉장고에서 약 일주일간 보관할 수 있다.

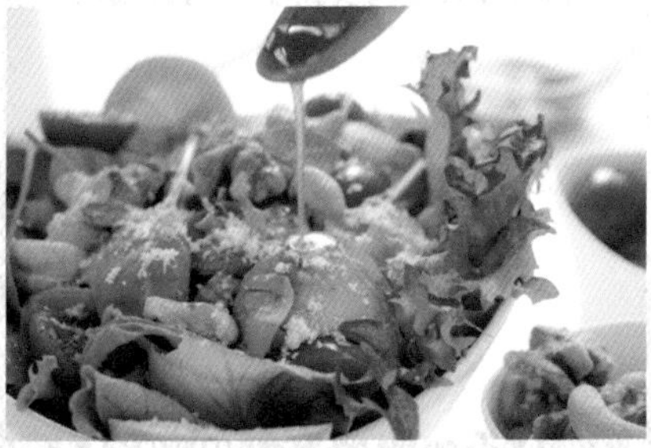

◀ 아보카도와 견과류, 방울토마토와 몇 가지 잎채소를 넣어 만든 신선한 샐러드. 레몬과 아보카도 오일 드레싱의 산뜻한 산미가 샐러드의 맛을 살린다.

재료

- 아보카도 오일 … 1/4컵
- 레몬즙 … 1/2개 분량
- 다진 레몬 껍질 … 1/4작은술
- 마늘 … 2쪽
- 홀그레인 머스터드 … 2큰술
- 소금 … 적당량
- 후추 … 적당량
- 건조된 오레가노 … 1/4작은술

NOTE

레몬즙과 마늘은 신선한 것을 사용하는 것이 좋다. 후추는 굵은 후추를 갈아 사용하는 것을 추천한다.

감바스 알 아히요 [올리브 오일]

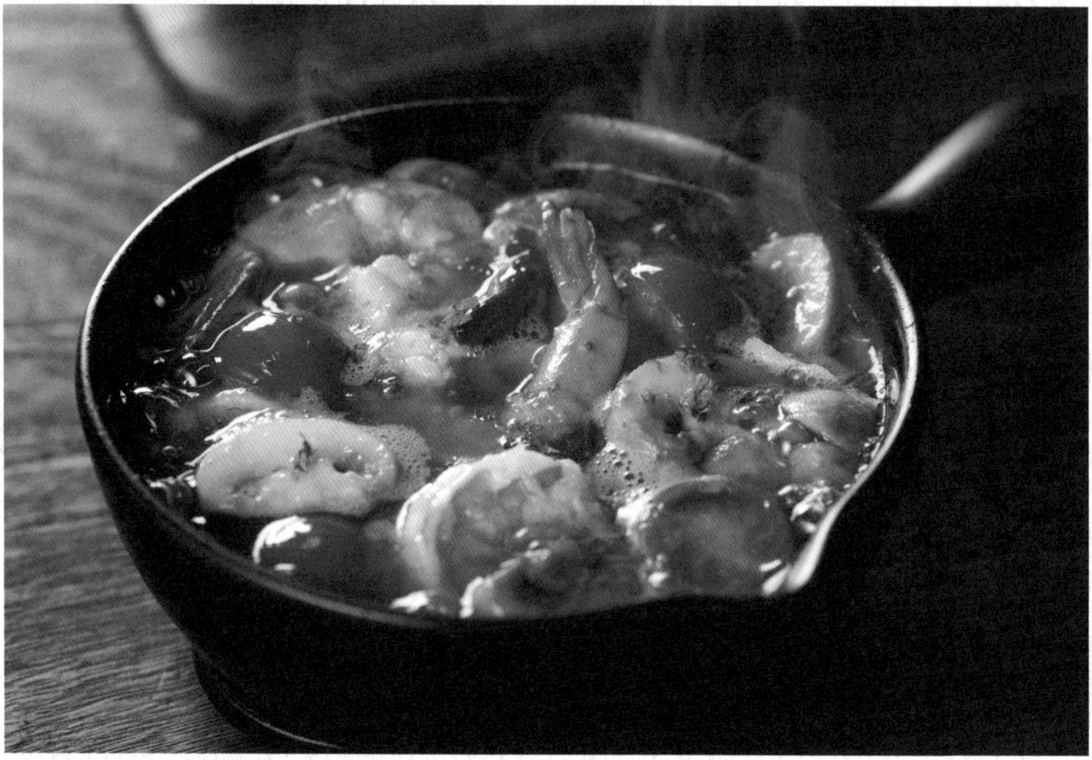

▲ 올리브 오일과 마늘을 넣고 끓여 만드는 스페인 남부의 전통 요리이다. 스페인 냄비인 '까수엘라'가 없다면 밀크팬이나 뚝배기 등에 만들 수 있다.

만드는 법

1 양송이버섯과 방울토마토를 반으로 자른다. 마늘과 홍고추, 이탈리안 파슬리는 다진다.

2 냄비에 올리브 오일과 버터, 1의 마늘과 홍고추, 소금을 넣고 약불에 끓인다.

3 마늘 향이 나면 화이트 와인을 넣는다. 화이트 와인이 반 정도로 줄 때까지 강불 혹은 중불로 가열한다.

4 껍질을 벗긴 새우, 1의 양송이버섯과 방울토마토를 넣고 중불로 끓인다.

5 재료가 익으면 이탈리안 파슬리를 뿌려서 완성한다. 취향에 따라 레몬즙(분량 외)을 뿌려도 좋다.

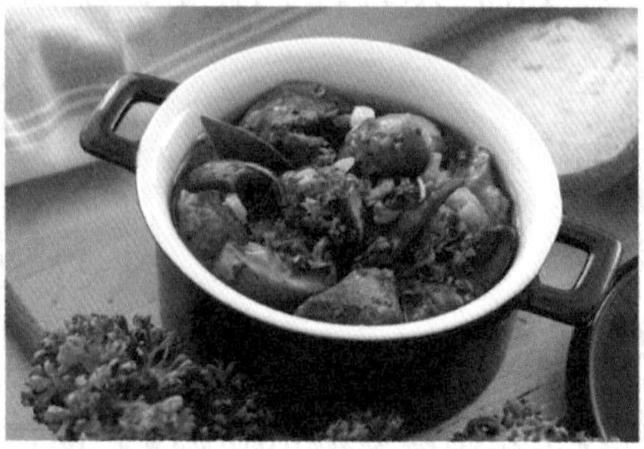

◀ 모래집과 감자를 넣어 만든 아히요. 쫄깃쫄깃한 모래집의 식감과 파근파근한 감자의 식감이 잘 어울린다. 바게트를 오일에 적셔 먹는다.

재료

- 껍질을 벗긴 새우 … 8마리
- 양송이버섯 … 8개
- 방울토마토 … 2개
- 올리브 오일 … 150ml
- 화이트 와인 … 150ml
- 버터 … 10g
- 마늘 … 1~2쪽
- 홍고추 … 1개
- 소금 … 약간
- 이탈리안 파슬리 … 적당량

NOTE

굴이나 닭고기, 브로콜리 등 좋아하는 재료를 넣어 만들어도 좋다.

올리브 오일의 종류

올리브 오일은 크게 버진 올리브 오일, 정제 올리브 오일, 올리브 오일 세 종류로 나뉘며, 그룹별로 다시 나누면 8개의 카테고리로 분류된다.

분류	품질(등급)	산도	비고
버진 올리브 오일 (열매 그대로 압착한 것)	엑스트라 버진 올리브 오일	0.8% 이하	결점 없이 완벽한 맛과 향, 프루티한 맛과 산미가 있음
	파인 버진 올리브 오일	2% 이하	약간의 결점이 있을 수 있음
	오디너리 버진 올리브 오일	3.3% 이하	여러 결점이 있을 수 있음
	람판테 버진 올리브 오일	3.3% 이상	식용으로는 부적합하며, 정제할 필요가 있음
정제 올리브 오일 (람판테 오일 또는 압착 시 나온 부산물로 추출한 오일을 정제한 것)	리파인드 올리브 오일	0.3% 이하	람판테 오일을 정제한 것
	리파인드 올리브 포마스 오일	0.3% 이하	용매를 사용하여 추출한 오일
올리브 오일 (정제 오일과 버진 올리브 오일을 섞은 것)	퓨어 올리브 오일	1.0% 이하	정제 올리브 오일과 버진 올리브 오일을 섞은 것
	올리브 포마스 오일	1.0% 이하	올리브 포마스 오일과 버진 오일을 섞은 것

시장에는 엑스트라 버진 올리브 오일과 퓨어 올리브 오일이 많이 유통되며, 일반적으로 엑스트라 버진 올리브 오일은 생식에, 퓨어 올리브 오일은 가열 조리에 나눠 사용하는 경우가 많다.

엑스트라 버진 올리브 오일

- 화학적 처리를 거치지 않고 올리브를 처음 압착하여 추출한 오일
- 올리브 오일 특유의 풍부한 향과 맛이 특징임
- 드레싱과 마리네이드 요리, 빵에 찍어 먹는 등 생식 요리에 적합함

퓨어 올리브 오일

- 정제한 올리브 오일에 버진 올리브 오일을 섞은 것
- 맛과 향이 부드러워 요리에 사용하기 좋은 풍미
- 굽고 볶고 튀기는 등 가열 조리에 적합함

크리스피 치킨 [마카다미아넛 오일]

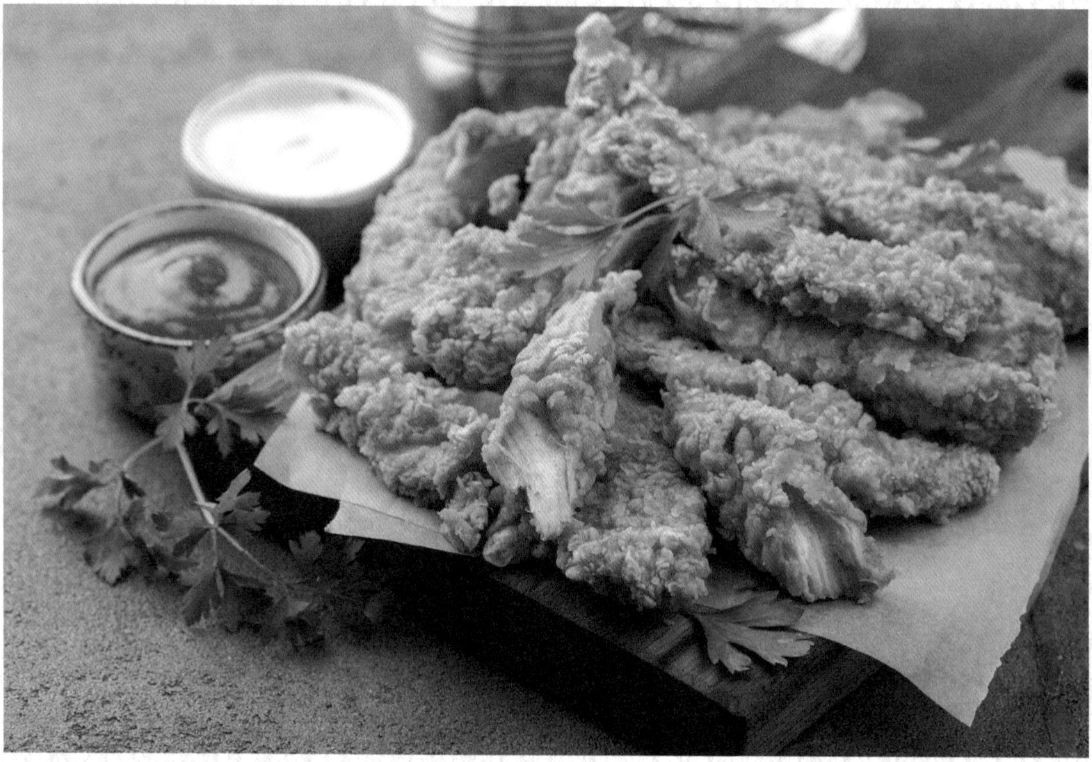

▲ 마카다미아넛 오일은 열에 강해서 튀김 요리에 적합하다. 견과류의 고소한 향이 나는 크리스피 치킨은 어린이부터 어른까지 누구나 좋아할 맛이다.

○ 만드는 법 ○

1 빵가루에 파슬리와 파르메산 치즈를 섞는다.
2 스틱 모양으로 자른 닭가슴살에 소금과 후추, 칠리 파우더를 뿌려 30분 동안 재운다.
3 2의 닭가슴살에 밀가루를 뿌린 후 달걀물에 담갔다가 1의 빵가루를 묻힌다.
4 170℃의 마카다미아넛 오일에 3을 넣고 노릇하게 튀긴다.
5 기름기를 빼고 그릇에 담으면 완성. 취향껏 레몬이나 이탈리안 파슬리를 곁들이고 케첩이나 머스터드를 찍어 먹으면 좋다.

재료

- 닭가슴살 … 500g
- 파슬리 … 1큰술
- 파르메산 치즈 … 1큰술
- 빵가루 … 40g
- 달걀 … 1개
- 밀가루 … 적당량
- 칠리 파우더 … 1/4~1/2작은술
- 소금 … 1/4작은술
- 후추 … 약간
- 마카다미아넛 오일 … 적당량

NOTE

빵가루에 부순 콘플레이크를 섞으면 더욱 바삭바삭하게 만들어진다.

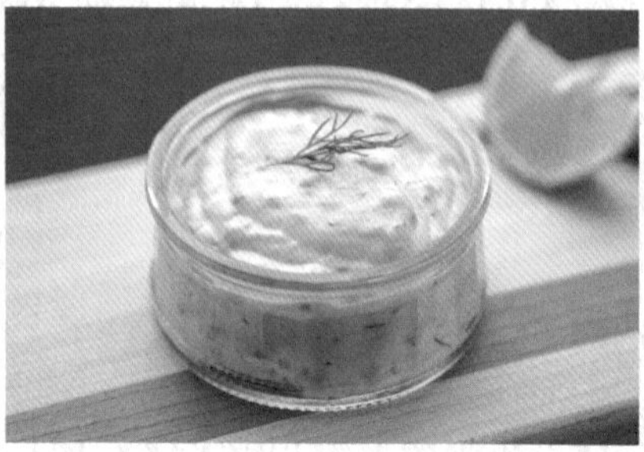

◀ 크리스피 치킨에 곁들이면 좋은 허브 마요네즈. 마요네즈와 신선한 허브만 있으면 쉽게 만들 수 있다. 어울리는 허브로는 처빌, 딜 또는 바질 등이 있다. 레몬즙을 넣어도 좋다.

돼지고기와 피망을 넣은 중국식 볶음 [땅콩기름]

만드는 법

1 돼지고기는 한입 크기로, 피망과 파프리카, 양파는 2cm 크기로 네모나게 썬다.
2 1의 돼지고기에 녹말가루(분량 외)를 뿌린다.
3 프라이팬에 땅콩기름을 넣고 강불 위에 올려 1의 피망, 파프리카, 양파를 볶는다. 어느 정도 볶아졌다면 꺼내둔다.
4 다시 프라이팬을 예열하여 2의 돼지고기를 볶는다. 돼지고기가 익으면 3을 다시 넣고 굴소스와 치킨스톡 파우더를 넣어 가볍게 볶는다.
5 소금과 후추로 간을 맞추면 완성이다.

재료

- 돼지고기 … 200g
- 피망 … 2개
- 빨간 파프리카 … 1/2개
- 노란 파프리카 … 1/2개
- 양파 … 1/2개
- 땅콩기름 … 1큰술
- 굴소스 … 1작은술
- 치킨스톡 파우더 … 1과 1/2작은술
- 소금 … 약간
- 후추 … 약간

NOTE

돼지고기에 녹말가루를 뿌리면 고기를 촉촉하고 부드럽게 만들 수 있다.

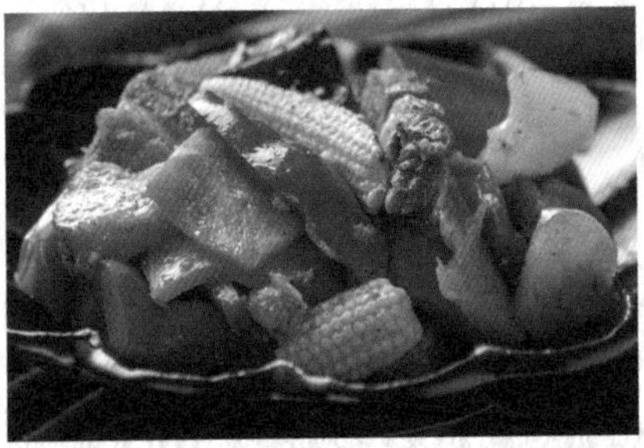

◀ 냉장고에 있는 재료를 이용해 만들어도 된다. 당근이나 영콘, 브로콜리 등을 넣어도 맛있다. 고기와 채소를 따로 볶는 과정을 통해 채소의 식감을 살릴 수 있다.

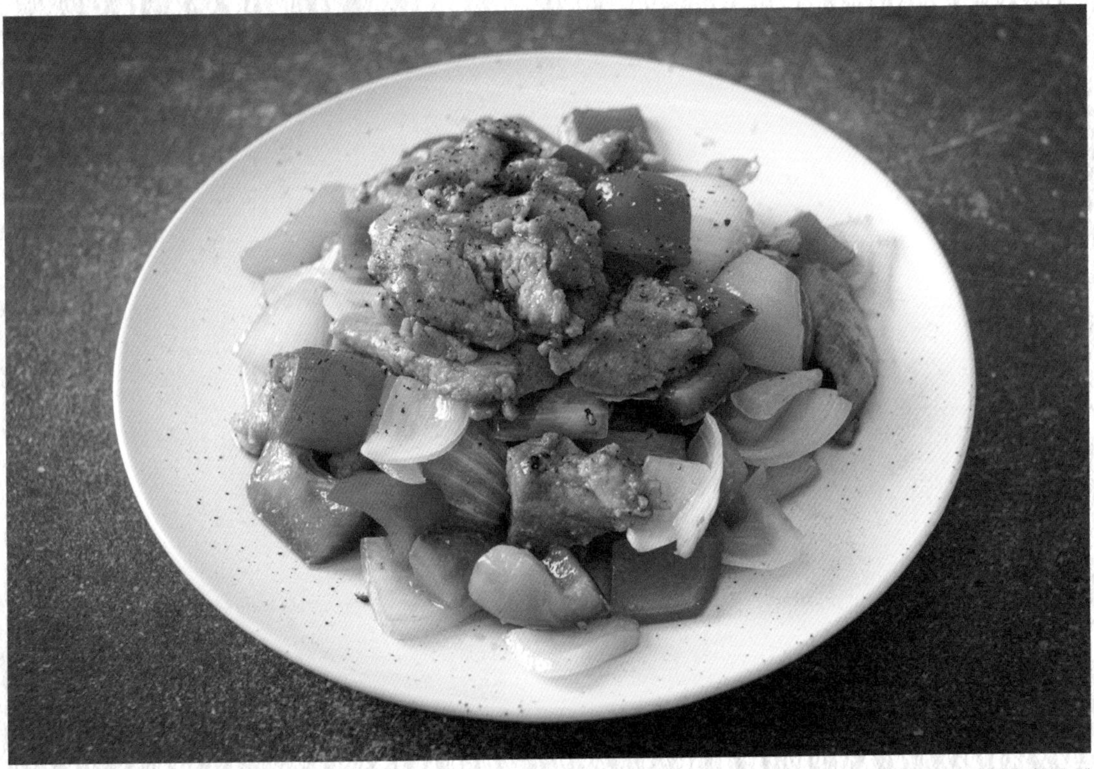

▲ 땅콩기름의 고소한 향이 음식의 맛을 살린다. 열에 강하고 쉽게 산화되지 않으므로 볶음이나 튀김 요리에 적합하다. 본고장인 중국에서도 땅콩기름은 빼놓을 수 없는 기름이다.

알루 지라(감자 커민 볶음) [머스터드 오일]

만드는 법

1 껍질을 벗긴 감자를 2cm 크기로 잘라 부드러워질 때까지 데친다.
2 프라이팬에 머스터드 오일과 커민 시드를 넣고 불에 올린다. 커민 시드가 갈색이 되면 다진 생강과 풋고추를 넣어 가볍게 볶는다.
3 불을 줄이고 강황 가루, 칠리 파우더, 커민 파우더, 코리앤더 파우더, 소금, 물을 넣는다.
4 1을 넣고 가볍게 섞은 뒤 뚜껑을 덮고 약불에서 2분 동안 찐다.
5 레몬즙과 고수잎을 뿌린 후 그릇에 담아내면 완성이다.

재료

- 감자 … 400g
- 머스터드 오일 … 2큰술
- 생강 … 1쪽
- 풋고추 … 1개
- 레몬즙 … 1/4작은술
- 소금 … 1/4작은술
- 고수 … 적당량
- 물 … 3큰술
- 커민 시드 … 1과 1/2작은술
- 강황 가루 … 1/4작은술
- 칠리 파우더 … 1작은술
- 커민 파우더 … 3/4작은술
- 코리앤더 파우더 … 1과 1/4작은술

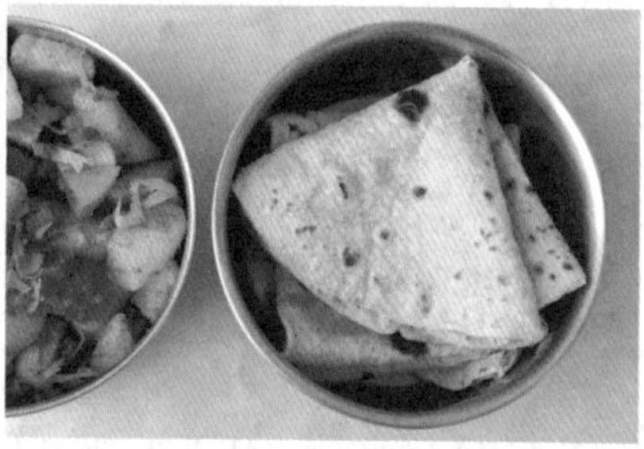

◀ 알루 지라를 차파티에 싸서 랩 샌드위치처럼 먹는 것이 본고장 인도의 방식이다. 인도에서는 난보다 차파티를 더 즐겨 먹는다.

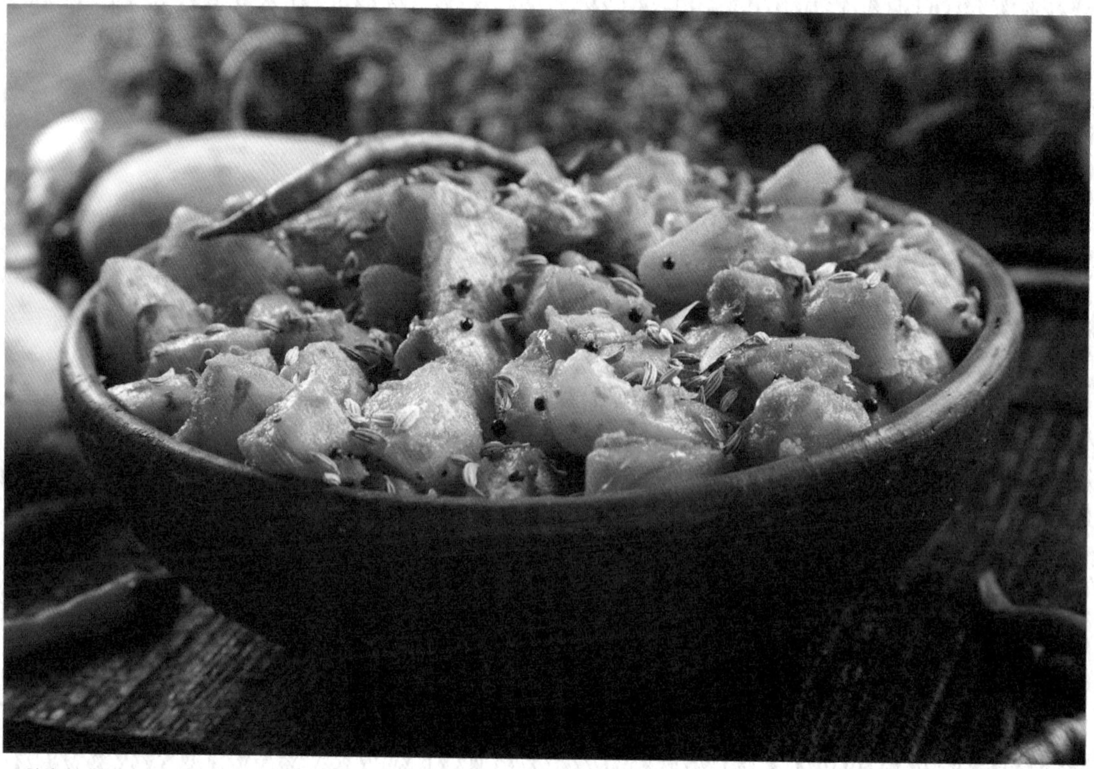

▲ 힌디어로 '알루'는 감자, '지라'는 커민을 뜻한다. 비교적 간단한 요리로 시간도 그다지 걸리지 않아 인도에서는 대중적인 요리이며, 가정에 따라 요리법이나 맛도 다르다.

똠 카 가이(코코넛 밀크 스프) [코코넛 오일]

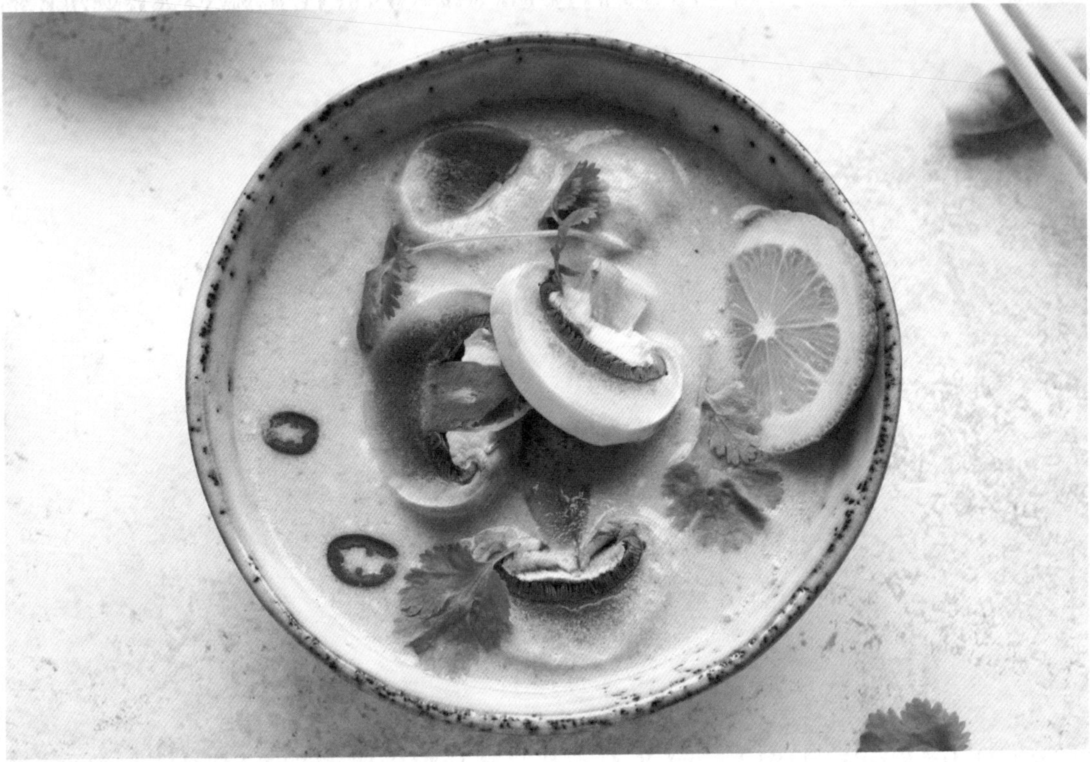

▲ 코코넛 밀크의 부드러운 맛과 신맛이 입맛을 돋운다. '똠'은 '끓인다', '카'는 태국 생강인 갈랑갈, '가이'는 닭고기를 뜻한다. 빨간 파프리카와 토마토를 더해도 맛있다.

만드는 법

1 닭다리살을 한입 크기로 썰어 소금과 후추를 뿌려둔다. 양송이버섯은 반으로, 양파는 얇게 썬다. 홍고추와 고수는 잘게 다진다.

2 냄비에 코코넛 오일을 넣고 가열한 뒤 1의 닭다리살과 양파를 넣어 가볍게 볶는다. 어느 정도 볶아졌으면 물을 넣어 5분 정도 끓인다.

3 닭다리살이 익으면 1의 양송이버섯, 코코넛 밀크, 재료 A를 더해 5분 정도 졸인다.

4 3을 그릇에 담고 1의 고수와 홍고추, 라임을 곁들인다.

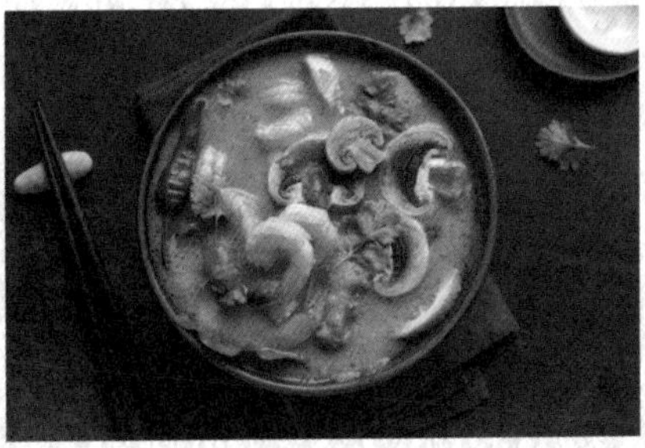

◀ 똠얌꿍은 똠 카 가이와 함께 태국의 2대 스프라고 불린다. 재료를 볶을 때 코코넛 오일을 사용하면 풍미를 더할 수 있다.

재료

- 닭다리살 … 150g
- 양송이버섯 … 6개
- 양파 … 1/2개
- 코코넛 밀크 … 250ml
- 코코넛 오일 … 1~2작은술
- 물 … 200ml
- 홍고추 … 1~2개
- 고수 … 30g
- 라임 … 적당량
- 소금과 후추 … 적당량

A
- 남플라 소스 … 1과 1/2큰술
- 레몬즙 또는 라임즙 … 1큰술
- 설탕 … 2작은술
- 생강 … 1쪽

들기름 막국수 [들기름]

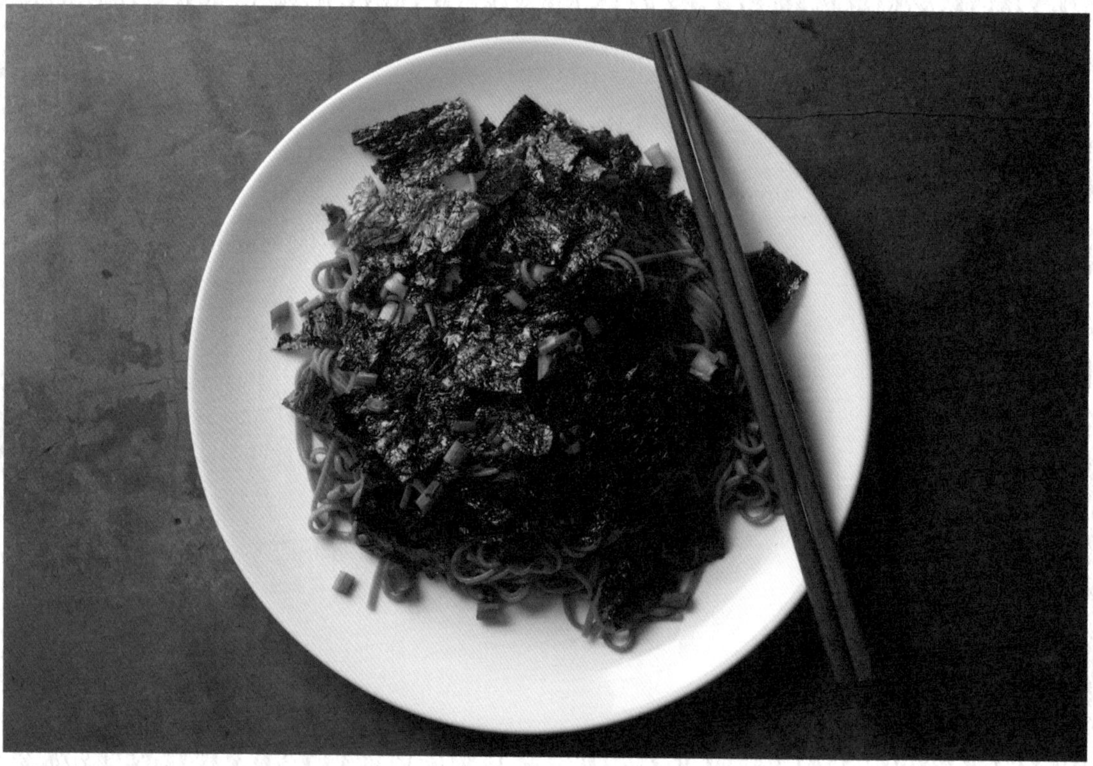

▲ 한국에서 여름에 즐겨 먹는 음식이다. 찬 메밀면 요리로 기름지지만 무겁지 않으며 특유의 향이 입맛을 돋운다. 요리법이 쉽고 짧은 시간 안에 만들 수 있어 더욱 좋다.

◦ 만드는 법 ◦

1 재료 A를 섞어둔다.

2 냄비에 넉넉한 양의 물을 넣고 끓여 메밀면을 부드럽게 삶는다.

3 다 삶은 메밀면을 물에 헹구고 물기를 잘 제거한다.

4 3의 메밀면을 그릇에 담고, 잘게 부순 조미김과 쪽파를 뿌린 다음 그 위에 1을 뿌리면 완성이다. 취향껏 깨소금이나 오이채, 토마토 등을 곁들여도 좋다. 먹기 전에 잘 비벼서 먹는다.

재료

- 메밀면 … 1인분
- 쪽파 … 적당량
- 조미김 … 적당량

A

- 들기름 … 2큰술
- 쯔유 … 2큰술
- 설탕 … 1작은술

NOTE

얇은 메밀면을 사용하는 것이 좋다.

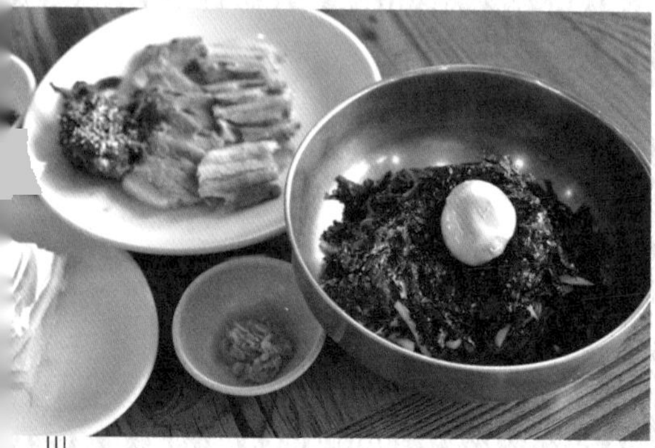

◀ 수육과 들기름 막국수. 삶은 돼지고기를 얇게 썬 수육은 냉면의 고명으로 올려 먹기도 한다.

쌀가루 머핀 [포도씨유]

만드는 법

1 틀에 유산지로 된 머핀용 컵을 깐다. 오븐은 180℃로 예열한다.

2 볼에 달걀, 설탕, 포도씨유를 넣어 섞는다. 우유와 요거트도 넣는다.

3 쌀가루, 박력분, 베이킹파우더를 섞어서 체에 내린 후 2에 넣고 잘 섞는다.

4 머핀 틀에 반죽을 넣고 180℃로 예열한 오븐에서 20~25분 동안 굽는다.

5 다 구워진 머핀을 꺼내 식힌다. 식은 후에는 마르지 않도록 랩으로 싼다.

재료

- 쌀가루 … 70g
- 박력분 … 40g
- 베이킹파우더 … 1작은술
- 달걀 … 1개
- 포도씨유 … 50ml
- 설탕 … 40g
- 우유 … 25ml
- 요거트 … 25g

NOTE

반죽을 지나치게 섞으면 끈기가 생기므로 주의해야 한다.

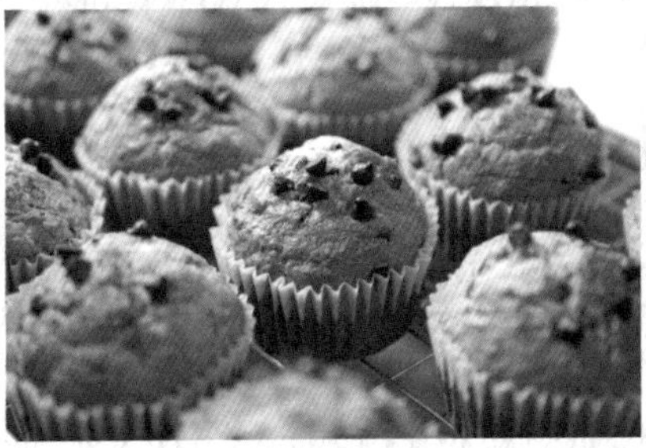

◀ 초코칩 머핀을 만들 때는 30~50g 정도의 초코칩을 3번 과정 뒤에 넣고 가볍게 섞는다. 설탕의 양은 조절하는 것이 좋다.

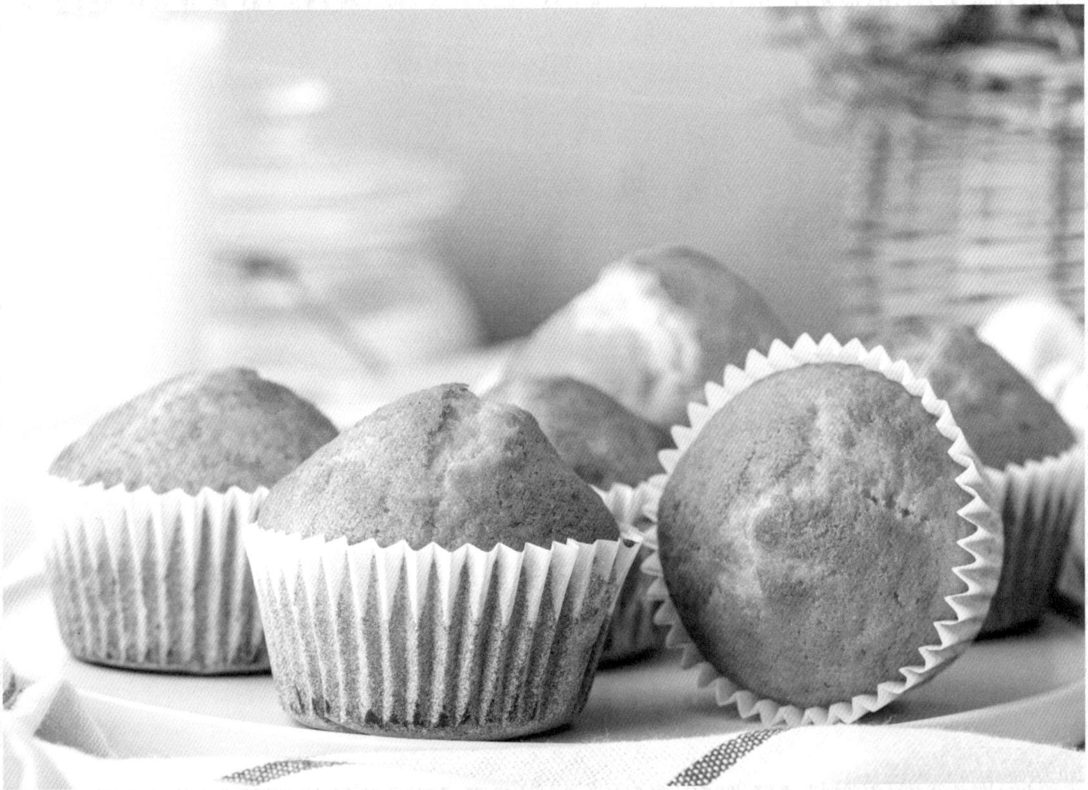

▲ 쌀가루와 포도씨유로 만든 머핀. 쌀가루 자체의 단맛이 있어 설탕은 적게 넣는 것이 좋다. 구운 직후에는 바삭하고 식은 후에는 촉촉하다.

판 초콜릿 [코코아 버터]

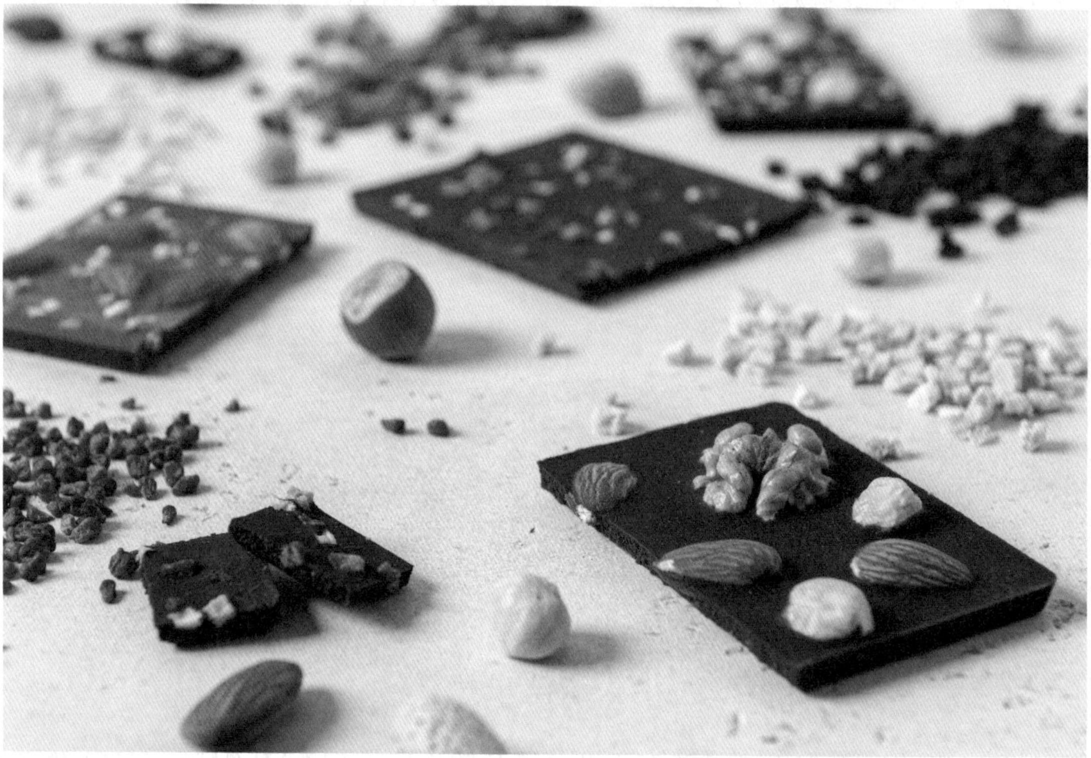

▲ 먹음직스러워 보이는 판 초콜릿은 선물용으로 좋다. 견과류와 건과일 외에 쿠키나 비스킷, 오트밀 등을 더해도 좋다.

만드는 법

1 코코아 버터를 넣은 볼을 약 50~55℃의 따뜻한 물을 담은 더 큰 볼 위에서 중탕한다.

2 코코아 버터가 녹으면 카카오 파우더, 분유, 설탕을 넣고 다 녹을 때까지 잘 섞는다.

3 초콜릿 틀에 2를 흘려 넣고 취향껏 건과일과 견과류 등을 넣어서 잠시 그대로 둔다.

4 살짝 굳으면 랩을 씌워 냉장고로 옮긴다.

5 1시간 정도 지난 뒤, 굳은 초콜릿을 틀에서 떼어낸다.

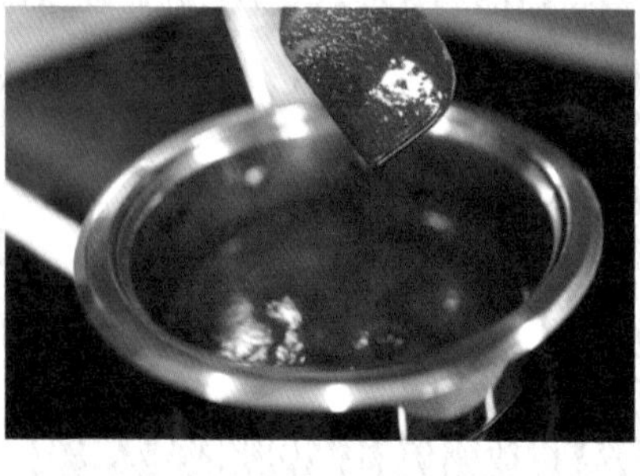

◀ 중탕할 때는 볼에 물이 들어가지 않도록 조심해야 한다. 또 끓는 물을 사용하면 풍미를 잃을 수 있으므로 반드시 50~55℃의 물을 사용해야 한다.

재료

- 코코아 버터 … 100g
- 카카오 파우더 … 50g
- 분유 … 2큰술
- 설탕 … 2큰술
- 건과일 … 적당량
- 견과류 … 적당량

NOTE

건과일과 견과류는 취향에 맞는 것을 고르면 된다. 오렌지 필, 동결건조한 딸기, 마카다미아넛, 아몬드, 헤이즐넛 등이 좋다.

Column

식용 가공유지

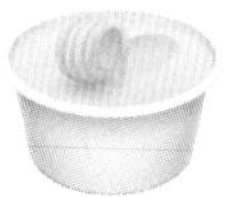

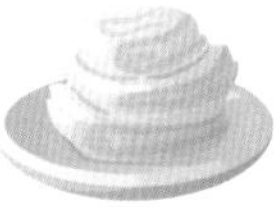

Edible Fat and Oil Processing

마가린

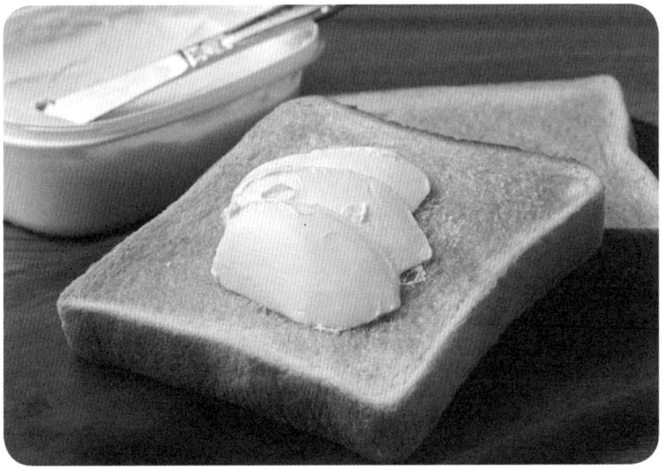

▲ 마가린은 부드러워 토스트에 발라 먹기 편하다.

버터와 비슷한 마가린은 유지방이 원료인 버터와 달리 옥수수유와 콩기름 등의 식물유가 원료로, 사용하는 식물유에 따라 맛과 성분이 다르다. 1869년 프랑스에서 탄생한 마가린은 개발 초기 우지를 사용한 동물성 유지였지만, 이후 세계 각지에 전파되며 1901년에는 완전한 식물성 마가린이 탄생했고 1940년대에는 빠른 속도로 보급됐다. 마가린은 버터의 대체품으로 널리 사용됐으나, 트랜스지방산(14쪽 참조)이 들어 있어서 국가에 따라 규제를 받는 곳도 있다. 그러나 최근 가공 기술이 개량되며 트랜스지방산의 함유량이 감소했고 과다 섭취하지 않으면 문제가 되지 않는다는 의견도 있다.

쇼트닝

쇼트닝이란 마가린에서 수분과 첨가물을 제외한 순도 높은 유지로 만들어진 식용 유지를 말하며, 원래는 라드의 대체품으로 개발됐다. 예로부터 라드는 제과에 사용되었는데 품질이 안정적으로 유지되지 못하고 결정화되기 쉽다는 단점이 있었다. 그 단점을 보완하여 만든 것이 바로 쇼트닝이다. 무미 무취이므로 재료의 풍미를 살릴 수 있으며 빵에 사용하면 폭신폭신하게, 쿠키 등의 구움 과자에 쓰면 바삭하게 구워진다. 또 튀김에 사용하면 바싹 튀겨지고 식은 후에도 바삭한 식감이 유지된다. 마가린처럼 쇼트닝도 트랜스지방산이 함유되어 있지만, 쇼트닝 역시 해마다 트랜스지방산의 함유량이 줄고 있다. 또한 트랜스지방산이 들어 있지 않은 쇼트닝도 판매되고 있다.

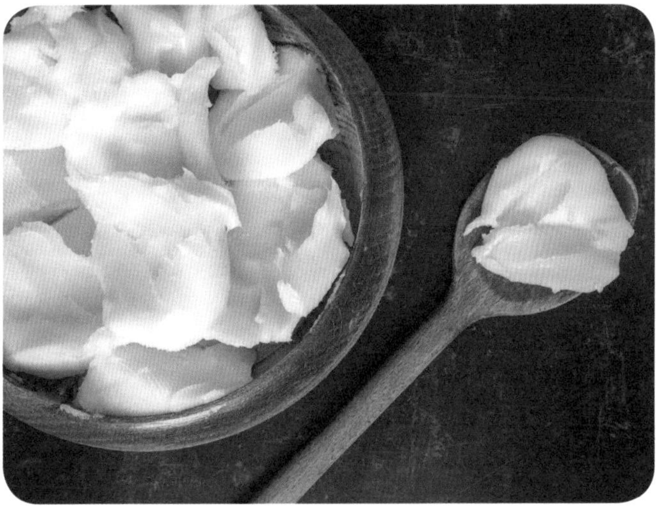

▲ 가격이 저렴하여 많은 가공식품에 쓰인다.

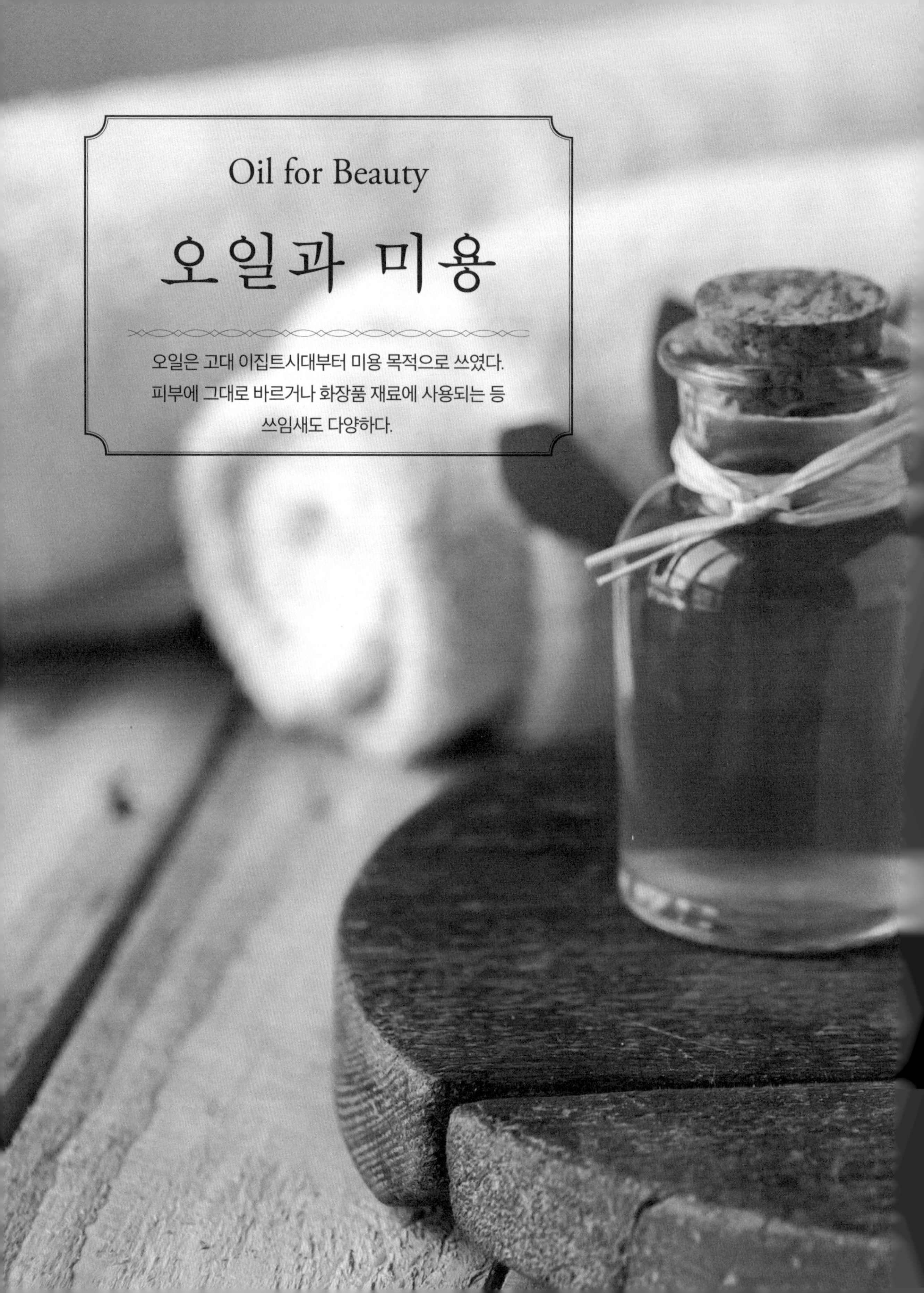

Oil for Beauty

오일과 미용

오일은 고대 이집트시대부터 미용 목적으로 쓰였다.
피부에 그대로 바르거나 화장품 재료에 사용되는 등
쓰임새도 다양하다.

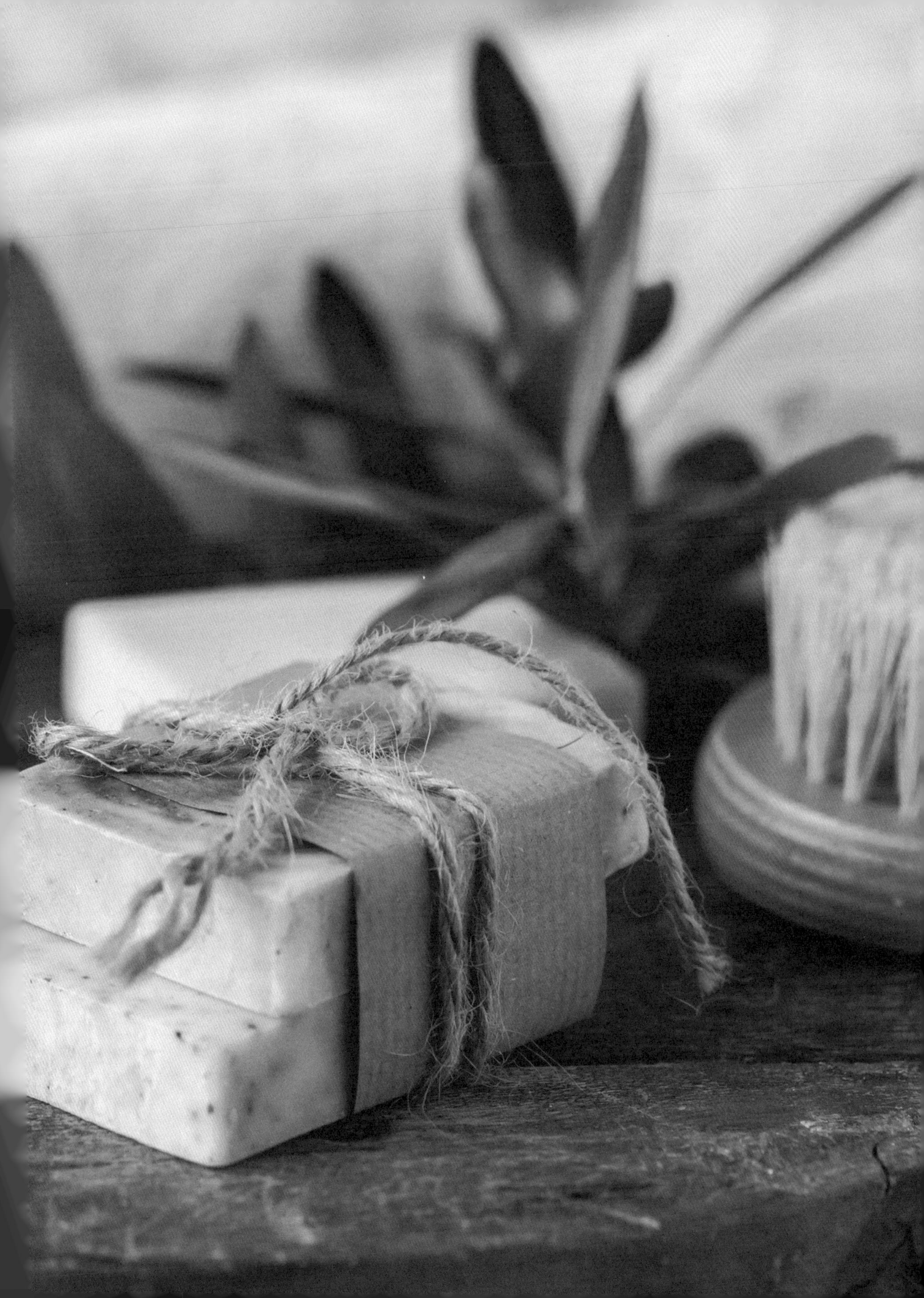

미용 오일

피부를 부드럽게 만들고 수분을 더하는 미용 오일. 효과적인 사용법과 주의점을 공부하고 스킨 케어에 적용해보자.

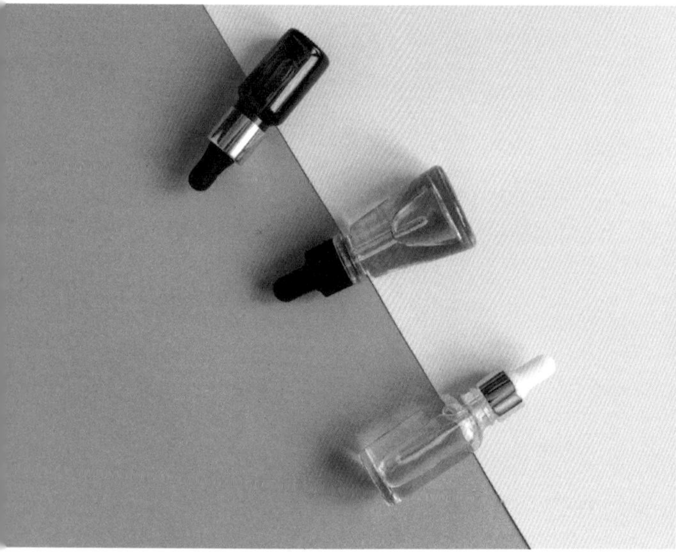

▲ 먼저 작은 크기의 병으로 시도해볼 것.

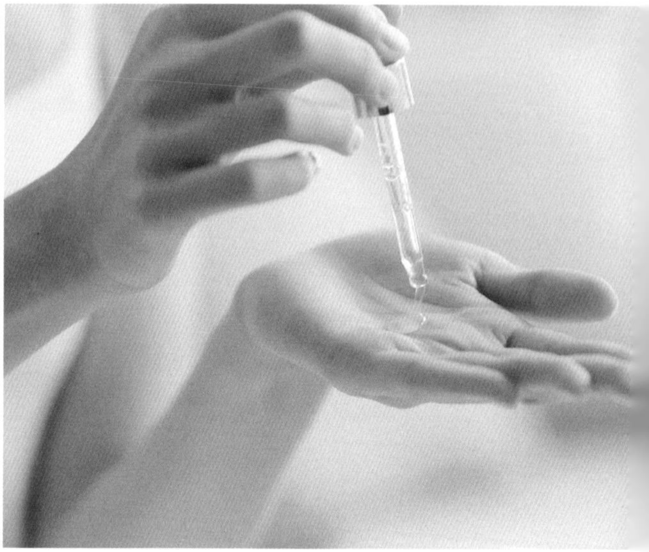

▲ 손바닥으로 오일을 살며시 데우면 피부에 잘 스며든다.

미용 오일의 사용법과 순서

미용 오일의 사용법과 순서를 두고 고민한 적이 있을 것이다.
미용 오일의 사용법은 크게 4가지로 나뉘므로 목적에 맞는 사용법을 선택하자.

1. 부스터 오일로

부스터로 사용하면 다음에 바르는 토너의 침투성을 높일 수 있다. 세안 후 피부에 수분이 조금 남아 있는 단계에서 한두 방울의 오일을 손바닥에 펴 바르고 손으로 누르듯 얼굴 전체에 흡수시킨다. 이때 사용하는 오일은 가벼운 질감의 오일이 좋다.

2. 토너를 바른 후

로션이나 크림을 대신해 토너 다음에 사용하는 것도 좋다. 토너를 바른 것만으로는 유분 밸런스가 잡히지 않아 피부가 건조해지기 쉬우므로, 두세 방울의 오일을 손에 덜어 피부에 부드럽게 흡수시키면 건조하지 않고 유수분 균형이 잡힌 피부를 유지할 수 있다.

3. 스킨 케어 마지막 단계에

스킨 케어 마지막 단계에 사용하면 피부 표면에 얇은 오일 막이 생겨 피부 속까지 흡수된 토너와 로션의 증발을 방지하는 효과를 볼 수 있다.

4. 토너나 크림에 섞어서

오일은 끈적여서 단독 사용을 피하는 사람에게 추천하는 방법이다. 토너나 보습 크림 등에 오일을 한두 방울 더해 손바닥에서 잘 섞은 뒤 피부에 흡수시킨다.

피부 고민별 추천 오일

보습력이 높은 오일, 자극이 적은 오일, 노화 관리에 효과적인 오일 등 오일의 종류에 따라서 효능과 성질도 다양하다. 피부 상태에 맞는 것을 골라 사용해보자.

건성 피부

보습력이 높고 질감이 무거운 오일을 고르자. 특히 견과류로 만든 오일을 추천한다.

- 아몬드 오일
- 캐슈넛 오일
- 포도씨유
- 코코아 버터
- 시어 버터
- 동백기름
- 마카다미아넛 오일
- 코코넛 오일

여드름

올레산의 함유량이 적고, 항염증 및 항균 효과가 뛰어난 오일을 고르는 것이 좋다.

- 알로에베라 오일
- 캐슈넛 오일
- 코코넛 오일
- 님 오일
- 호호바 오일
- 보리지 오일
- 모링가 오일
- 파파야 시드 오일

피부 개선

비타민C가 많이 함유된 오일로 기미와 색소침착을 관리할 수 있다.

- 암라 오일
- 올리브 오일
- 망고씨 버터
- 알로에베라 오일
- 석류씨 오일
- 밀크씨슬 오일
- 로즈힙 오일
- 자두씨 오일

주름 및 얼굴 처짐

항산화 효과가 있는 비타민C와 기미 및 주름 개선 효과가 있는 비타민A를 다량 함유한 오일을 사용하는 것이 좋다.

- 살구씨 오일
- 아보카도 오일
- 밀 배아유
- 카렌듈라 오일
- 망고씨 버터
- 피스타치오 오일
- 자두씨 오일

Point 오일의 효과를 충분히 얻기 위한 주의점

단독 사용할 때는 충분한 양을 바르자

단독으로 사용할 때 오일의 양이 적으면 바르는 마찰로 인해 피부가 상하거나, 보습이 부족해질 우려가 있다.

얼굴에 수분이 남은 상태에서 사용하자

오일과 수분을 섞어 유화시키면 피부에 잘 흡수된다. 오일을 바를 때는 문지르지 말고 부드럽게 손의 압력으로 누르듯 바른다.

자신에게 맞는 오일을 선택하자

피부 결에 따라 맞는 오일이 따로 있으므로 우선 적은 양으로 테스트해본 뒤, 다음 날의 피부 상태를 확인하자. 피부에 이상을 느끼면 사용을 중지해야 한다.

보관 장소에 주의하자

오일 종류에 따라서 온도가 낮으면 굳어버리는 것도 있다. 또한 욕실 등 습도가 높은 장소에 보관하면 산패될 우려가 있으므로 주의해야 한다.

클렌징 오일

클렌징 오일은 더블 세안이 불필요하며 세안 후 촉촉하고 부드러운 피부를 만든다.
오일과 계면활성제를 섞기만 하면 완성되므로, 집에서도 간단히 만들 수 있다. 오일은 쉽게 산화되지 않는 것을 고르자.

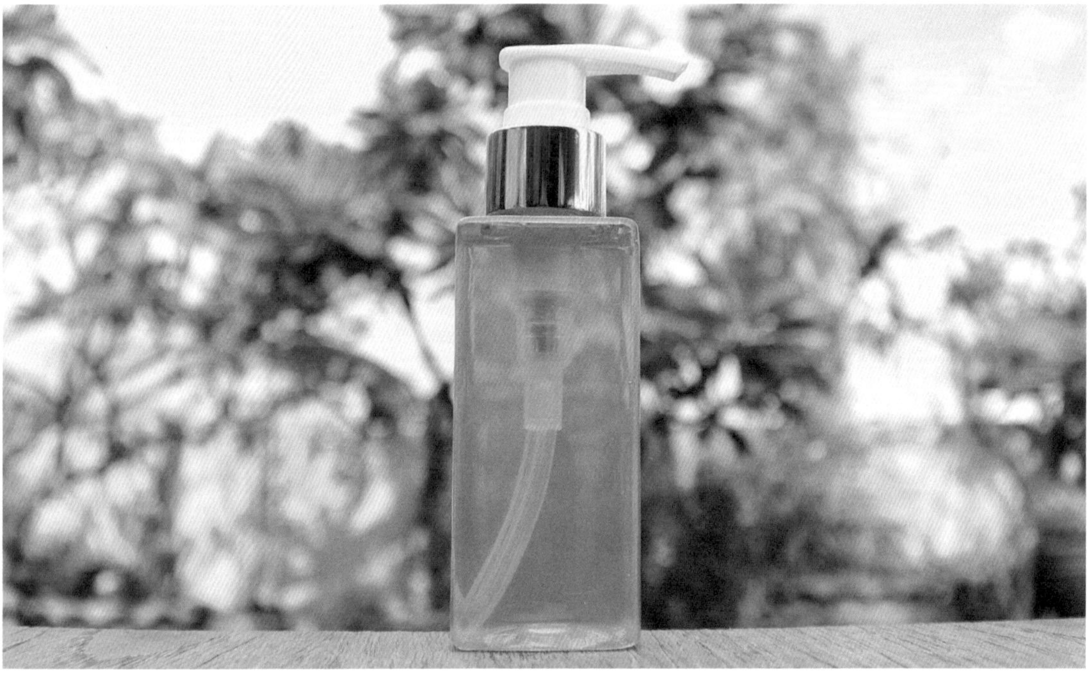

▲ 용기는 펌핑 용기를 사용하는 것이 좋다. 방부제가 들어가지 않으므로 2주 안에 소비하자.

만드는 법

1 비커에 오일과 폴리솔베이트80을 넣고 잘 섞는다.

2 1을 용기에 옮기면 완성이다.

폴리솔베이트80이란?

계면활성제의 일종으로 물에 녹지 않는 오일을 유화시킬 수 있는 액체 유화제.

사용법

1 마른 손에 오일을 듬뿍 던다.

2 마른 얼굴에 부드럽게 스며들게 한다.

3 오일이 잘 스며들면 소량의 물을 손에 덜어 얼굴을 부드럽게 어루만지듯 유화시킨다.

4 잔여물이 남지 않도록 정성스럽게 씻는다.

재료

캐리어 오일 … 50ml
폴리솔베이트80 … 5~10ml

추천 오일

특색이 강하지 않고 피부에 발림성이 좋은 오일이 사용하기 편하다. 캐리어 오일끼리 섞거나, 에센셜 오일을 더해도 좋다.

- 아몬드 오일
- 코코넛 오일
- 올리브 오일
- 마카다미아넛 오일
- 포도씨유
- 호호바 오일

로션

로션은 피부 표면을 보호하여 수분의 증발을 막는 역할을 한다.
어려워 보일 수 있지만 간단한 재료로 쉽게 만들 수 있다.

재료

캐리어 오일 … 8g(10ml)
유화 왁스 … 2g
정제수 … 40ml
에센셜 오일 … 2방울

만드는 법

1 비커에 오일과 에센셜 오일, 유화 왁스를 넣고 70~80℃의 물로 중탕한다. 정제수도 다른 용기에 넣어서 중탕한다.

2 비커에 정제수를 넣고 걸쭉해지면 크림 상태가 될 때까지 잘 섞는다.

\+α /

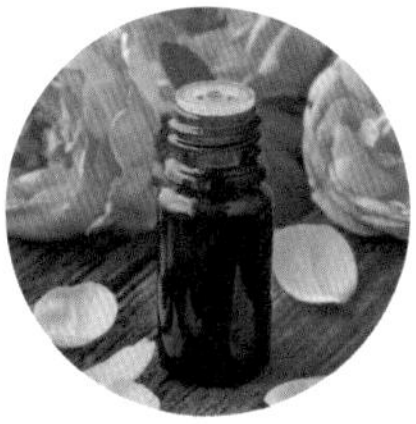

▲ 인기가 많은 장미 에센셜 오일. 재료에 섞으면 우아한 향의 로션을 만들 수 있다.

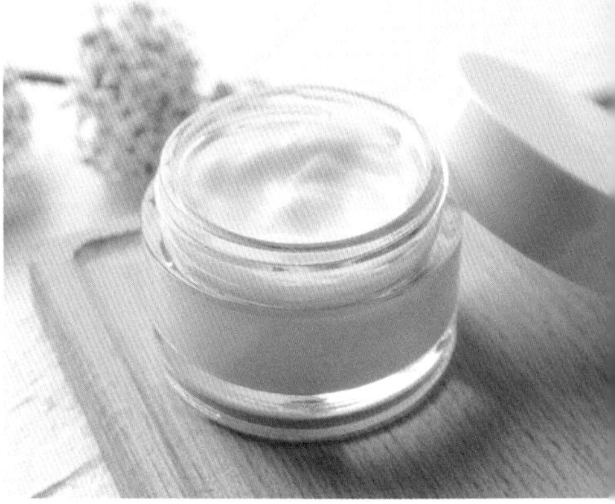

▲ 완성된 로션은 냉장고에 보관하고 2주 안에 소비하도록 하자.

얼굴 팩

오일의 보습 성분과 미용 성분을 듬뿍 담은 얼굴 팩.
다른 재료가 들어 있지 않아 매일 피부 관리에 사용할 수 있다.

재료

캐리어 오일 … 5ml
정제수 혹은 플로럴 워터 … 45ml
마스크 시트

만드는 법

1 에센셜 오일을 더할 때는 캐리어 오일과 잘 섞는다.

2 1에 정제수 혹은 플로럴 워터를 넣고 잘 섞는다.

3 2에 마스크 시트를 적신다.

\+α /

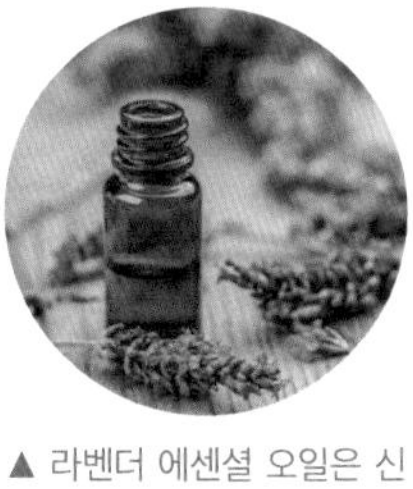

▲ 라벤더 에센셜 오일은 신경 안정 효과가 있다.

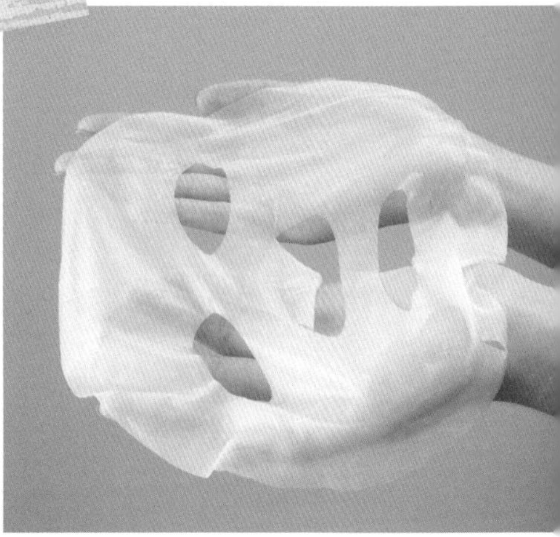

▲ 팩을 하는 시간은 5~10분 정도가 적당하며 너무 길면 속건조를 일으킬 수 있으므로 주의하자.

만능 크림

기본 레시피는 캐리어 오일과 시어 버터를 1:1로 섞는 것이다.
오일의 양을 늘리면 부드러운 크림이 만들어지므로 좋아하는 질감에 맞춰 조정한다.

재료

캐리어 오일 … 15g(18ml)
시어 버터 …15g

만드는 법

1 70~80℃의 따뜻한 물에 시어 버터를 중탕한다.
2 시어 버터가 녹으면 취향에 맞는 캐리어 오일을 넣고 잘 섞는다.
3 2를 용기에 담아 냉장고에 식혀서 굳힌다.

\ +α /

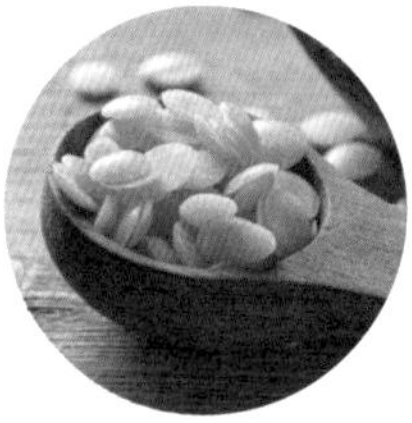

▲ 벌집에서 얻을 수 있는 밀랍. 2g을 더하면 보습력이 향상된다.

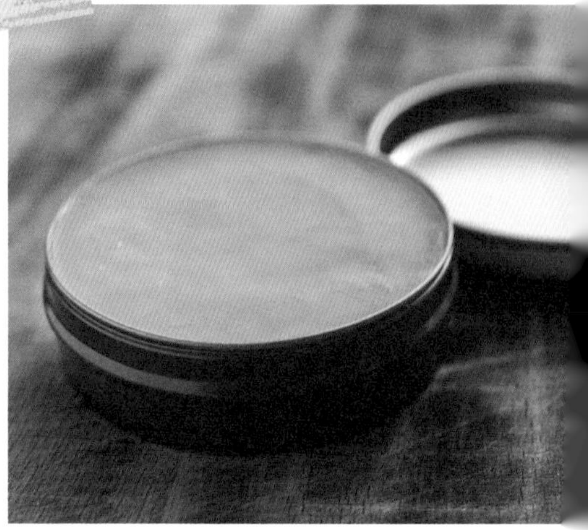

▲ 보디크림 및 핸드크림, 립밤 등으로 사용할 수 있다.

헤어 미스트

머리카락에 수분을 더하고 빗질이 부드러워지게 돕는 헤어 미스트.
스타일링 외 드라이어 사용 전에 뿌리면 열로부터 모발을 보호하는 효과도 볼 수 있다.

재료

캐리어 오일 … 5ml
정제수 … 50ml
에센셜 오일 … 2~4방울

만드는 법

1 비커에 캐리어 오일과 에센셜 오일을 넣고 잘 섞는다.
2 1에 정제수를 넣고 다시 섞는다.
3 2를 스프레이 병에 담는다.

\ +α /

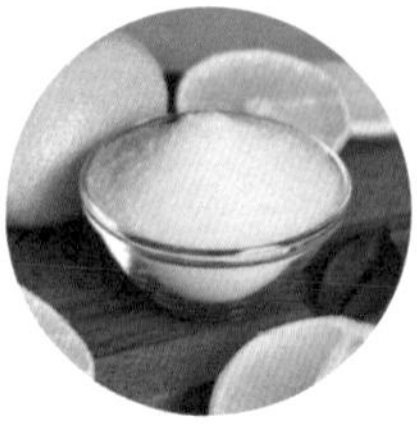

▲ 구연산 1/2작은술을 더하면 머리카락이 뻣뻣해지거나 엉키는 것을 방지할 수 있다.

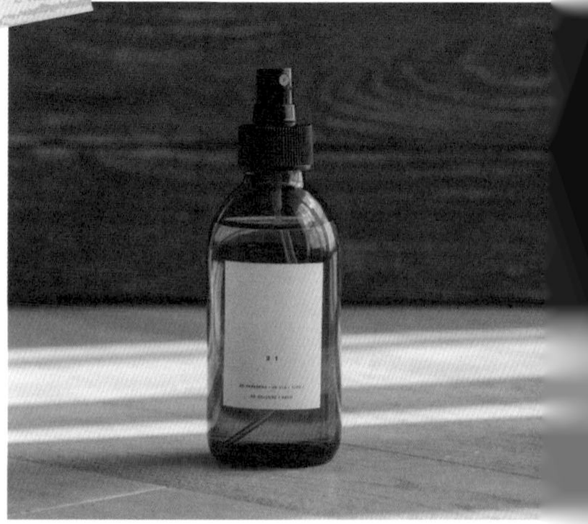

▲ 매일 사용 전에 병을 잘 흔들어 섞는 것이 좋다.

보디 스크럽

스크럽은 오래된 각질을 제거하여 건조하고 거친 피부의 원인을 없앤다.
주 1~2회 규칙적으로 사용하면 매끄러운 피부를 만들 수 있다.

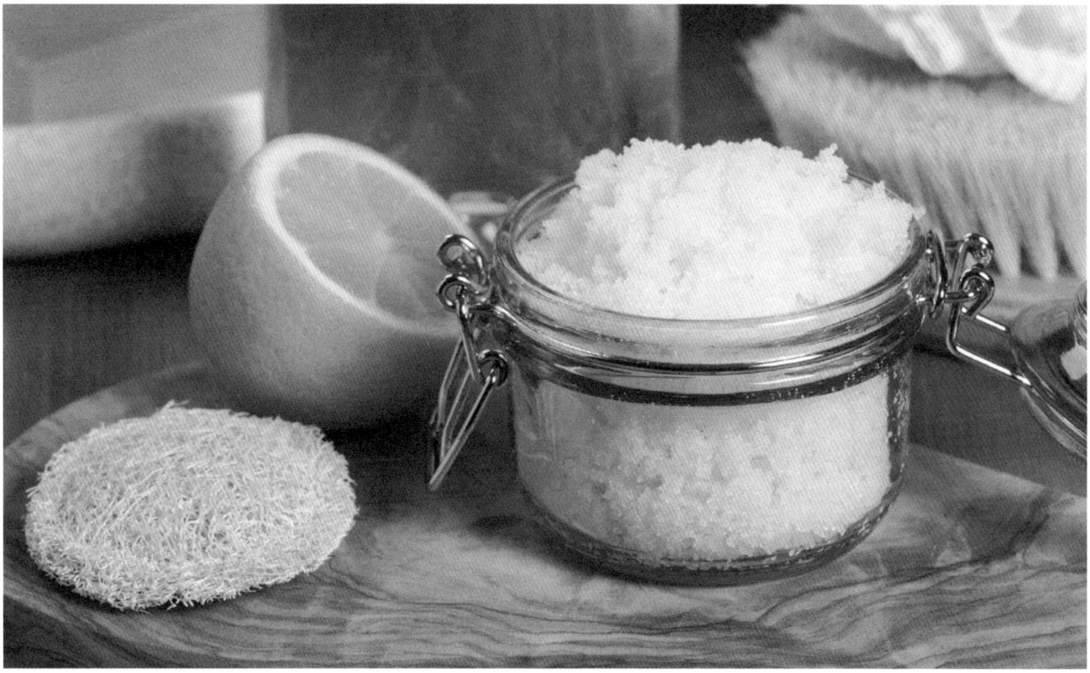

▲ 코코넛 오일, 설탕, 레몬 껍질을 섞어서 만든 보디 스크럽.

만드는 법

1 볼에 오일과 설탕 또는 소금을 넣고 잘 섞는다.
2 1을 용기에 담는다.

재료

캐리어 오일 … 1/2컵
설탕 또는 소금 … 1컵

사용법

1 샤워 후 소량의 스크럽을 손에 덜어 젖은 상태의 피부에 올린다.
2 둥글게 원을 그리듯 부드럽게 마사지 하면서 스크럽을 펴서 바른다.
3 물로 헹궈내고 보디로션이나 보디크림 등을 발라 보습한다.

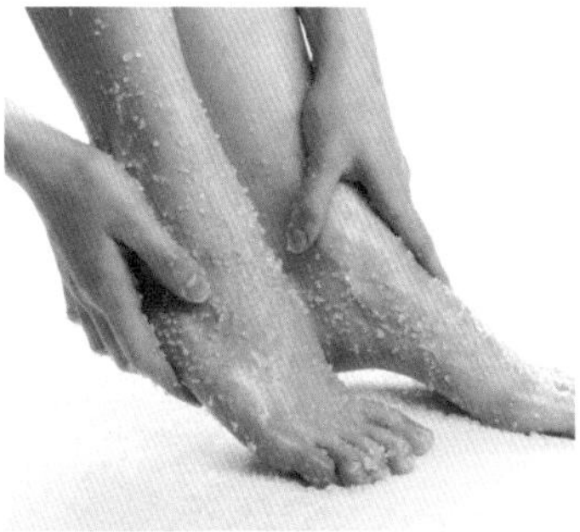

▶ 팔꿈치나 무릎, 발꿈치 등 거친 부분과 각질이 신경 쓰이는 부분은 정성스럽게 스크럽한다.

추천 조합

설탕을 사용한 슈가 스크럽은 보습 효과가 있고 자극이 적다. 한편 솔트 스크럽은 탄력 효과가 뛰어나다.

- 보습

코코넛 오일+설탕+레몬 껍질
아보카도 오일+설탕+에센셜 오일(카모마일)

- 탄력

올리브 오일+소금
카렌듈라 오일+소금

기본 비누

프랑스산 마르세이유 비누와 같은 배합으로 만드는 올리브 오일이 듬뿍 들어간 기본 비누.
피부에 부드럽고 세정력도 뛰어나다.

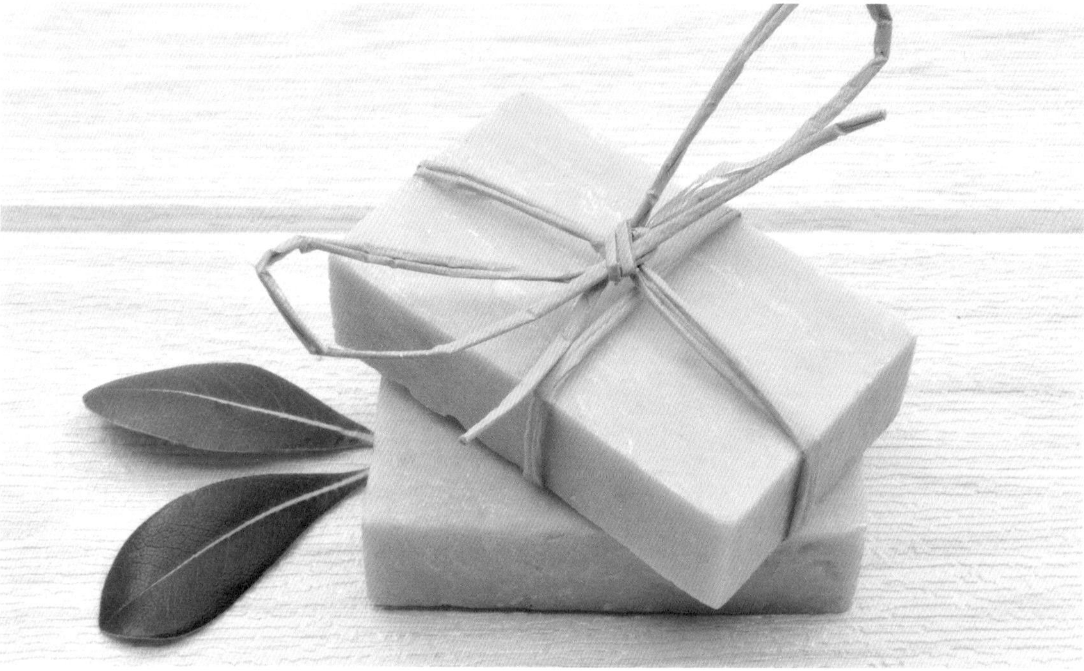

▲ 선물용으로도 좋은 수제 비누. 한 번 만들 때 약 8개를 만들 수 있다.

만드는 법

1 모든 오일을 볼에 넣고 중탕으로 데운다.

2 방을 환기하고 고무장갑, 보안경, 마스크를 착용한 상태에서 수산화나트륨을 비커에 넣는다. 천천히 정제수를 따르고 수산화나트륨이 모두 녹을 때까지 섞는다.

3 1의 오일과 2의 수산화나트륨 용액을 각각 38~40℃로 조정한다. 같은 온도가 되면 오일을 넣은 볼에 수산화나트륨 용액을 조금씩 더한다.

4 거품기를 사용하여 처음 20분은 쉬지 않고 섞는다. 걸쭉하게 크림 상태가 되면 우유 팩 틀에 고무 주걱을 사용하여 흘려 넣는다.

5 보온할 수 있는 장소에 하루 이상 둔 뒤, 비누가 굳으면 틀에서 떼어내 사용하기 좋은 크기로 자른다.

6 햇빛이 닿지 않고 바람이 통하는 곳에 한 달 동안 건조한다.

필요 도구

- 주방 저울
- 고무 주걱
- 비커
- 볼
- 온도계 2개
- 거품기
- 우유 팩 틀
- 고무장갑
- 보안경
- 마스크

재료

올리브 오일 … 440g
코코넛 오일 … 110g
팜유 … 60g
정제수 … 220g
수산화나트륨 … 78g

주의 사항

수산화나트륨은 온라인 및 오프라인 판매처에서 구매 가능한데, 온라인 구매 시에는 성인 인증이 필요하고 오프라인 판매처에서는 신분증을 요구받을 수 있다. 독성 물질이므로 취급에는 충분한 주의가 필요하다.

아몬드 비누

촉촉한 거품이 나며 보습력이 뛰어난 촉촉한 비누.
몸에는 물론 세안 비누로도 좋다.

재료

아몬드 오일 … 480g
코코넛 오일 … 65g
시어 버터 … 65g
수산화나트륨 … 78g
정제수 … 220g
(에센셜 오일 … 122방울)

만드는 법

1 시어 버터를 볼에 넣고 중탕한 뒤 녹으면 나머지 오일을 넣는다.

2 이후 과정은 기본 비누(왼쪽 페이지) 만드는 법을 참조한다. 에센셜 오일을 넣을 때는 틀에 넣기 전에 첨가한다.

\ +α /

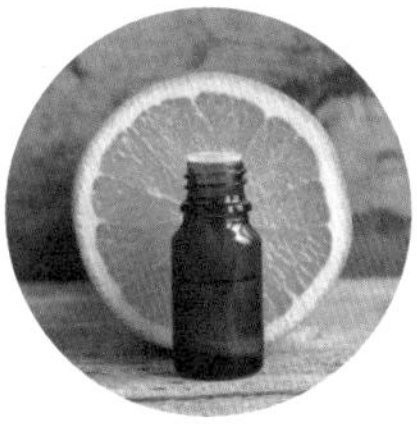

▲ 오렌지 계열의 에센셜 오일을 첨가해도 좋다.

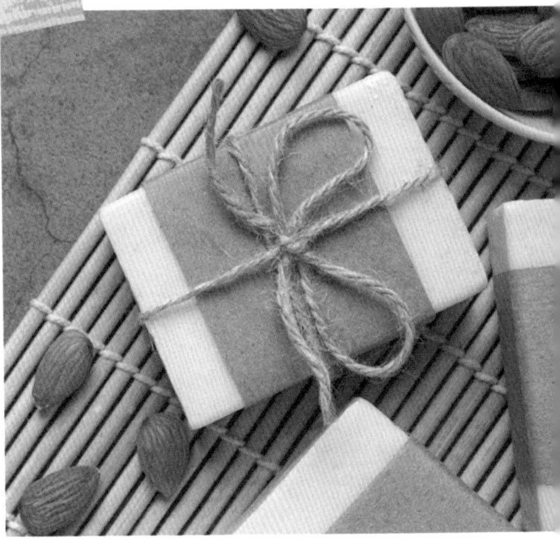

▲ 아몬드 오일을 78% 정도로 듬뿍 배합한다. 부드러워 잘 녹으므로 보관 장소에 주의해야 한다.

아보카도 비누

비타민과 무기질이 풍부한 아보카도 오일 비누.
스트레스가 원인으로 생긴 피부 트러블을 가라앉히고, 피부 상태를 정돈하는 효과가 있다.

재료

아보카도 오일 … 175g
올리브 오일 … 210g
코코넛 오일 … 125g
팜유 … 100g
정제수 … 220g
수산화나트륨 … 80g
(에센셜 오일 … 122방울)

만드는 법

1 기본 비누(왼쪽 페이지) 만드는 법을 참조한다. 에센셜 오일을 넣을 때는 틀에 넣기 전에 첨가한다.

\ +α /

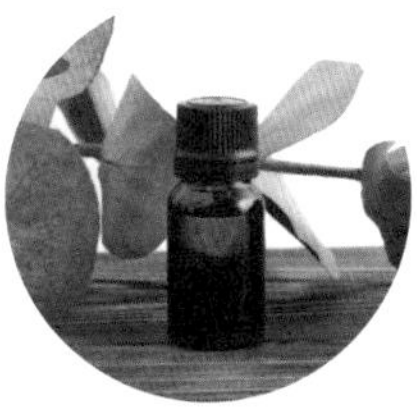

▶ 유칼립투스 에센셜 오일을 첨가하면 산뜻한 숲 향이 나는 비누를 만들 수 있다.

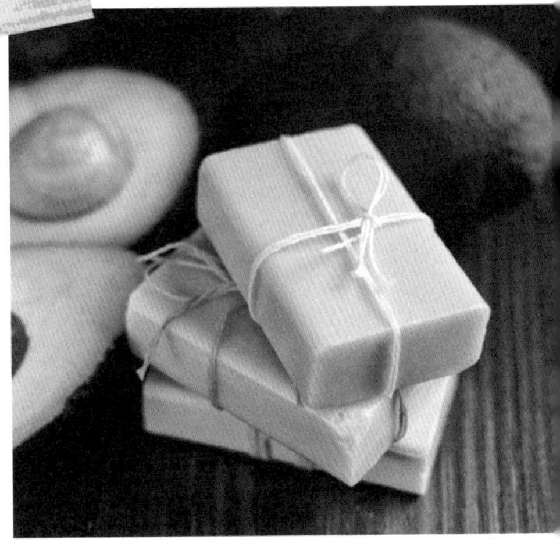

▲ 비정제 아보카도 오일을 사용하면 초록색 비누가 만들어진다.

Column

인퓨즈드 오일

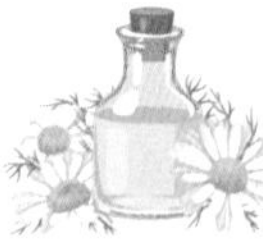

Infused Oil

인퓨즈드 오일이란

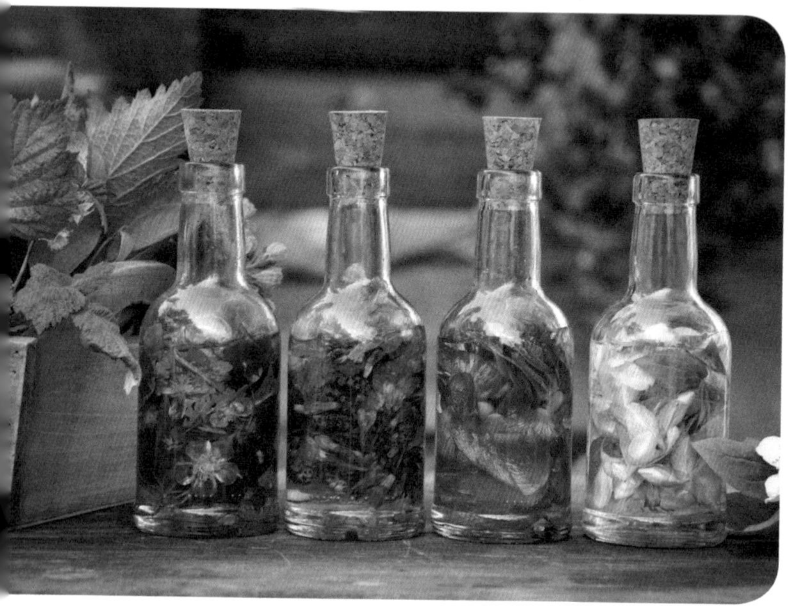

말린 허브를 캐리어 오일에 담가 허브 성분을 추출한 것으로, 추출유 및 침출유라고도 부른다. 농축된 에센셜 오일과는 달리 피부에 직접 바를 수 있으며, 베이스가 되는 캐리어 오일과 오일에 담긴 허브의 효능을 모두 함유한 것이 특징이다. 이 책에서 다루는 오일 중에는 알로에베라 오일(28쪽)과 카렌듈라 오일(42쪽), 당근 오일(46쪽), 세인트 존스 워트 오일(66쪽)이 인퓨즈드 오일로 분류된다.

◀ 오일에 담가 지용성 성분을 침출한다.

인퓨즈드 오일 만드는 법

캐리어 오일을 집에서 만들기는 어렵지만, 인퓨즈드 오일이라면 간단히 만들 수 있다. 만드는 법은 상온에서 시간을 들여 침출하는 냉침법과 열을 가하여 단시간에 침출하는 온침법이 있는데, 꽃잎 또는 잎을 침출하거나 열에 약한 오일을 사용할 때는 냉침법이 적합하다. 캐리어 오일은 호호바 오일 등 쉽게 산화되지 않는 오일을 선택하는 것이 좋다.

냉침법

재료 캐리어 오일 … 100ml
드라이 허브 … 10~15g

1 밀폐용기에 캐리어 오일과 허브를 넣는다.

2 햇빛이 닿는 곳에 두고 2~3주간 담가놓는다. 하루 한 번 용기를 흔든다.

3 허브를 거르고 보관 용기에 담는다.

온침법

재료 캐리어 오일 … 100ml
드라이 허브 … 10~15g

1 내열 용기에 캐리어 오일과 허브를 넣고, 약불로 중탕한다.

2 30분 이상 휘젓는다.

3 허브를 거르고 보관 용기에 담는다.

인퓨즈드 오일로 사용하기 좋은 허브

라벤더

예로부터 유럽에서는 라벤더를 대중적인 약초로 즐겨 사용했다. 100여 종의 품종 가운데, 향이 강한 잉글리시 라벤더는 인퓨즈드 오일에 넣을 허브로 추천할 만하다. 스킨 케어나 보디 케어는 물론, 식용 캐리어 오일에 침출한 것은 마리네이드나 구움 과자 등의 요리에도 사용할 수 있다.

■ 효능 신경 안정, 수면 안정, 방충, 항염증, 항균, 항진균, 항산화

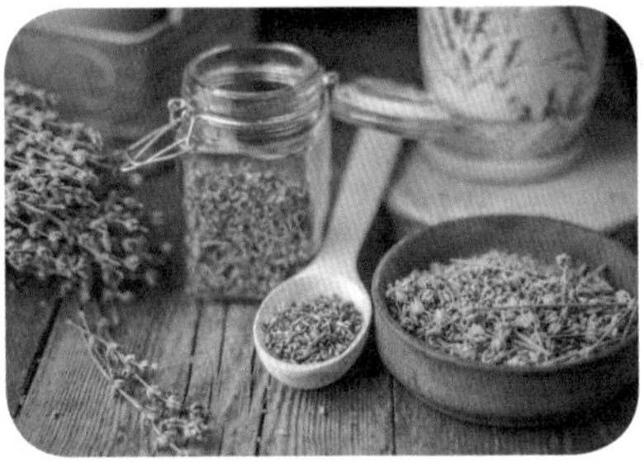

▲ 개화 후 이른 시기에 수확한 꽃을 사용하면 향기가 더 짙다.

저먼 카모마일

감기와 지사제, 위염 등의 민간약으로 알려진 저먼 카모마일은 희고 가냘픈 꽃에서 진한 향기가 난다. 항염증 효과와 보습 효과가 뛰어나 입욕제 및 스킨 케어에 사용하기 적합하다. 항산화 및 항당화 작용을 하는 성분이 함유되어 있어 노화 관리에도 도움이 된다.

■ 효능 신경 안정, 진통, 위장 운동 촉진, 보습, 항염증, 항균, 항산화

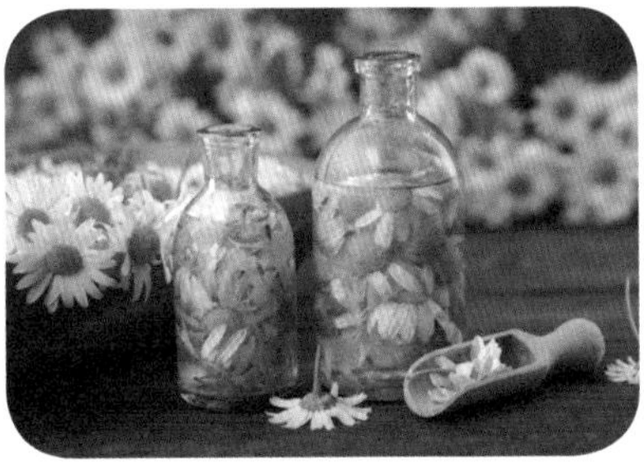

▲ 국화과 식물에 알레르기가 있는 경우에는 사용을 자제해야 한다.

페퍼민트

청량감 있는 향기로 인기가 많은 페퍼민트는 꿀풀과 박하속 식물로 고대 그리스 시대부터 식용 및 약용으로 사용되었다. 주성분은 진통 효과와 냉각 효과가 있다고 알려진 멘톨이며, 마사지 오일로 사용하면 근육통 완화에 도움이 된다. 립밤이나 룸 스프레이로도 좋다.

■ 효능 신경 안정, 진통, 위장 운동 촉진, 항염증, 항균, 항알레르기, 냉각

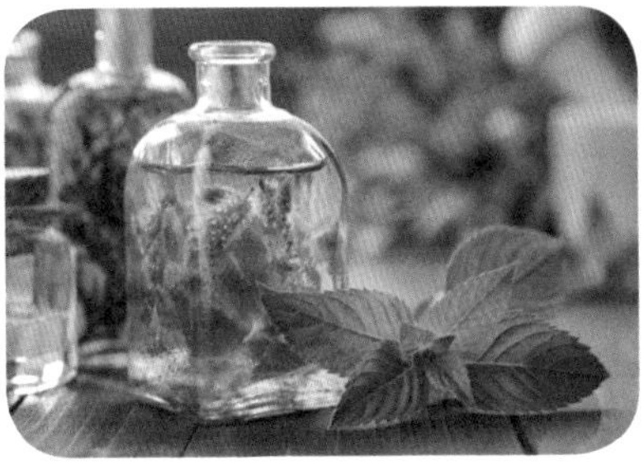

▲ 청량감 있는 비누를 만들고 싶을 때 쓰기 좋은 페퍼민트 오일.

헬리크리섬

불멸을 의미하는 '이모르텔'이라는 이름으로 알려진 헬리크리섬은 코르시카섬에 많이 자생하는 국화과 식물이다. 달콤하고 스파이시한 향이 특징으로 향수나 화장품 등의 향료로 사용된다. 항염증 효과와 피부 재생 효과가 뛰어나 건선 및 습진, 피부염 등 다양한 피부 트러블에 효과적이다.

■ 효능 신경 안정, 진통, 항염증, 항균, 항바이러스, 항알레르기, 항산화

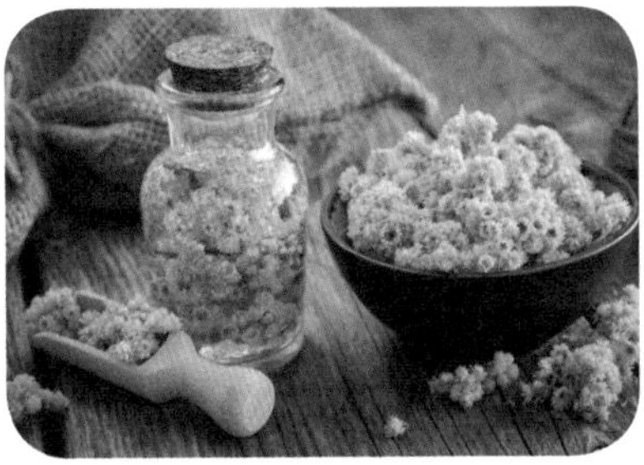

▲ 드라이플라워로 만들어도 선명한 노란색을 유지한다.

알아두면 쓸데 있는

오일 사전

발행일 2024년 6월 7일 초판 1쇄 발행
감수자 고바야시 히로유키
옮긴이 조윤주
발행인 강학경
발행처 시그마북스
마케팅 정제용
에디터 양수진, 최연정, 최윤정
디자인 김문배, 강경희, 정민애

등록번호 제10-965호
주소 서울특별시 영등포구 양평로 22길 21 선유도코오롱디지털타워 A402호
전자우편 sigmabooks@spress.co.kr
홈페이지 http://www.sigmabooks.co.kr
전화 (02) 2062-5288~9
팩시밀리 (02) 323-4197
ISBN 979-11-6862-245-6 (13510)

파본은 구매하신 서점에서 교환해드립니다.

* 시그마북스는 (주) 시그마프레스의 단행본 브랜드입니다.